U0145305

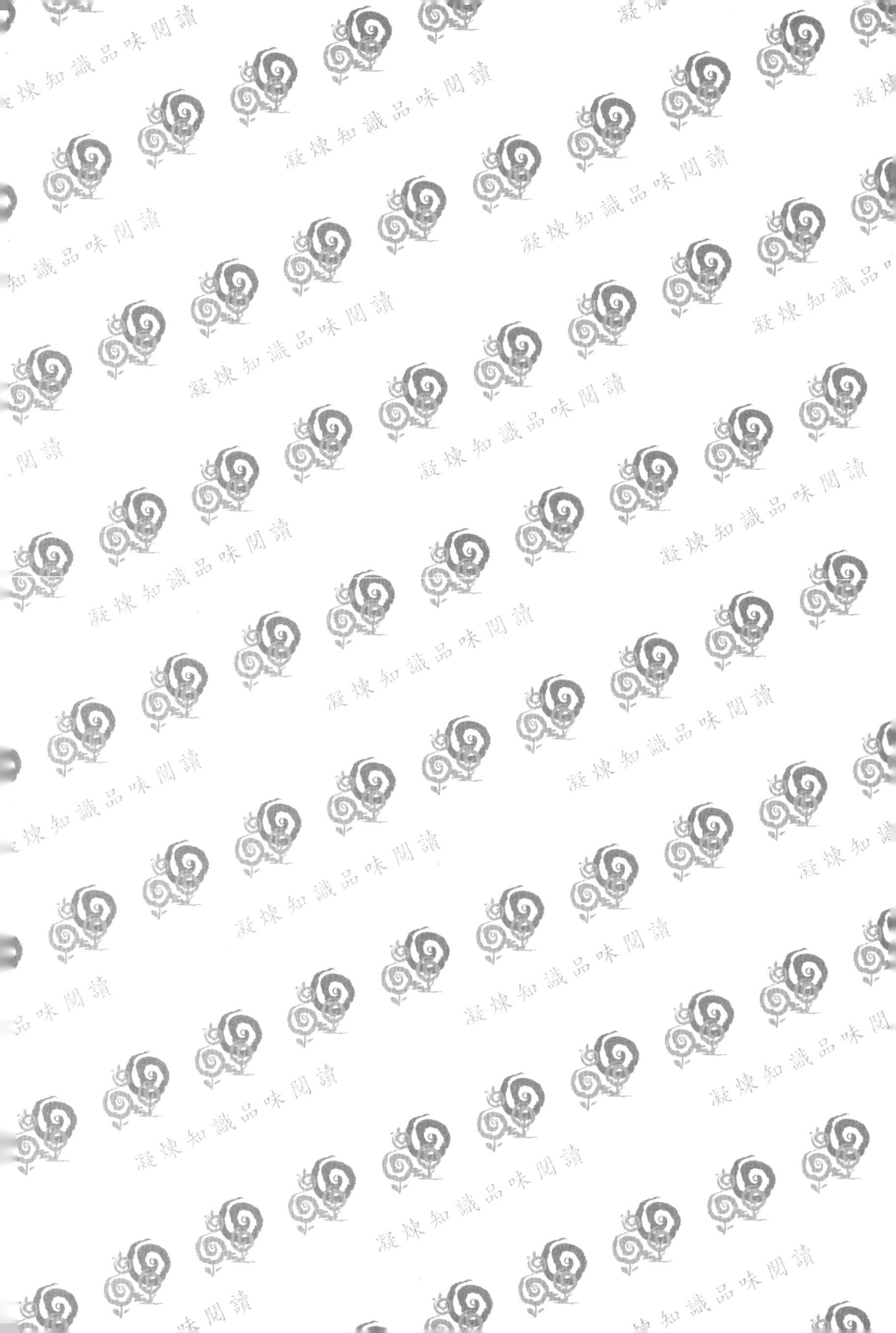
凝煉知識品味閱讀

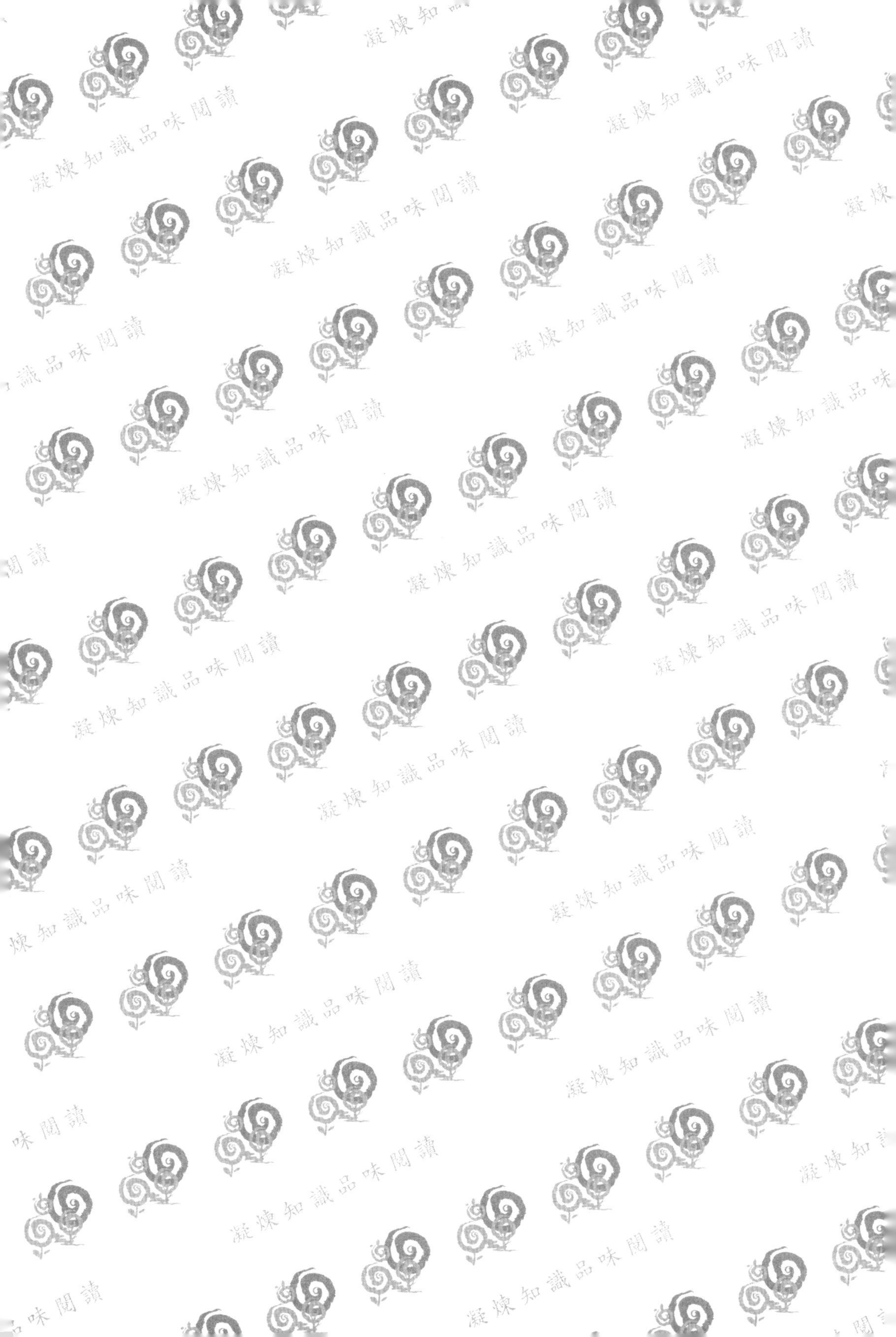

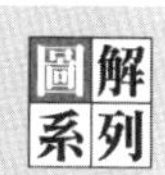

五南圖書出版公司 印行

醫療行銷3.0

第二版

閱讀文字

理解內容

觀看圖表

圖解讓

醫療行銷

更簡單

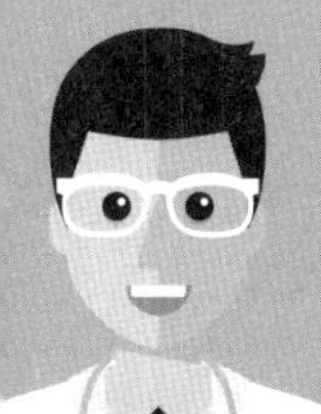
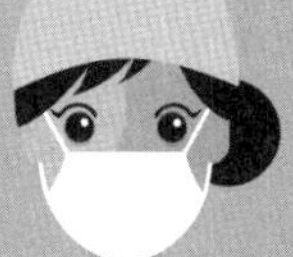
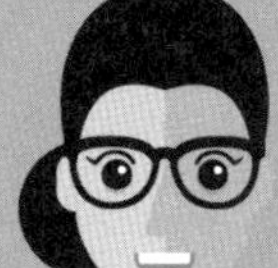
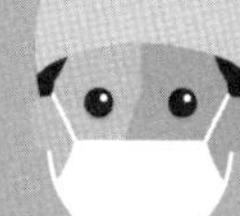
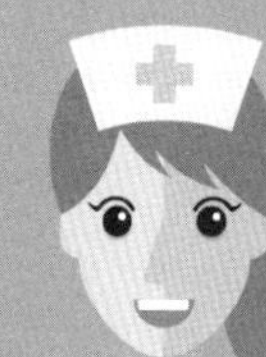
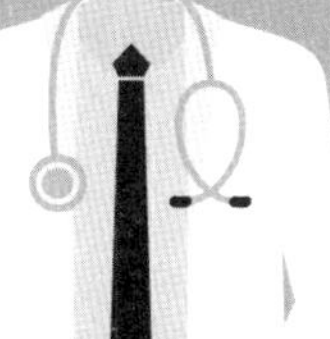
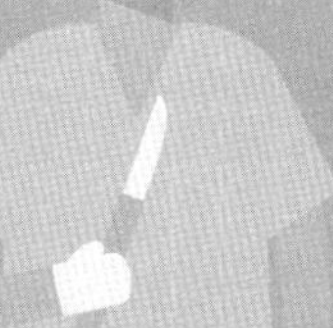
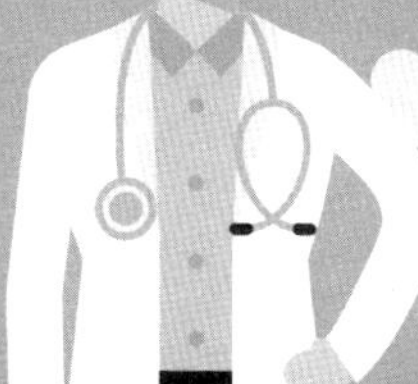
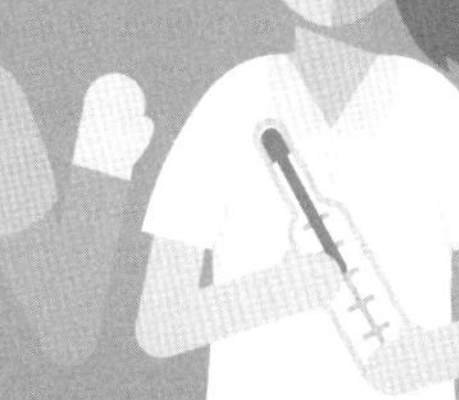

前言

前言：話說醫療行銷

隨著時代的演進、政府醫療政策的開放、人民所得的增加，社會大眾已慢慢可以接受醫療行銷的存在。

因此，不論是社保（醫保）或者是自費醫療都需要行銷。然而在醫療行銷的差異點與不同之處來自於：

1. 醫療的訴求：社保或醫保的醫療訴求是一種必要性的醫療行爲；自費醫療的醫療訴求是非必要性的醫療行爲。

2. 行銷的訴求：在醫保或是社保的行銷訴求，著重在社會公益的訴求；而自費醫療的行銷訴求著重在自費醫療的品牌。

3. 行銷 4P 中的「價格」：就醫保或社保主要的是由醫保或社保定價及支付。

4. 行銷 4P 中的「產品」：在醫保及社保下的產品，主要還是以醫保或社保所提供的「必要性醫療」；在自費醫療中的產品則是以「完全自費醫療爲主」。

5. 行銷 4P 中的「促銷」：在社保或醫保下的促銷，是由政府來推廣；而在自費醫療則是由自費醫療院所自行推廣。

6. 行銷 4P 中的「通路」：在社會保險或醫保下的通路主要是社保或醫保院所爲通路；而在自費醫療的通路主要是自費醫療院所爲通路。

在過度競爭下，不論是醫保（社保）或是自費醫療都需從事醫療行銷。如此才能讓潛在患者或是既有患者廣爲周知。

醫保（社保）與自費醫療行銷之比較

	醫保（社保）	自費醫療
醫療訴求	必要性醫療	非必要性醫療
行銷訴求	社會公益	自費醫療品牌
P1:價格	由政府定價	由自費醫療院所定價
P2:產品	醫保（社保）醫療	自費醫療
P3:促銷	由政府推廣	自行推廣
P4:通路	醫保（社保）	線上＋線下

序

醫療行銷，在過去是醫療院所鮮少會關注的議題。

但在健保總額支付限制與點値下降，又隨著自費醫療的興起、走向國際化（國際醫療、醫療觀光）、兩岸三地品牌連鎖發展與經營，醫療行銷已然成了醫療院所經營的成功關鍵之一。

醫療院所經營，從醫療供給（社保醫療）爲導向，轉而成爲以醫療需求（自費醫療、國際醫療、國際醫療觀光）爲導向。醫療市場在過度競爭下，也從不需要醫療行銷到藉由醫療行銷來「吸引潛在患者注意、增加患者就醫回診、提升患者滿意度及忠誠度、發展醫療（院所）品牌、兩岸三地連鎖經營、國際醫療、國際醫療觀光、國際化經營」等，可見醫療行銷在醫療院所經營中，扮演極關鍵且重要的角色及功能。

醫療行銷是一種「創造價值」的過程，是爲醫療院所的「利益關係人創造價值」，其中又是以爲「患者、員工、醫療院所」創造三贏價值爲第一優先。

本書共有14章123個主題，以系統性、結構化圖解思維建構醫療行銷內涵。適合大學的醫護學院、公衛學院、健康學院、管理學院等相關系所同學研讀，此書更會是從事醫療行銷人士的一本必備「工具書」，從本書可學習到「醫療行銷觀念→策略→規劃→執行→應用」等醫療行銷知識及技能，並可提升學習、就業、升職競爭力。

此書的完成，衷心感謝五南圖書王俐文副總編輯的邀稿、責任編輯金明芬的細心編輯、我的客戶（臺灣、香港、大陸）實例分享、我的學生（學校、醫療院所）熱情參與討論，才能促成本書完整的呈現。

藍新堯

Email: msbi2811@gmail.com

CONTENTS 目錄

CONTENTS 目錄

第 11 章　打造醫療品牌

第 12 章　醫療行銷企劃

第 13 章　醫療行銷團隊經營

第 14 章　醫療國際化發展

NOTE

第 1 章
醫療產業特性

1-1 醫療產業的特性

醫療產業型態，因「醫患關係的特性、當地政府政策、經濟環境、醫療供需」等因素不同，發展出不同的醫療產業型態。

醫療產業不同其他產業

醫療產業與一般服務產業的特質有極大的不同，不僅醫護從業人員需具備高度專業性，提供有形與無形的醫療及服務，處理攸關民眾的生命健康問題。更特別的是，愈來愈多的就醫過程，係由第三者（The Third Party）付費促成。

醫療產業特性

醫療產業的最大特色在於它同時擁有「不確定性、非營利性、外部性、資訊不對稱性、政府嚴格管制、保險介入」等六項屬性，以下簡述之。

一、不確定性

「醫療服務」的不確定性有兩個面向：一是從「需求面」來看，即疾病發生的「不確定性」，一般民眾無法掌握健康變化；二是從「供給面」來看，係治療效果的不確定性，意指醫療提供者無法確知治療的預期效果。

二、非營利性

由於醫療院提供的服務無法試用，一般醫療需求者對醫療提供者的期待與其他企業明顯不同。另外，醫療行爲須在供需雙方互信基礎下進行，因此醫護人員的專業倫理要求，比起其他行業相對嚴格。

三、外部性

意指一個人的行爲對於旁觀者造成的無報酬影響。可分爲「正面外部性」與「負面外部性」。前者乃謂一方的消費行爲會增加其他人的滿足程度或福利水準；後者則是會減少其他人的滿足程度或福利水準。

四、資訊不對稱性

在醫療服務市場，疾病的發生與復原均具有不確定性，民眾購買的不是實質的商品，而是汲取醫療專家所提供的資訊，並接受相關之醫療照護。然而供需雙方在掌握現代醫學專業知識不相等的情況下，消費者所知有限，係與其他產業最大差別所在。

五、政府嚴格管制

由於醫療產業普遍存在「資訊不對稱」與「進入障礙」等問題，且具有「公共財」與「特殊財」等屬性，再加上醫療品質直接關係到民眾健康，甚至間接影響到國家生產力，使得許多醫療機構面臨「市場失靈」現象。

六、保險介入

在某些國家由於保險的介入，病人並不直接付費給醫療提供者，而是由提供保險的第三者支付，在中國大陸此種支付狀況更是如此。此種給付制度削弱了價格的影響力，也改變供需雙方的行爲模式。

醫療產業型態

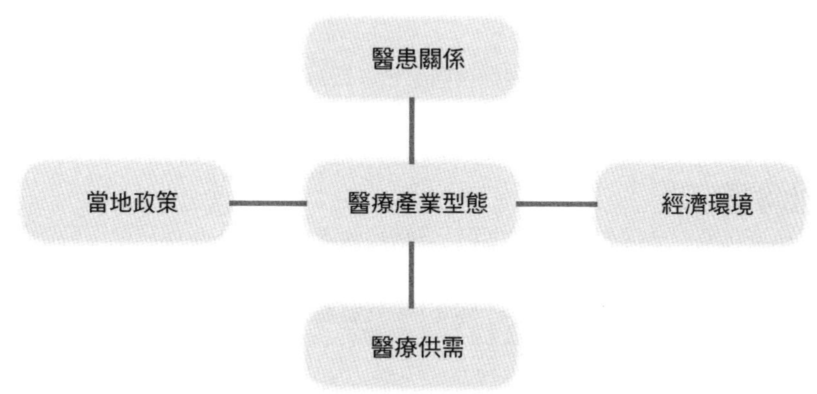

醫療產業特色

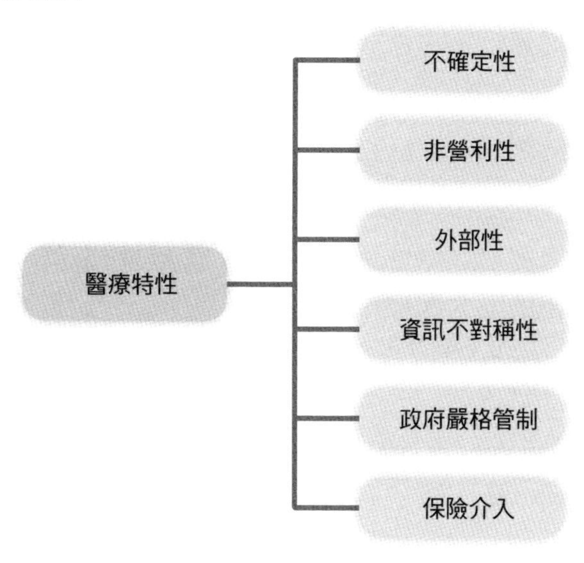

1-2 臺灣醫療產業特性

臺灣醫療服務功能分類

臺灣自推動全民健保以來，臺灣醫療產業依其醫療服務功能的經營，可區分爲四大類型，即：「醫學中心（教學醫院）、區域醫院、地區醫院、基層醫療（診所）」等經營方式。

二極化發展

隨著經濟起飛，M型化所得分配等社經環境因素的改變，也促使就醫習慣跟著改變，就醫習性走向二極化「醫學中心、基層醫療診所」，又受「全民健保總額給付、點值」等限制影響，就醫習性也隨之走向「自費醫療」趨勢。

臺灣醫療走向國際

行政院推動「六大新興產業」與政府振興經濟擴大公共建設，提出醫療照護產業發展藍圖，並針對健康加值服務，以及國際化發展努力。藉此提升醫療服務之效率與品質，完善醫療照護服務促進民眾健康。

臺灣正面臨人口老化、少子化、疾病型態改變，整合性照護需求增加等問題。爲提供民眾優質的健康照護服務，使每個人均能享有無差距的醫療資源，推動4年期的「新世代健康領航計畫」，爲達到「服務品質加值、服務人力加值、健康產出加值及健康產業加值」等4項核心目標，此計畫全力推動之實質內容，包含：「醫療與公共衛生服務體系再造、公立醫療資源整合與功能再造、建立優質之緊急醫療救護體系、強化持續性健康照護體系、加強山地離島、原住民醫療保健服務、強化精神衛生體系、推展病人安全及以病人爲中心之醫療作業、全面提升醫療機構與醫事機構照護品質、醫事人力規劃與推展全人照護訓練制度、發展國際醫療衛生交流、推動醫療服務國際化」等子計畫，期望透過該計畫，達到無差距的醫療目標。

臺灣發展有特色的五大醫療觀光

「臺灣醫療服務國際化行動計畫」則是藉由推動「重症醫療」及「觀光醫療」，將臺灣醫療優勢及價值推廣至海外，創造臺灣獨特的醫療品牌形象。

臺灣醫療觀光已然成形，臺灣發展醫療觀光，包含二大本質：「一是醫療、二是觀光」，依據客戶對於這二種主體的需求不同，臺灣醫療觀光的「創新經營模式」可分爲五大類型，即：國際醫療、商務醫療觀光、自助式醫療觀光、配套醫療觀光、保健旅觀光等。

臺灣醫療觀光成功關鍵因素

臺灣自從推動醫療觀光以來，醫療院所如何發展有特色的醫療觀光經營模式，其成功關鍵因素有以下幾點：1.以主題式套裝規劃、2.明確的商品訴求、3.商品定位及定價、4.了解誰會是潛在客戶、5.視訊諮詢，做好行前服務、7.建構策略聯盟網絡、8.韓國、泰國、新加坡是最佳學習標竿、9.誰來主導、10.細節、專業與品質才是核心。

臺灣醫療院所分類

醫學中心
教學醫院

區域醫院
（區域教學醫院）

地區醫院

基層診所
（西醫、中醫、牙醫）

醫療習慣VS.醫療院所經營

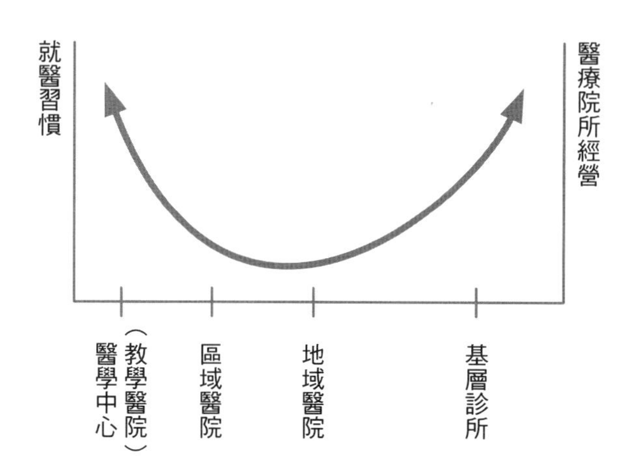

1-3 中國大陸醫療產業特性

中國大陸在經濟快速成長下，高端醫療需求也持續增加，中國大陸為此不斷進行多次醫療體制改革，就是展望未來醫療發展能和經濟發展一樣快速起飛。

醫療市場開放

中國大陸從2000年開始，就已對醫療市場陸續開放，於2000年2月發布《關於城鎮醫療體制改革指導意見的通知》；2000年7月1日制定《中外合資、合作醫療機構管理暫行辦法》；並在2009年宣布正式推動醫療改革，此次改革的目標是基礎農村醫療系統，主要是因北方和內陸地區的鄉鎮衛生院缺少標準配置或重複配置現象嚴重；2010年發布《關於進一步鼓勵和引導社會資本舉辦醫療機構的意見》、十二五規劃、與臺簽訂「兩岸經濟合作架構協議」（ECFA）等，這些政策條例中，都對於醫療產業提出相關辦法。藉此讓有興趣進入中國大陸醫療產業的外資機構，有了明確的規範及進入市場之機制。

醫療供給需要快速成長

中華人民共和國國家衛生和計劃生育委員會〈2014年全國醫療服務情況〉顯示，中國大陸醫療機構數包含醫院、社區衛生服務中心、村衛生室等，已達981,432家，而其中醫院只有25,860家，僅占整體醫療機構2.63%，而這2.63%卻承擔大多主要的服務職責，醫院供給狀況明顯不足。

在2011年3月由中國大陸國務院所發布的《中華人民共和國國民經濟和社會發展第十二個五年規劃綱要》（簡稱十二五規劃）中，對於醫療政策，延續了新醫改的政策精神，並繼續落實基本醫療衛生制度的建立和加速醫療衛生產業的發展，其重點分為：「加強公共衛生服務體系建設、加強城鄉醫療服務體系建設、健全醫療保障體系、完善藥品供應保障體系、積極穩妥推進公立醫院改革以及中醫藥發展」等六項，並針對這六項重點進行強化。

借鏡臺灣醫療發展

中國大陸在「醫療政策」及「醫療的供給面」，也借鏡臺灣醫療發展經驗。又在大陸經濟起飛後，所得分配也呈現「M型化」的發展，消費模式也走向二極化的消費類型，一級城市的消費力愈來愈強，中國大陸高端民眾隨著「高所得、高消費力」，對於醫療供給，也不再走入一般醫療院所（社保醫療），反而會走到三甲醫院或外資醫院，尋求「專家門診（自費醫療）」的醫療。因此中國大陸也開放「外資醫院、診所及臺資醫院」的設立，但目前還未開放臺灣醫療院所在中國大陸設立私人診所。例如：在ECFA早收清單就有針對臺資醫院進行說明，包括可以在大陸大都市地區，如上海、江蘇、福建、廣東、海南等五地設立獨資醫院，而在其他地區可以合資、合作方式進行投資；以及其他多項相關資源，進行零關稅或低關稅進出口，對於醫療產業來說，都是一項很有效的利基。

中國大陸醫療院所分類

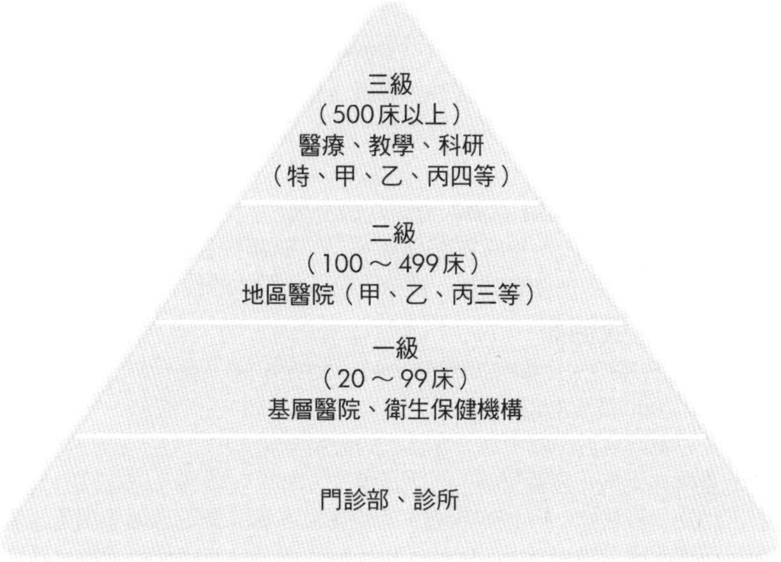

三級
（500床以上）
醫療、教學、科研
（特、甲、乙、丙四等）

二級
（100～499床）
地區醫院（甲、乙、丙三等）

一級
（20～99床）
基層醫院、衛生保健機構

門診部、診所

總額預付制度將在中國大陸範圍內展開

中國大陸三種主要支付類型比較

付費總類	成本控制	事實施行	效率	對療效影響
總額預付制	＊＊＊ 中央計畫體制能達到有效保障體現中國醫療社會保障的性質	＊＊＊ 很容易達到總成本控制效果	＊ 無法區分不同人群對醫療服務的要求、無法區分急性疾病，也不能對醫生進行有效激勵	＊ 一個價格指標，難以保證對症下藥
按人頭付費	＊ 難以控制成本，不同個體之間差異巨大	＊ 難以在個人層面上實施、分類、轉移、監控	＊＊＊ 容易就不同收入水平的人群進行劃分	＊＊ 容易就不同收入水平的人群進行醫療選擇
按病種付費	＊＊ 能在合理範圍內區別個體差異	＊＊ 對具體的病種定義可能帶來一定複雜性	＊＊ 介於總額支付制和按人頭付費之間	＊＊＊ 對於患者，能夠有效地對症下藥

註：以星級衡量各指標有效性，3星代表最有效
資料來源：中國大陸高華證券研究

1-4 香港醫療產業特性

香港的醫療服務，不但在亞洲區具有相當的療技術優勢，且具有綜合性的優勢。香港醫療院所的設備先進，管理設定規範，醫護人員的專業質素和服務質素高，在不少醫療專科領域，香港的醫療技術可說是世界一流。

香港醫療產業發展

香港醫療體系分爲公立和私立兩部分，在公立醫療院所就醫，可得到政府醫療補助，而在私立醫院或是私人診所就醫則無補助。有兩間醫學院，分別是香港大學李嘉誠醫學院及香港中文大學醫學院，讓公立醫院作爲教學醫院和研究地點。

香港醫療走向自費醫療

香港有41間公營醫院、12間私營醫院，截至2011年底，香港的公營醫院和私營醫院分別提供約27,000張及4,000張病床，而全港約90%的住院服務，亦由公營醫院提供。私營醫院的服務只占一成，故有非常大的發展空間。

由於香港醫療亦走向「自費醫療」的服務模式，所以在香港人的心目中，香港私立醫院的服務比公立醫院好。自1999年起，香港十二家私立醫院自願接受英國全國性醫療服務地區評核機構（Trent Accreditation Scheme）兩年一次的稽審評鑑，其醫療標準及服務素質全部達標，部分醫院更超過英國的水平。香港醫療產業除了有完善的公共醫療服務，更以私人投資或上市集資等方式，擴建私立醫療院所，一方面爲香港有醫療需求的市民服務，另一方面則爲吸引中國大陸、世界各地的人前來進行醫療服務。

由於香港的醫療水平及醫生的專業道德比很多地區高，醫療服務管理亦比較好，不少中國大陸高階（頂級）客戶，願意付出較高價錢得到較好服務，因而選擇來港就醫，使得香港走向高階（頂級）自費醫療發展，婦產科就是最好的例子。有部分私營醫院的四成收入來源是自婦產科。12間私營醫院的一年總營業額，估計超過50億港元，私營醫療開支占整體香港生產總值2.7%，與服務近九成病人的公營醫院相當。

以大陸高端收入者為主要市場

香港醫療服務正處於與中國大陸整體發展規劃和需要相銜接。而中國大陸對醫療服務的市場需求，也爲香港醫療供給之一。

對中國大陸民眾而言，多年來反映了在香港是「看病難、看病貴」，「難」是第一、「貴」在其次。而「貴」是因藥品價格虛長所致，主要還不是診斷、手術。香港醫療收費雖然高，但醫療技術好、服務人性化，患者也會感到「物超所值」。

長期的經營發展，將走向「自費醫療」的經營模式，在醫療服務對象部分，最主要還是以中國大陸市場爲主，且以定位在中國大陸中高端收入的族群。另外，由於來往香港愈來愈便利，將實現「同城化、二十四小時生活圈」，中國大陸人當日來回就診將是很平常的事。

香港醫療體制

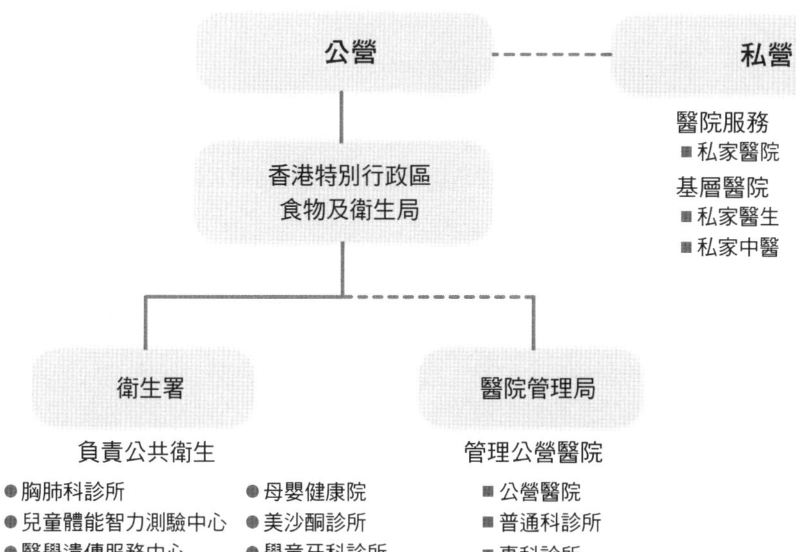

香港醫療院所分類

香港醫療分類	醫療服務特色
公立醫院	公立醫院是指由香港政府出資成立及營運，但不屬政府部門的半官方機構。香港的公立醫院提供價廉物美又完善的醫療服務，能為有需要的人士提供援助，如普通科診療服務、專科診療服務及注射及敷藥服務等。
私立醫院	私家醫院即是一些私營化醫院，提供個人化的醫療服務，醫生可關心病人多點，環境亦舒適親切一點。但另一方面，私營化醫院的收費比公立醫院來得昂貴，根據病人之病情和需要收費。
私家診所	除大型的公立、私立醫院外，香港還設有許多小型的私家診所，提供簡單的內科診療服務和免疫注射服務。收費比公立醫院昂貴，比私立醫院為便宜。

1-5 從需求角度看醫療

民眾就醫的醫療需要可分爲二種，一是顯性需求，指的是已生病必須求醫就診。第二種是隱性需求，指的是希望更健康更美麗的狀況下求醫就診。

依需求會在不同的醫療服務價格下，患者願意並能夠支付的醫療服務量，需要強調三點：第一、患者應當具有接受醫療服務的主觀願望；第二、患者具有一定的經濟支付能力；第三、實際發生了醫療服務消費。這是構成醫療服務需求的三大要素。

醫療服務需求的特點

1. 患者對於醫療資訊缺乏

在醫療市場中，由於醫療服務的特殊性、醫學專業的複雜性、患者對醫學知識和資訊的缺乏，使醫療服務患者很難對於醫療服務可事先做出正確判斷。首先，患者在患病後，並不能肯定需要什麼樣的醫療服務、接受何種檢查、服用哪類藥品等，一般都是在醫生安排下進行的；其次，患者對醫療服務的價格也缺乏了解，往往都是在不知道價格的情況下接受醫療服務；其三，患者也不能明確肯定所接受的醫療服務品質和效果為何。因此，在醫療服務的供需之間，存在著明顯的資訊不對稱，患者沒有足夠的資訊來做出有利於自己的選擇，供需雙方處於信息不對稱的狀態。

2. 醫療需求的被動性

在醫療服務需求產生的過程中，由於存在著對醫療資訊的缺乏，患者在醫療服務的自主選擇性不大，對於欲獲得醫療服務的期望與醫護人員的判斷之間，存在一定的差異，但最終他的需求還是受到醫護人員的影響。因此對患者來說，在醫療服務上是處於被動的，而醫生擁有主權地位。

3. 醫療利用效益具外在性

醫療市場不同於其他的市場，醫療服務的利用也不同於其他商品的消費。而醫療服務卻不同，比如像傳染性疾病，當接種疫苗或是傳染病患者治癒後，就相當於切斷了傳染源，對與之接觸的人群也產生保護作用，使醫療利用效益具外在性。

4. 醫療需求的不確定性

基於個別差異，同一疾病類型的同質患者，或者同一患者在不同時期罹患同樣的疾病，其臨床症狀、生理生化指標等方面都可能不盡相同，所應獲得的醫療治療也可能不一樣，因此醫療需求存在著不確定性。

5. 醫療需求費用支付的多源性

由於醫療需求的不確定性，很多個體及家庭往往很難在短時期內支付高額的醫療費，用來支應難以預測或突發的重大疾病。在醫療支付系統中，通常會有「政府社會保險、商業醫療保險、自行付費」等方式。

因此從患者的角度看待醫療需求，不論是顯性需求，或是隱性需求，都存在著上述五大特性。

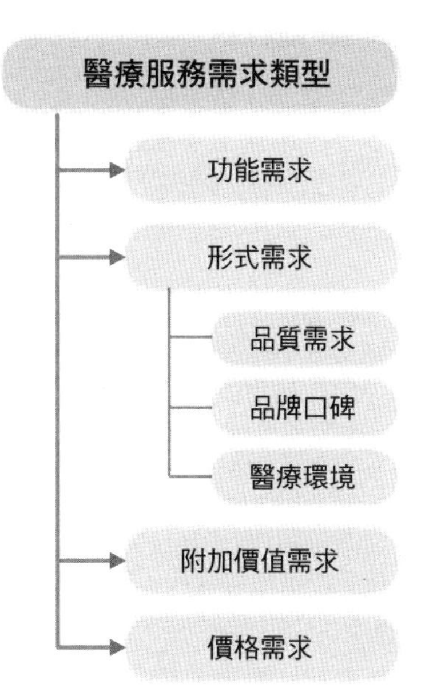
醫療服務需求類型
功能需求
形式需求
品質需求
品牌口碑
醫療環境
附加價值需求
價格需求

醫療服務需求層次

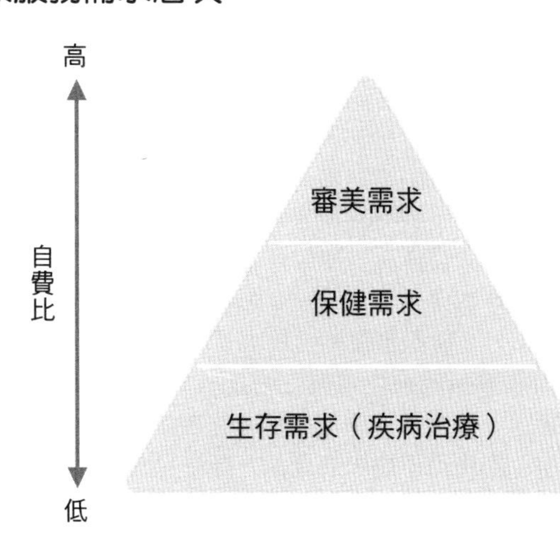
高
自費比
低
審美需求
保健需求
生存需求（疾病治療）

1-6 從供給角度看醫療

醫療供給類型

醫療供給隨著「政府政策、社會保險、社經發展、醫療需求」等因素而改變，醫療供給也除原來的社會醫療供給外，還有自費醫療。

醫療供給量受限

醫療服務供給，是指醫療服務提供者在某種價格和資源條件下，面對醫療需求所能提供的醫療服務量。實際的醫療供給狀況，所能提供的服務量不會等於實際提供的數量。

醫療供給的目的

醫療服務供給者提供醫療服務目的，包括：對於營利性的醫療提供者，提供醫療的目的是追求利潤的最大化；而非營利性的醫療提供者，提供醫療目的除了要達到一定的經濟收益外，更重要的是爲了提供社會福利，以獲得社會效益。

如何實現醫療供給目的？

如果醫療供給者提供醫療服務的目的是爲了達到利潤最大化，可以通過兩種手段來實現：一是實現服務量的最大化，二是實現成本最小化。

醫療供給特性

醫護人員對醫療服務供給，具有「無法替代性」，醫療供給具以下特性：

1. **及時性**：因爲醫療需求是瞬息萬變的，所以在就醫過程中，時間就是生命，耽誤了時間就可能造成不堪設想的後果。
2. **準確性**：醫療供給目的在於確保患者的健康和生命，必須要求供給者準確無誤，容不得有絲毫差錯。達到準確性的核心，在於醫療供給的品質，而醫療品質的價值主要反映在診斷的準確率、治療的成功率、患者的費用負擔水平和診療時間的長短等。
3. **專業性**：醫療服務供給是依靠醫護人員運用專業技術和醫學知識，直接作用於患者來實現的，醫療供給是一種專業性技術服務，醫療供給者必須受過醫學專業教育、並獲得醫護相關資格證照，才能從事醫療供給。
4. **壟斷性**：醫療服務供給的壟斷性，主要有三方面：（1）從業資格的法制壟斷性。（2）醫護人員有處方權、診治權、護理等，具有控制和誘導作用。（3）地域性，若醫療機構少或規模過小，出現供不應求的局面，處在這種特定環境中的醫療機構，也就自然地成了該地域醫療供給的壟斷。
5. **連貫性**：醫療服務供給一旦開始實施，就不允許有時間上的間隔或半途而廢，而必須進行到治癒或死亡，才能終止供給。
6. **非均衡性**：醫療供給並非物質型態的東西，而是醫療服務本身，是一種趨於無形的「服務」。因此，其「不可儲存、不可運送、不可分割」。

醫療供給特性

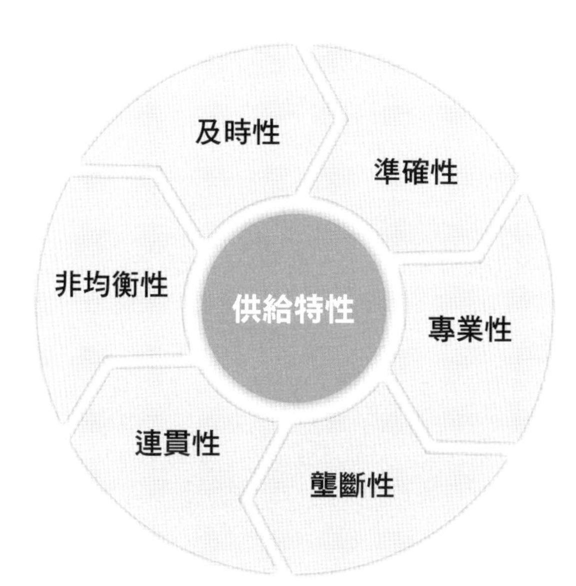

影響醫療供給的因素

供給因素
社經環境
醫療價格
醫療成本
醫療需求
醫療資源
醫療技術
醫療保險制度

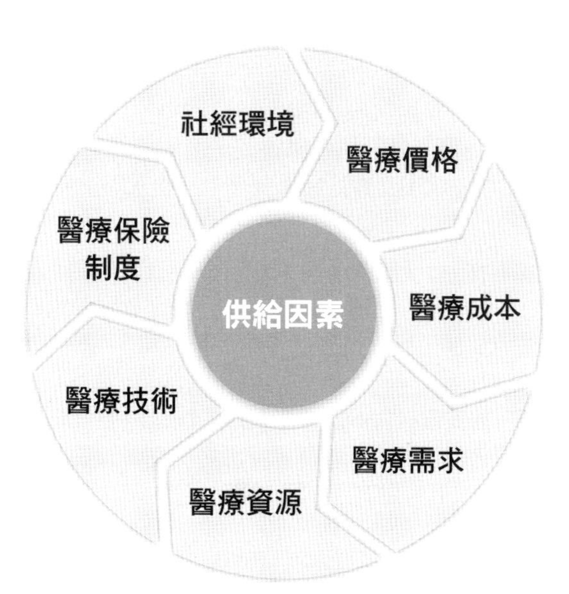

1-7 重新定義醫患關係

隨著時代的變遷，「醫病關係」也隨之需要重新定義，從前由於資訊不對稱，醫病關係在於醫生只重視「病情」，而不是重視生病的「人」，應而出現了「三長二短」的醫療現象。不論是醫保（社保）或是自費醫療，爲了改變此狀況，須從過往的「醫病關係」，走向以「病患爲中心，患者需求爲導向」的「醫患關係」。就此，須重新定義「醫患關係」。

醫患關係（Doctor-Patient Relationship）

「醫患關係」是指醫生和病人之間的互動，在現代醫學倫理的概念中，意指醫生與病人在治療或緩解疾病過程中，所建立的以信賴合作爲基礎之「相互關係」。

醫患關係重定義

廣義的「醫」，包括由「醫生、護理、醫技人員、管理及後勤人員」等組成的醫療團隊；廣義的「患」，包括「患者」本人，以及與患者有關聯的「家屬、監護人、親朋、好友、同學、同事」等人。尤其是患者失去或不具備行爲判斷力時（如昏迷休克的患者、嬰兒等），與患者有關的人往往直接代表患者的利益。

醫患關係三要素

在「醫患關係」中，「疾病、醫患、醫護人員」是三大互動要素，疾病是互動的核心，互動的目的在於去除疾病。「醫患角色」的轉變，一旦患者身體健康恢復，醫患互動就將結束。社會學家帕森斯定義「醫患角色」，係指在醫患互動中，醫護人員與患者雙方通力合作來治療疾病。「醫護人員」給予一定的醫療處理，而患者則被期望配合醫護人員，遵從醫囑，從而達到恢復健康的目的。

醫患互動本質上是一個「溝通－治療－回饋（再溝通）」的過程。醫護人員首先要根據患者的主訴以及身體症狀對其病情進行了解判斷，這是治療的前提基礎，治療效果的回饋也需要患者與醫護人員的溝通來達成。可知溝通伴隨著醫患互動的全部過程，對於醫患互動目的的達成與良好的醫患關係，有相當的重要性。

醫患關係的本質

和諧醫患關係的本質在於：「以病患爲中心」的前提下，醫護人員能夠充分關懷患者，患者能夠充分信任醫護人員。需要醫護人員具備專業醫療知識技能，以醫治患者恢復健康。良善的醫患關係，應以誠信爲基礎，並做到「平等、尊重、信任、合作」的病患關懷。

隨著醫療技術的進步和就醫習性的改變，民眾對健康的要求有了新的需求，已不只因疾病而就醫，更多是來自於想要「更健康、活得更久、更美麗」的自費醫療需求，因此更要以「病患爲中心」下，建立良好的「醫患關係」其特性有：

1. 尊重患者價值。
2. 醫患雙方權利。
3. 凸顯醫療院所的社會責任。

就醫回診

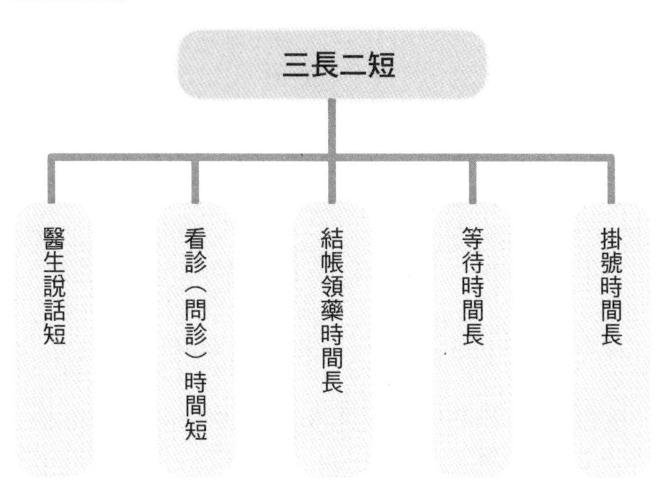

醫患關係中的重要注意事項

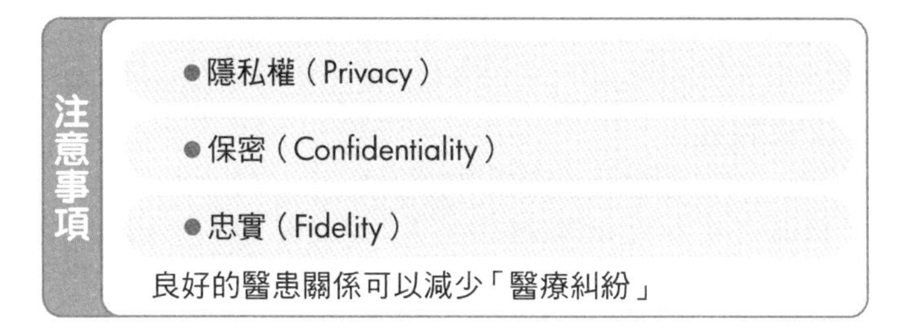

醫患關係之法律義務

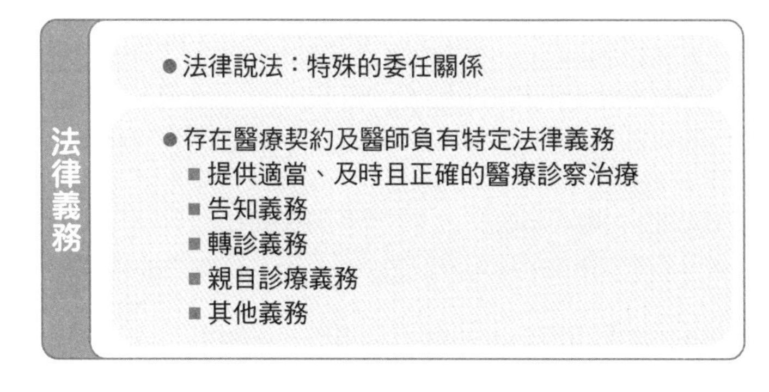

1-8 醫療利益關係人與社會責任

過往的醫療院所經營，在過度依賴「政府資源、社會福利政策」下，只著重在「醫病」關係。未來醫療院所的經營，必須以「醫療院所治理」來思考，所需面對的已不僅是醫病關係，而是「醫療利益關係人」。

醫療院所經營與利益關係人

醫療利益相關人是指在醫療院所經營中，與生產「醫療、經營行爲、成果」具有利益關係的團體或個人，其中包括：「員工、患者、供應商、社區民眾、合作夥伴、投資者和股東」。不論是醫保（社保）或是自費醫療而言，利益相關人又可以分爲四大類型：

第一類型・「資本市場的利益相關人」：指的是醫療院所主要的股東及其相關的資本供應者等。

第二類型・「醫療服務的利益相關人」：指的是來醫療院所就醫的患者、提供醫藥醫材的供應商、主管機關及醫學會等。

第三類型・「醫療院所內部的利益相關人」：指的是醫療院所的所有員工，包括醫護人員、非醫護人員、後勤管理人員、第一線服務人員等。

第四類型、「醫療院所外部的利益關係人」：指的是醫療院所當地的社區、社團、意見領袖、媒體、前來探病的親朋好友、潛在的患者、策略聯盟夥伴等。

醫療院所要長期發展與永續經營，務必要經營好不同類型的利益關係人。

醫療院所的社會責任

醫療院所的經營，爲了善盡社會責任，紛紛投入企業社會責任（Corporate social responsibility，簡稱CSR），是指醫療院所（視同「企業」）在其經營運作的過程中，對其利益關係人應負的責任。醫療院所的社會責任，是基於在經營運作過程中，必須符合可持續發展的想法，醫療院所除了考慮自身的財政和經營狀況外，也要考量對社會及自然環境所造成的影響，並善盡醫療院所的社會責任。

醫療院所與利益關係人的溝通機制

除了例行性的溝通之外，醫療院所每年應進行重大關鍵議題鑑別，程序如下：

1. **蒐集**：各功能委員會向相關部門蒐集其經營作業中，判別爲主要利益關係人及其關切議題與互動管道。
2. **彙整**：彙整所提供之主要利益關係人、關切議題、溝通管道等，並加以整合規劃出利害關係人調查內容。
3. **調查**：執行利益關係人關切議題調查，並統計調查結果。
4. **分析**：針對關切議題與醫療院所經營衝擊進行評估分析，進而鑑別出關切議題之優先順序。
5. **呈報**：分析結果呈報醫療院所的社會責任管理委員會審核。

醫療院所須針對與於利益關係人的溝通、互動及社會責任擬訂具體可執行的行動方案與年度社會責任報告書。

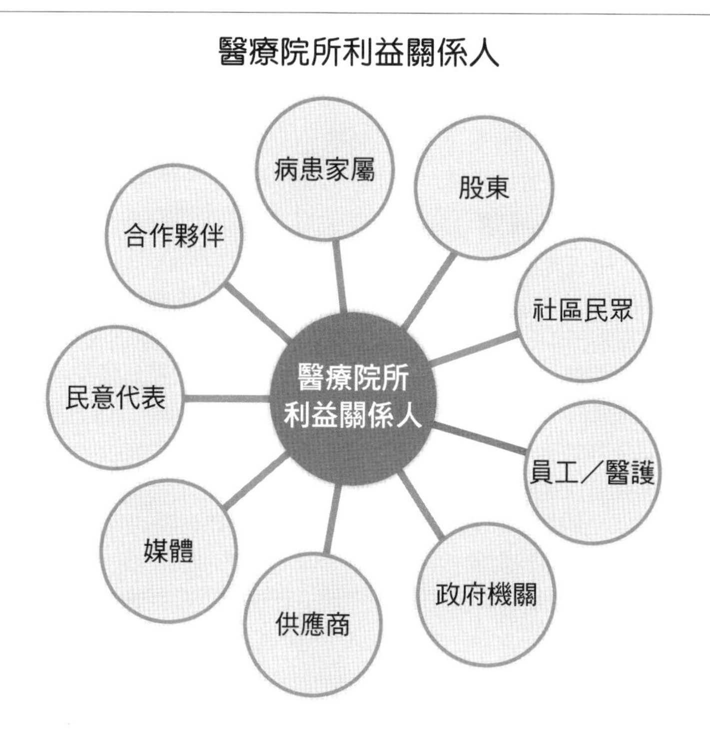
醫療院所利益關係人
病患家屬
股東
合作夥伴
社區民眾
醫療院所
利益關係人
民意代表
員工／醫護
媒體
政府機關
供應商

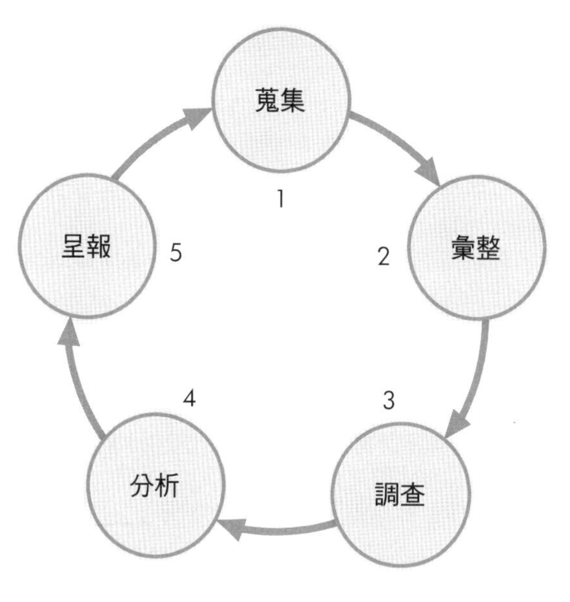
醫療院所的社會責任（CSR）報告書
蒐集
1
呈報
5
2
彙整
4
3
分析
調查

1-9 醫療院所經營

醫療產業不論是在臺灣、香港、中國大陸等地，都隨著政府政策、社會保險資源限縮，而使得醫療院所的經營也必須朝向要有「贏的策略」之發展。

醫療院所經營「十大關鍵」

醫療院所經營，應思考以下10個關鍵：

1. **選點要三思**：找到一個合適的地點，將是成功的開始。須考量因素：（1）要設立什麼樣的自費醫療院所；（2）目標客戶是誰；（3）在一樓還是在二樓以上。
2. **集市效益的選地法則**：自費醫療院所設立之初，第一個考量是要找到合適的地點，這個地點是否具有「集市效益」，意指特定區域自成一個市集的商圈，法則有：（1）潛在患者族群是誰？方圓5公里內主要潛在患者族群？（2）同一屬性的競爭者有幾家？（3）互補性醫療院所有幾家？
3. **交通便捷會加分**：便捷的交通及停車，都將是患者上門就醫的考量因素。
4. **確定自費醫療經營的諮詢對象**：除了諮詢學長、學姊同學經驗外，可諮詢專業醫管公司的顧問，由於醫管諮詢顧問擁有無數設立醫療院所的經驗值，不妨參考，可立於不敗之地。
5. **塑造什麼樣的服務情境**：有什麼樣的氛圍情境，就會吸引什麼樣的患者上門，這是「群聚」效應。氣氛是由有形的外觀設施加上無形的感覺，所營造出來的情境。
6. **裝潢要有格調**：營造氣氛的裝潢須注意3大主軸：
   （1）迎賓區：這是客戶就診時，第一眼的感受，可以展現明亮、親切的裝潢格調。
   （2）等候區：進入迎賓區掛完號後，接序就是等候看診，提供舒適輕鬆的等候空間，可以讓客戶有賓至如歸的感覺。
   （3）問診區：這是裝潢重點，從客戶的感受而言，若看到冰冷的診間，可能心情也好不起來，對後續醫生的問診，會引起不好的感受與互動。
7. **善用醫療行銷有助於開拓潛患者**：醫療行銷不只是廣告或是置入性行銷，應著重在可打動人心的事件行銷及議題行銷，如此可引領話題，又可省下可觀的行銷預算，行銷要成功，始於有好的企劃力跟故事力。
8. **誰是主要競爭者，誰又是次要競爭者**：對醫療院所經營而言，須應用醫療產業環境的五力分析及SWOT分析策略，將有利於知己知彼。
9. **定位是開拓潛在患者的第一步**：定位不僅僅是「醫療院所名稱」，不論是醫保（社保）或是自費醫療，應將「醫療服務特色及價值」的訴求呈現出來，才能增加患者的回頭率。
10. **自費醫療院所經營首重營運計畫**：不論是醫保（社保）或是自費醫療院所經營不再是等患者上門。在競爭的市場，患者也有選擇性到可替代性的醫療院所，尋求醫療服務。自費醫療院所經營要成功，須有「系統性思考、完善規劃及可執行的營運計畫書」，此外，有好的行銷企劃說出好故事，才能吸引患者上門。

註：自費醫療：意指社會保險（如臺灣健保、中國大陸醫保）醫療所有不給付之項目，而需自行付費的醫療及相關項目費用，稱之為自費醫療。

臺灣社保醫療與自費醫療

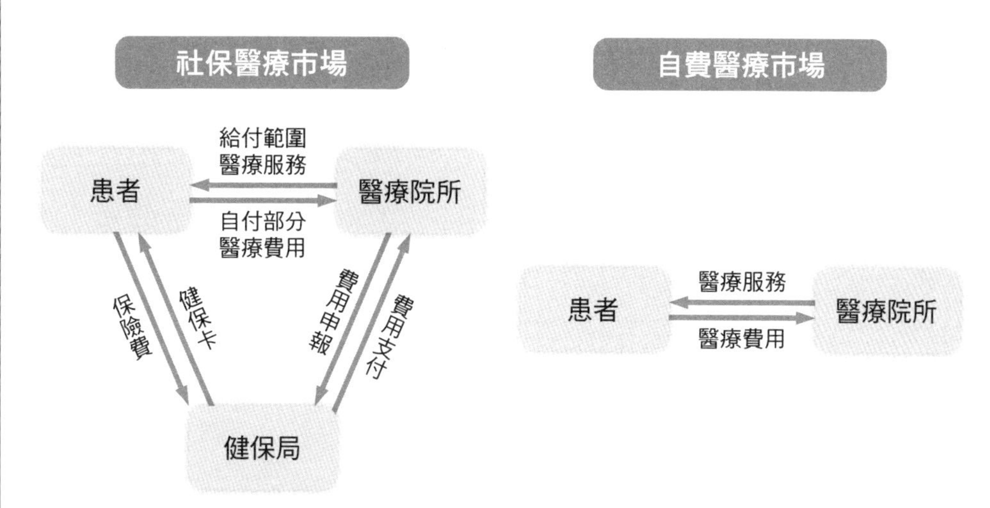

註：自費醫療：意指社會保險（如臺灣健保、大陸醫保）醫療所有不給付之項目，而需自行付費的醫療及相關項目費用，稱之為自費醫療。

自費醫療院所經營

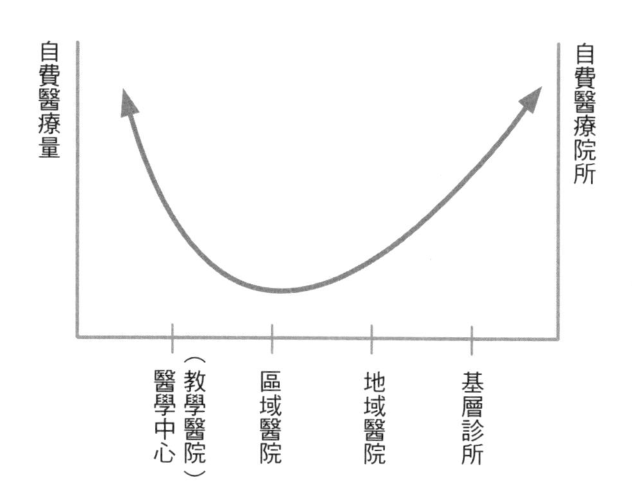

NOTE

第 2 章
醫療行銷模式

2-1 服務特性

產品與服務大不同

產品和服務最大的區別在於，產品是在市場上可以引人注意、獲取、使用、或能夠滿足某種消費需求和欲望的東西。而服務則是具有無形特徵，卻可以給人帶來「某種利益」或「滿足感」，是在廠商和顧客接觸時所生產的結果。

服務可能涉及

1. 爲顧客提供有形產品（如維修的汽車）時，所完成的活動。
2. 爲顧客提供無形產品（如爲準備稅款申報書所需的收益表）時，所完成的活動。
3. 無形產品的交付（如知識傳授、資訊提供）。
4. 爲顧客創造氛圍（如飯店）。

服務的特性

1. **無形性**：服務是由一系列活動所組成的過程，而不是實體物，這個過程無法像有形產品那樣可以看得到、感受得到或者觸摸得到。對大多數服務來說，購買服務並不等於擁有其服務的所有權，如航空公司爲乘客提供服務，客戶具有接受服務使用權。
2. **異質性**：服務的異質性，主要是由於員工和客戶之間的相互作用，以及伴隨著此一過程的所有變化因素所導致的，它也導致了服務品質取決於服務提供商不能完全控制的許多因素。有時候服務也可能會由中間商提供，那更加大了服務的異質性，因爲從顧客的角度來講，這些中間商提供的服務也代表了服務提供商。
3. **同步性**：服務是先銷售，然後才同時進行「生產和消費」。這通常意味著服務生產的時候，顧客是在現場的，而且會觀察，甚至會參與生產服務的過程。服務生產和消費是同步性，使得服務很難進行大規模的生產，服務也不太可能通過集中化，來獲得顯著的規模經濟效應。
4. **易逝性**：服務的易逝性，是指服務不可能被儲存、轉售或退回的特性。比如一架300個座位的航班，如果該航班只有275位乘客，航空公司不可能將剩餘的25個座位儲存起來留給下個航班銷售；因此，醫療院所的一位諮詢師所提供的諮詢服務，也是無法被退貨、重新諮詢或者轉讓給他人。

強化服務找回信心

不論是醫保（社保）或是自費醫療，由於服務無法儲存和運輸，服務渠道的結構與性質就和有形產品差異很大，爲了充分利用生產能力，對需求進行預測並制定有創造性的計畫便成爲重要和富有挑戰性的決策問題，而且由於服務無法像有形產品一樣可以退回，服務提供者（公司、醫療院所）就必須制定強而有力的補救策略，以彌補服務失誤，不論是醫保（社保）或是自費醫療，儘管諮詢師有很糟糕的諮詢也無法退回，但是可以透過更換諮詢師，在下一次諮詢時，重拾患者的信心。

服務四大特性

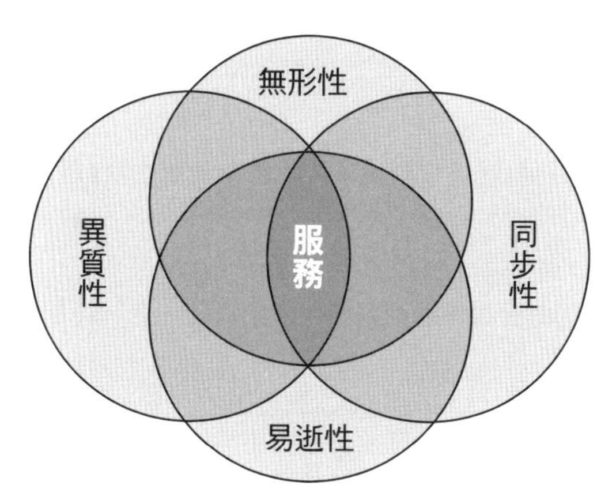

產品vs.服務特性比較

特性差異	產品	服務
	• 有形性 • 同質性 • 可信性 • 生產、銷售、消費分開性	• 無形性 • 異質性 • 易逝性 • 同步性

何謂服務業？

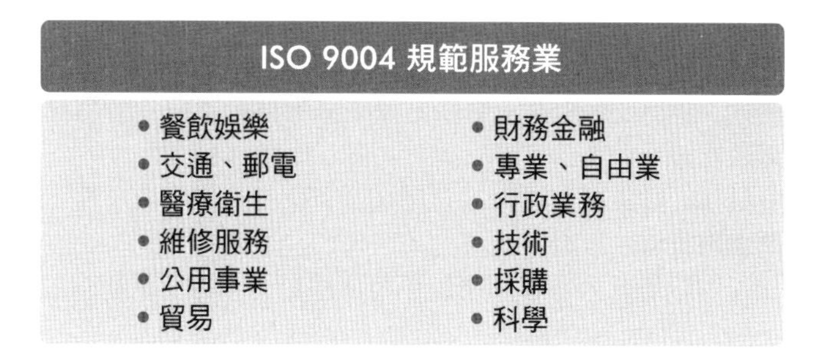

ISO 9004 規範服務業

- 餐飲娛樂
- 交通、郵電
- 醫療衛生
- 維修服務
- 公用事業
- 貿易
- 財務金融
- 專業、自由業
- 行政業務
- 技術
- 採購
- 科學

2-2 醫療服務特性

醫療服務的定義：係指不論是醫保（社保）或是自費醫療，對患者提供的「檢查、診斷、治療、康復和提供預防保健、接生、計畫生育」等方面的服務，以及與這些服務有關的「藥品、醫用材料器具、救護車、病房住宿和伙食」等相關過程。

醫療服務層次

在醫療服務層次上，可分為：

1. **核心醫療服務**：屬基本層次，患者到醫療院所就醫回診，可儘快解除病痛，獲得康復。
2. **形式醫療服務**：指醫療服務的形式化，是患者取得醫療服務的實體或外在品質。如醫療項目、醫療技術、醫療設備、治療效果。
3. **附加醫療服務**：指醫療服務中各種附加價值利益的總和，也是患者取得醫療服務延伸部分，如獲得醫學知識、病情諮詢、醫療環境、服務承諾、客製化服務等。

醫療服務特性

醫療服務具有以下 10 個特點：

1. **無形性**：是醫療服務最為顯著的一個特性。此外，患者為了降低醫療風險，多數會相信親朋好友的推薦；醫療院所的社會聲望和患者過去的經驗評價具有重要影響。
2. **不可分離性**：醫療提供者向患者提供醫療時，也正是患者取得醫療的同時，兩者在時間上不可分離，而且提供者與患者在醫療服務產生時是相互作用的，兩者共同對服務結果產生影響，且醫療品質的好壞受到醫患雙方合作、接受與配合的程度影響。
3. **差異性**：如何提高員工整體素質、加強人員培訓、制定醫療和護理規範、設立客服專線，使醫療服務產生差異性。
4. **不可存儲性**：醫療服務是不能存儲的，須對醫療服務進行更準確的平衡要求，不然不但浪費了醫療資源，也浪費了患者費用。
5. **倫理性、公益性**：醫療服務提供者要發揚救死扶傷、人道精神，以及對醫療事業無私奉獻的價值觀念、高尚的醫德情操。
6. **高風險性**：醫療服務具高風險性，任何醫療行為都與人的生命安全、身體健康息息相關，所以務必嚴格規範，嚴肅認眞執行與要求。
7. **時間性和連續性**：時間就是生命，分秒必爭。醫療必須是 24 小時服務，同時要以患者就醫方便來做安排。
8. **廣泛性**：醫療服務的對象廣泛，除了要滿足既有患者的醫療需求外，也須滿足大量潛在患者的健康需求。
9. **不易衡量產出**：由於具有公益性，所以不能使用單一指標（如利潤最大化）來評估績效。
10. **醫患關係的特殊性**：醫療提供者與患者在對疾病的認知上是極其不對稱的，提供者占有絕對優勢，極易成為患者的「恩人」而使其終生難忘。

產品與服務差異

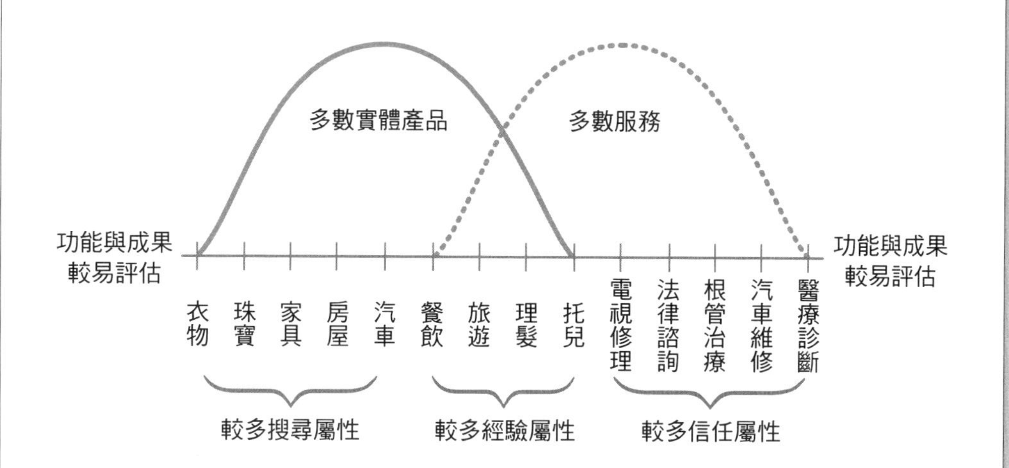

醫療服務層次

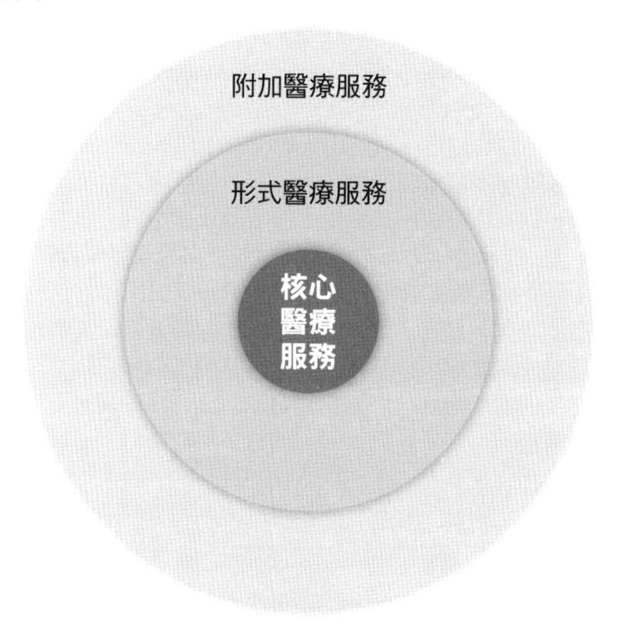

2-3 醫療服務三角關係

「醫療服務金三角」是一個以患者爲中心的醫療服務管理模式，由「醫療服務策略、醫療服務系統、醫療服務團隊」三個因素組成。這三個因素都以患者爲中心，彼此相互聯繫，構成一個三角形。

醫療服務金三角

不論是醫保（社保）或是自費醫療，要獲得成功，讓患者滿意，就必須具備三大要素：「完善的醫療服務策略、精心的醫療服務系統、高素質的醫療服務團隊」。

醫療服務金三角的概念，就是「醫療院所－員工（醫生、護士、醫檢師）－患者（及潛在患者）」三者之間「內部行銷、外部行銷和互動行銷」的整合。

內部行銷

內部行銷，係指醫療院所透過主動提升員工的服務意識與能力來激勵員工。其主要的目標在於確保員工具有以客爲尊的服務態度，以及吸引並留住優秀員工。

外部行銷

外部行銷，係指各種醫療行銷行爲，如進行各種行銷研究、發掘醫療市場上患者未被滿足的需求、確定目標市場、決定各項服務決策、通路決策、促銷決策等。

互動行銷

互動行銷，係指現場第一線的服務人員，能夠站在患者的觀點出發，將醫療院所的服務提供給患者的互動行爲。醫療服務人員與患者產生良好、友善、高品質的互動，才是眞正優良的服務。

滿足患者的需求

即是醫療院所一切工作的起點。滿足患者的需求如何落實，須從以下三方面著手：

1. **醫療服務策略**：必須制定醫療院所明確的目標，包括選定目標市場、醫療院所希望樹立的品牌形象，以及醫療院所該採用的醫療服務標準等。這些策略內容必須充分體現在「患者至上」的理念，方可確保醫療院所在市場競爭中獲勝。
2. **醫療服務人員**：醫療院所管理者必須建立一支精心提供患者服務的團隊，因此須強化醫療服務人員的培養、教育、溝通的責任。首先要提升員工的主動性及積極性，其次是要加強醫療服務的訓練，以提高服務人員的醫療專業素質和服務品質。此外，還要提供必要的溝通訓練，一方面是醫療院所內部的溝通；另一方面是醫療服務人員與患者的溝通。
3. **醫療服務團隊**：如果要使醫療服務團隊能提供更好的服務，僅靠醫療服務人員的微笑和良好的態度是不夠的，還需要服務團隊內各種資源的有效配合及運用。這就必然涉及到服務團隊中的各種標準程序（SOP）、服務規範、考核手段、管理體系等工作。

醫療服務價值鏈

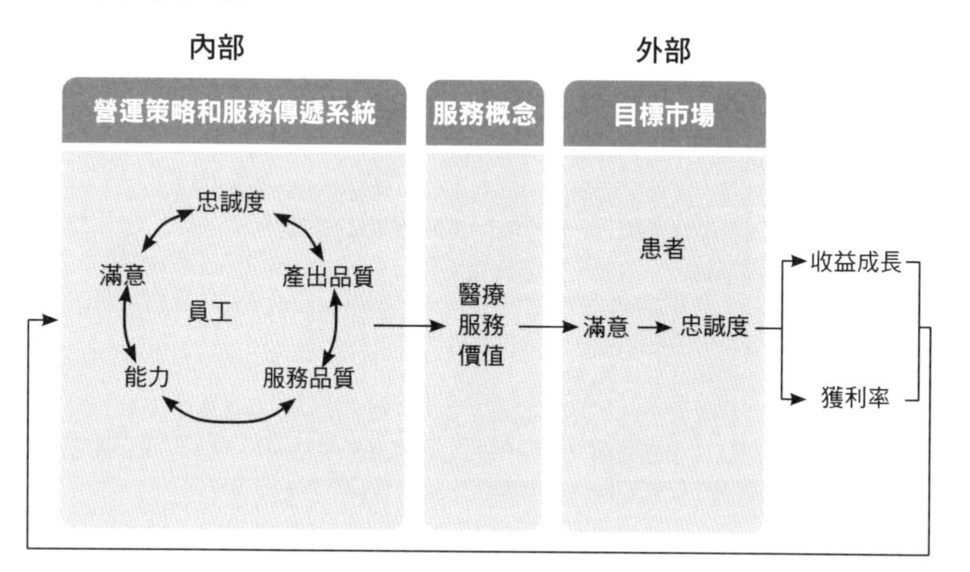

醫療服務金三角

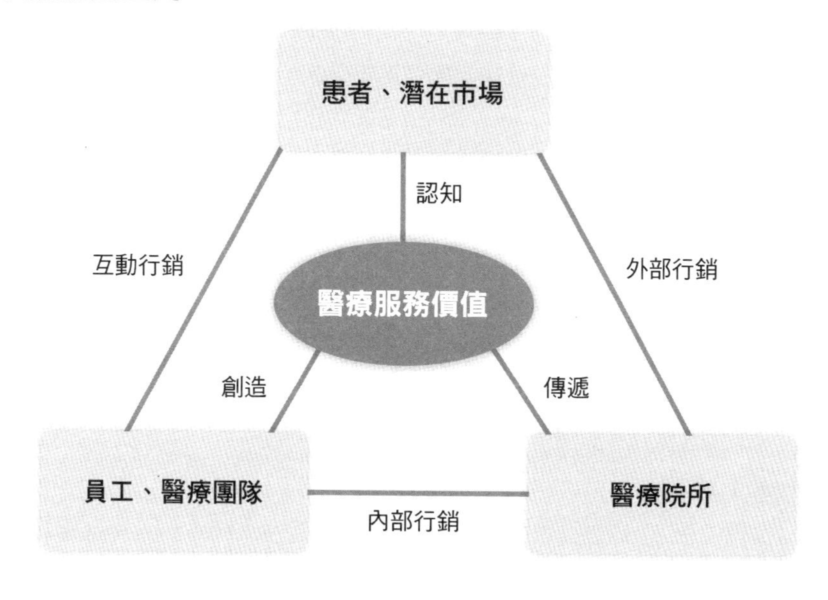

2-4 面向360°利益關係人的醫療行銷

利益關係人理論（Stakeholder theory）始於一個組織管理和道德的理論，用來解決組織管理中的道德和價值問題，首先界定「利益關係人」是在一個組織中，會影響組織目標或被組織影響的團體或個人。因此，想要醫療院所能永續發展，那麼經營者必須制定一個能符合各種不同利益關係人的策略。

不論從醫保（社保）或是自費醫療的觀點來看，除了注重股東的權益外，必須同時關注員工、患者、社區以及所有與醫療院所有關的個人或團體。

醫療院所在經營過程中，著眼點不能僅停留在股東身上，還應關注利益關係人的利益。這些利益關係人對醫療院所的經營與發展息息相關，忽視任何一種利益關係者的存在，都可能對醫療院所的經營產生嚴重後果。

利益關係者除了股東之外，還包括：

1. **經營者與員工**：經營者也就是高層管理人員，管理者與員工在醫療院所中工作，主要關心的是醫療院所未來的前途、提供個人的發展機會及福利、待遇等。醫療院所應儘可能滿足他們在這些方面合理的要求，提高醫療院所的凝聚力和向心力。
2. **患者**：在醫療院所的生產經營活動中，用戶扮演著極爲重要的角色。醫療院所所提供的產品或服務，必須滿足患者的需求，離開了患者，醫療院所就失去了存在的意義，更不用說醫療院所的發展。從醫療的研發至提供醫療服務的整個過程，都要對患者的需求、偏好、就醫動機等進行分析。
3. **供應商**：醫療院所做爲原料、設備等之買方，需要與供應商討價還價。購入的價格較高，會使醫療院所的醫療服務成本上升，影響醫療競爭力與醫療院所的獲利。因此，加強供應商的合作，與供應商建立長期互惠互利的關係，不失爲一個較好的方案。
4. **競爭者**：競爭者也是醫療院所不容忽視的利益關係人。因爲醫療院所在市場上的任何一個動作，都會對競爭對手產生影響，有時影響可能十分巨大。因此醫療院所在經營過程中，要考慮競爭對手的反應並做出相應的預測；同樣地，醫療院所對競爭對手的行動，也要有所估計及反應，建立競合的夥伴關係。
5. **政府**：政府的政策，對醫療院所的發展也起著至關重要的作用。政府的醫療政策直接影響醫療院所，政府制定的各項法規，如醫療法、醫師法、消保法等，都對醫療院所產生約束力，醫療院所必須遵照執行。
6. **其他利益關係者**：還有包括新聞媒體、醫學會、主管機關、公眾、社區、合作夥伴及學術研究機構等利益關係人。

利益關係人行銷

不論是醫保（社保）或是自費醫療，依不同的利益關係人特性，先行企劃再施以行銷。最好的利益關係行銷在於創造話題、有故事性的議題行銷。

利益關係人行銷

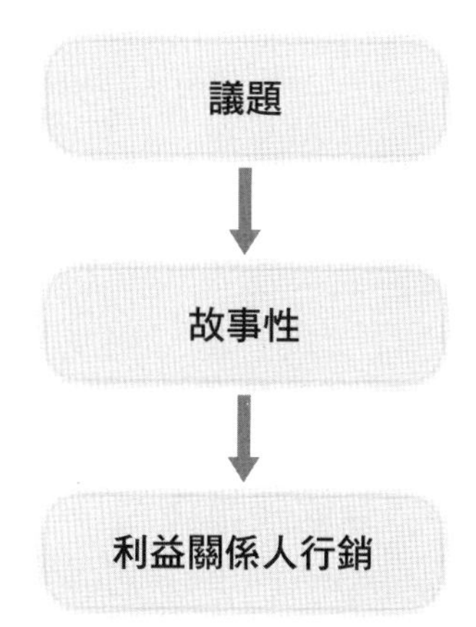

利益關係人行銷模式

利益關係人	行銷模式	行銷核心
員工 →	內部行銷	理念
患者 →	互動性行銷	價值
市場 →	外部行銷	故事
供應商 →	夥伴行銷	雙贏
競爭者 →	競合行銷	共好
政府 →	政策行銷	事件
媒體 →	議題行銷	議題

2-5 患者自費醫療行為

何謂自費醫療？

自費醫療的就醫過程，是一種在社會保險（健保、醫保）福利不給付的狀況下，由患者自行給付醫療及相關費用的醫療行爲。多數自費醫療是一種非必要性（如美容醫學、抗衰老、自費健檢）的醫療行爲，而是爲了更健康或是更美麗而採取的就醫行爲，因此這種就醫行爲有如一般消費行爲。

自費醫療的就醫行爲，意指患者爲滿足需要和欲望，而從「尋找、選擇、購買、使用、評價」及處置「醫療、服務」介入的過程，包括患者主觀的心理活動和客觀的醫療活動。

醫保（社保）或是自費醫療就醫決策模式

1. **需求確認**：此階段患者處於自費醫療就醫者的角色。
2. **資訊蒐集**：患者在此階段，會多方蒐集相關自費醫療就醫資訊，進行後續資訊整理及評估。
3. **就醫前評估**：經資訊蒐集及評估後，擇其最佳的可行方案。
4. **就醫中行為**：患者就醫決策及使用。
5. **就醫後評估**：患者對就醫的期望，對醫療中所感覺的績效及滿意程度。

自費醫療行為特性

患者就醫決策，隨著自費醫療行爲類型的不同而變化，具有「動態性、互動性、多樣性、易變性、衝動性、交易性」等特點。

就醫行為類型

不論是醫保（社保）或是自費醫療的就醫，依「醫療侵入程度、醫療院所品牌差異」不同，構成四種就醫行爲：

1. **複雜型醫療**：醫療院所品牌差異大、醫療侵入程度高的醫療就醫行爲。如患者初次就醫價格昂貴、就醫次數較少、冒風險高、高度自我表彰，則屬於高度涉入的就醫行爲。
2. **和諧型醫療**：醫療院所品牌差異小、醫療侵入程度高的就醫行爲。當面對就醫品牌差異不大，但價格高的醫療時，雖然患者對就醫行爲抱持謹愼態度，但其注意力更多集中在醫療院所品牌、醫療費用是否優惠、就醫時間、地點是否便利。患者不會花很多精力去蒐集與比較，從就醫動機到決定之間的時間較短。
3. **多變型醫療**：又稱尋求多樣化醫療。醫療院所品牌差異大、醫療侵入程度低的就醫行爲。
4. **習慣型醫療**：醫療院所品牌差異小、醫療侵入程度低的就醫行爲。患者有時並不是因爲特別偏愛某品牌，而是出於習慣。

患者就醫決策五階段

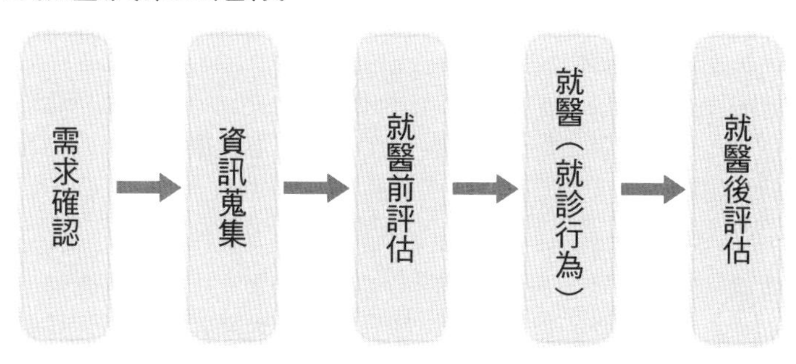

自費醫療就醫（購買）行為

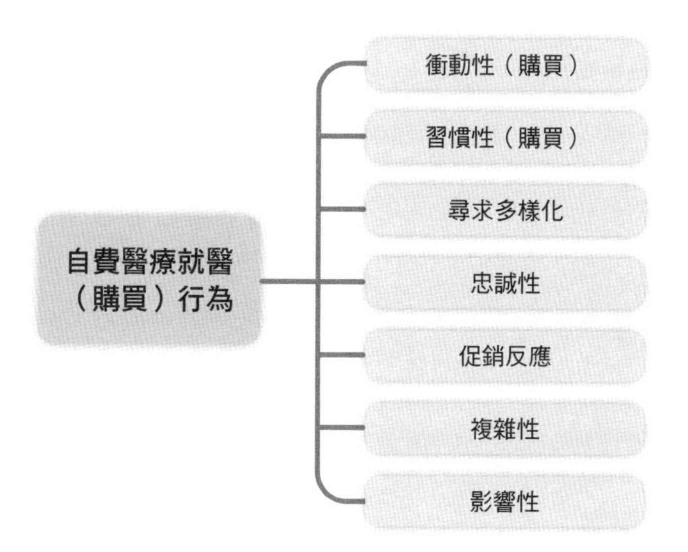

醫療院所品牌差異與醫療侵入程度

醫療院所品牌差異	醫療侵入程度	
	高度醫療侵入	低度醫療侵入
醫療院所品牌差異大	複雜型醫療	多變型醫療
醫療院所品牌差異小	和諧型醫療	習慣型醫療

2-6 內部行銷

內部行銷VS.外部行銷

內部行銷（Internal Marketing）是與外部行銷（External Marketing）相對應的概念，內部行銷的意思，是先讓員工熱愛醫療院所的品牌，而外部行銷是經由員工及行銷方式，說服所有利益關係人來熱愛醫療院所的品牌。

內部行銷

內部行銷是建立在有滿意的員工，才能有滿意的患者之上，要想贏得患者滿意，首先要讓員工滿意；只有滿意的員工，才可能以更高的效率和效益，爲外部的患者提供更優質的醫療及服務，並使外部的患者感到滿意。所以有滿意的內部客戶（員工），才會有滿意的外部客戶（患者）。

內部行銷係指醫療院所須將服務患者的概念先行銷給內部員工，讓員工了解醫療院所的經營理念與目標，培養服務的熱忱，以患者爲中心，具備服務的技巧，與履行承諾的能力，進而提高工作滿意度。

內部行銷活動的實施，受到醫療院所員工職能的阻礙和限制。醫療院所只有構建以人爲本的內部行銷系統，才能眞正發揮內部行銷效益。

在有限的資源下，如何使行銷發揮更好的效率與效益，爲醫療院所創造更大的競爭優勢，內部行銷無疑是提供了新的視角，沒有積極、持續的內部行銷，不但對患者的外部行銷成效會下降、服務品質會惡化、患者會流失，對收益也將有影響。因此，內部行銷是外部行銷的先決條件。

內部行銷特性

先做好內部行銷才能做好外部行銷，且內部行銷是基於：

1. 視每位員工爲客戶。
2. 讓員工先體會像最終客戶一樣的服務感受。因此，「只有擁有滿意的員工，才能擁有滿意的客戶（患者）」。

內部行銷的對象

內部行銷的對象是醫療院所內部所有員工，目的是經由吸引、保留和激勵員工，激發員工的服務理念和服務意識，用滿意的員工來服務外部患者，使患者滿意，從而建立醫療院所的競爭優勢。

內部行銷是將行銷管理的思想和方法運用到醫療院所內部，在內部開展一系列積極的行銷活動來激勵員工，實現員工的滿意，使他們的工作表現體現出服務意識和以患者爲中心，最終實現外部患者滿意的目標。

內部行銷是不斷與每位員工分享，並且認可員工爲醫療院所做的貢獻。

內部行銷的二大構面，包括：「對所有員工進行行銷」及「對各部門間的行銷」。

內部行銷構面

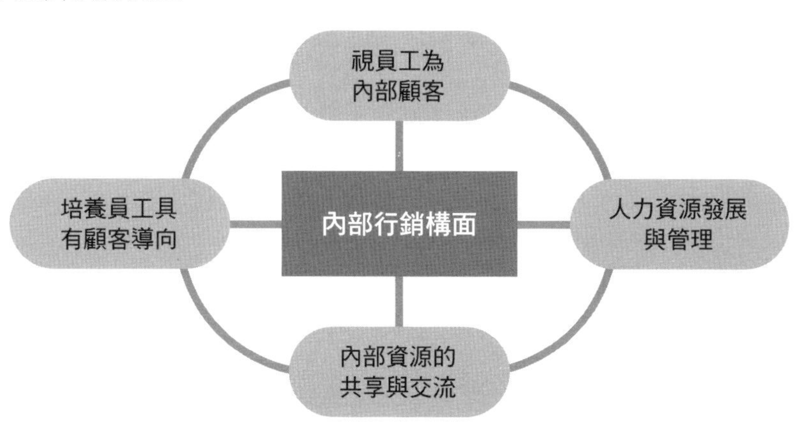

內部行銷八部曲

內部行銷八部曲
內部市場調查
內部市場區隔
招募、教育訓練、優質化
激勵與共識
分享與尊重
賦能、授權
雙向溝通
團隊、流程

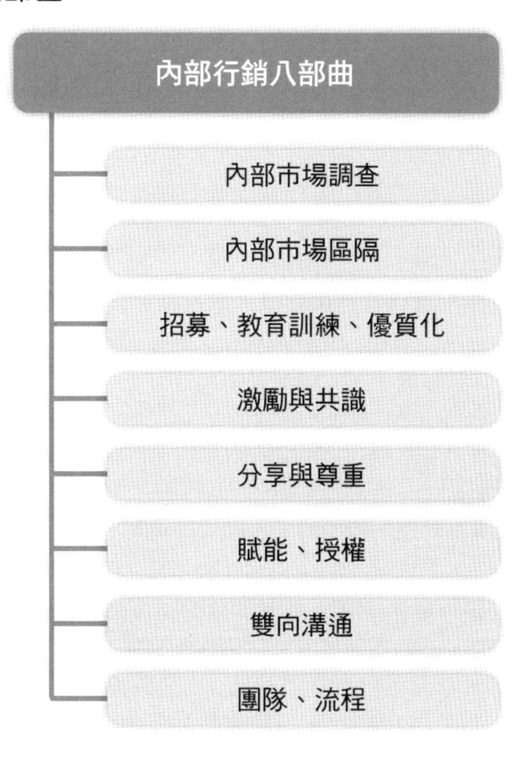

2-7 外部行銷

不論是醫保（社保）或是自費醫療的利益關係除了內部關係人，還有外部關係人，這些外部利益關係人有：患者、潛在患者、社區民眾、媒體、政府、供應商等，醫療院所也要對這些外部利益關係人進行行銷，稱爲醫療院所的外部行銷。

外部行銷（External Marketing）

醫療院所的外部行銷，指的是醫療院所如何運用「媒體、廣告、事件、活動」等行銷工具，對外部利益關係人進行的行銷方式。在醫療院所的外部行銷中，又需依不同的外部關係人特性，進行不同訴求的行銷。

外部行銷的目的

醫療院所外部行銷的目的：主要是藉由行銷的工具，讓不同的外部利益關係人，對醫療院所「更認同、更支持、更有好感、增加患者回診、增加新患者來診」等，爲利益關係人創造「價值」爲目的。

外部行銷訴求

依不同外部利益關係人所進行的外部行銷訴求有：

1. 患者：對於患者的行銷訴求在於增加「認同、支持、回診、推薦」等，進而提高滿意度及忠誠度，產生品牌效益。
2. 潛在患者：不論是面對分眾或小眾市場的潛在患者，行銷訴求在於「增加好感度、找出目標潛在患者、拉近距離、創造服務機會」等，如此可創造出符合醫療院所要的潛在患者。
3. 社區民眾：在醫療院所的經營中，社區民眾更是需要被關注的外部利益關係人，行銷訴求需要著重在「好鄰居的關係、醫療專業形象、社區醫療好幫手」等，有好的社區關係，才會有好的醫療品牌形象。
4. 媒體：與媒體的關係不是只有廣告採購，更是需要爲媒體提供醫療專業諮詢的關係，所以對媒體的行銷訴求在於「醫療專業、醫療趨勢議題、醫療時事分析」等，以成爲媒體主動來採訪醫療新聞的醫療院所爲目的。
5. 政府：政府是制定醫療院所經營規範的機構，因此面對主要的主管機關、立法單位、醫學會等，在行銷訴求上著重在「醫療政策方向、經營需求、醫療技術提升」等。
6. 供應商：醫療院所要經營得好，很重要的利益關係人就是供應商，有好的供應關係，可以取得好的供應價及長期的供應關係。因此行銷訴求須強化夥伴關係及雙贏。

外部行銷五步驟

醫療院所的外部行銷，最主要是爲外部利益關係人創造價值所做的一種行銷。因此，除了上述所提及的，針對不同外部利益關係人需要不同的行銷訴求外，外部行銷會不會成功，也有賴於落實外部行銷五步驟：「行銷調查、找出目標外部利益關係人、核心行銷訴求、選定行銷工具、執行與回饋」。

外部行銷需求

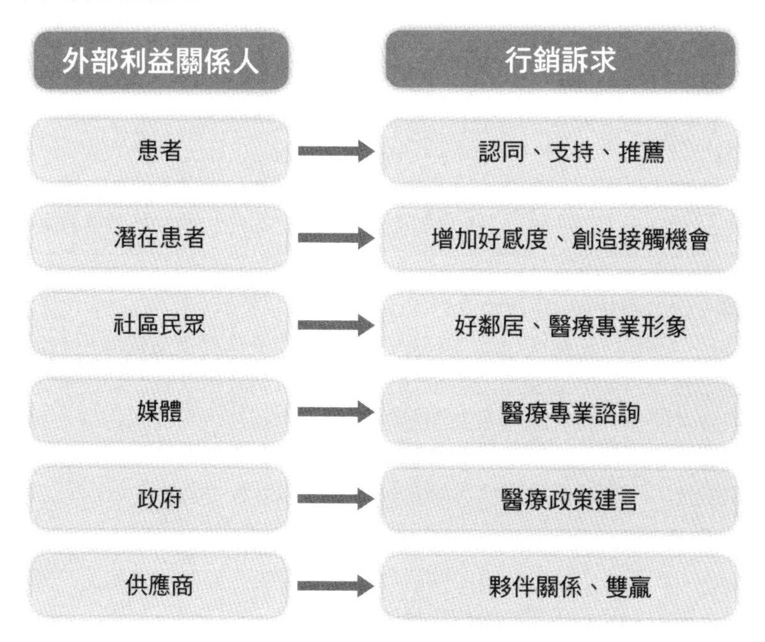
外部利益關係人
行銷訴求
患者
認同、支持、推薦
潛在患者
增加好感度、創造接觸機會
社區民眾
好鄰居、醫療專業形象
媒體
醫療專業諮詢
政府
醫療政策建言
供應商
夥伴關係、雙贏

外部行銷

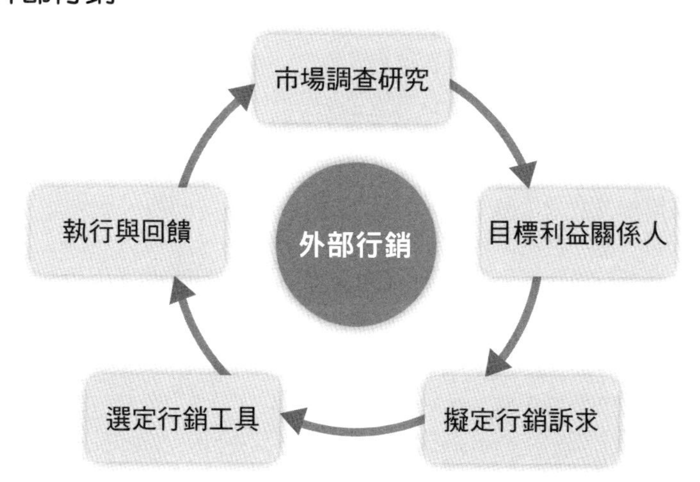
市場調查研究
目標利益關係人
擬定行銷訴求
選定行銷工具
執行與回饋
外部行銷

2-8 體驗行銷

不論是醫保（社保）或是自費醫療都應該創造「體驗」經驗，而「體驗」在於讓「患者、潛在患者、陪伴探訪的親朋好友」等，體驗醫療院所為其提供或創造的「價值」。「體驗行銷（experiential marketing）」係在於如何將此體驗「價值」，經由行銷的方式傳播出去。

醫療及服務由於以無形居多，因此須藉由患者或探病陪伴的親朋好友等親身經歷，才會體會到醫療院所在醫療及服務的價值，因此，體驗行銷必然是醫療行銷重要的一環。

體驗行銷（Experiential Marketing）

主要是運用「感官、情感、思考、行動、關聯」等做爲行銷策略發想，並以「行銷溝通、醫療服務呈現、空間展示、官網、臉書」等做爲體驗媒介。藉由與患者直接接觸，讓患者親身體驗、感受醫療及其服務的價值或相關情境，並以這樣直接接觸的親身體驗爲基礎，吸引潛在患者的注意與青睞，例如：實地參訪、健康講座、衛教說明會等。醫療院所不再單純提供醫療與服務，更要營造患者的體驗。

體驗行銷五步驟

不論是醫保（社保）或是自費醫療須視狀況，整合更完整的配套措施，以下列五個步驟為基礎，創造出令人滿意的體驗感受。

步驟 1、分析患者經驗：重點在於醫療院所要追蹤每個接觸點的患者經驗，查看業界的競爭情形，並以具創意的研究技術，了解患者的眞實感受。

步驟 2、建立「體驗平臺」：以步驟 1 爲基礎，設計內外皆能傳達醫療院所品牌的平臺。在建構體驗平臺時，須考量醫療院所品牌意義、清楚說明患者能獲得什麼價值、執行體驗的核心訊息及風格與內容等要素。

步驟 3、設計品牌經驗：在醫療院所品牌設計上，包含醫療院所品牌理念、醫療服務、展示空間等，應賦予討喜的外觀和感覺；在醫療行銷策略上，廣告、宣傳品、官網也要恰當的傳達體驗形象。

步驟 4、建構患者介面：指所有發生在患者與醫療院所間的所有交流因素，如醫護人員、服務人員、電話與電子郵件往來可接觸的介面等。

步驟 5、持續進行創新：在醫療及服務上，醫療行銷的創新則可用別出心裁的體驗活動和宣傳。

五種管理體驗價值的原則

1. 體驗，是有計畫的設計與有系統的引起患者體驗。
2. 以患者的體驗感受出發，再改善功能、特性。
3. 詳細的記錄患者體驗的點點滴滴。
4. 換位思考，建立患者所喜愛的醫療及服務情境。
5. 要定期及不定期進行體驗的進階版。

藉由體驗行銷，可深化經營醫療院所品牌。

體驗行銷特性

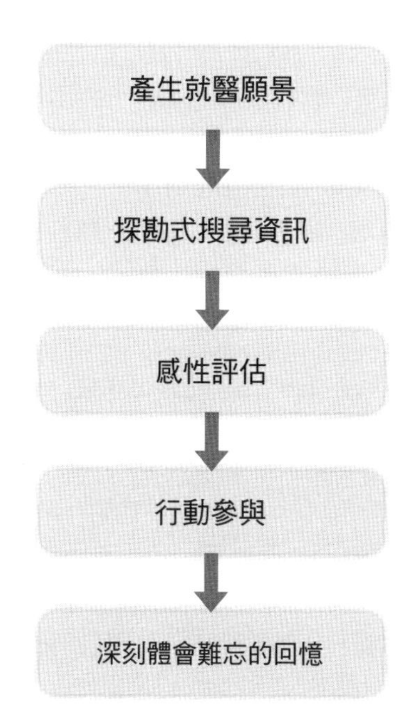

傳統行銷vs.體驗行銷

	傳統行銷	體驗行銷
行銷重點	專注產品屬性與效益	重視患者的體驗
產品分類方式	以產品屬性及效益分類	以體驗情境分類
對患者的假設	理性決策	理性＋感性並重決策
行銷研究方法	量化	量化＋質化

2-9 口碑行銷

醫療行銷的最佳行銷方式之一，就是口牌行銷。口耳相傳，這是借力使力的行銷方法。不論是醫保（社保）或是自費醫療在過度競爭的醫療市場中，哪家醫療院所的好感度高、口碑好，那家醫療院所的市場機會就會多，這也就是口碑行銷帶來的效益。

口碑行銷（Word of Mouth Marketing）

醫療院所使潛在患者經由與「患者、潛在患者、陪伴探訪的親朋好友」間的互動交流，將醫療院所的「價值、醫療、服務、醫療技術、醫療特色」等傳播開來。這種口碑行銷方式，可增加「潛在患者成爲新患者（NP）的來診、增加既有患者（OP）的回診率」，這種以口碑傳播（口耳相傳）爲途徑的行銷方式，稱爲口碑行銷。從醫療行銷的實踐層面分析，口碑行銷是醫療院所運用各種有效的手段，引起患者或潛在患者對於醫療院所的「醫療、服務以及整體形象」之互動和交流，並激勵向其周遭的潛在患者進行介紹和推薦的行銷方式。

由體驗行銷到口碑行銷。醫療院所必須先做好體驗行銷，才能做到口碑行銷。體驗是基礎，口碑是加分。

做好口碑行銷的5要件

1. **價值體驗基礎**：要成爲口碑，一定要有美好「價值體驗」的經驗，具體體驗到醫療院所的價值，而以此「價值體驗」的經驗，成爲口碑行銷的故事發想基礎。
2. **感動人心訴求**：以上述價值體驗的故事爲基礎，擬訂出可以「感動人心」的口碑行銷訴求，如此才不會有「老王賣瓜，自賣自誇」的狀況，任何訴求都一定來自於有事實根據，才能眞誠打動人心，才能創造出「口耳相傳」的效果。
3. **互動即時工具**：口碑行銷需要的是互動行銷工具，如「網路、人員」等具有互動性與即時性的特性。有了互動性、即時性，就可讓口碑具有「傳播力、話題性」。選對行銷工具，才能達到口耳相傳效果。
4. **適時關懷回饋**：口碑行銷不是單向的傳播，而是需要在互動即時的工具中，提出「適時關懷回饋」。好的口碑是禁得起驗證，因此適時關懷回饋，就是在讓潛在患者更加信賴醫療院所。
5. **口碑行銷成效**：任何的行銷都需有成效分析，口碑行銷亦是。就此口碑行銷需在執行間進行成效分析，了解達成率，做出結案報告以便後續參考與改善。

做到口碑行銷5要件，才能借力使力，口耳相傳。

如何避免負面的口碑行銷？

另外，在口碑行銷中，會有可能出現「負面的口碑」，因此也須時時注意在口碑行銷中，或許可能出現的負面口碑，發現並有效地在第一時間掌握負面口碑及來源，立刻予以處理，才可能降低不必要的影響及傷害，所以，負面口碑也是口碑行銷管理中重要的一環。

如何做到「好事傳千里，壞事到此停」，這是口碑行銷最高境界。

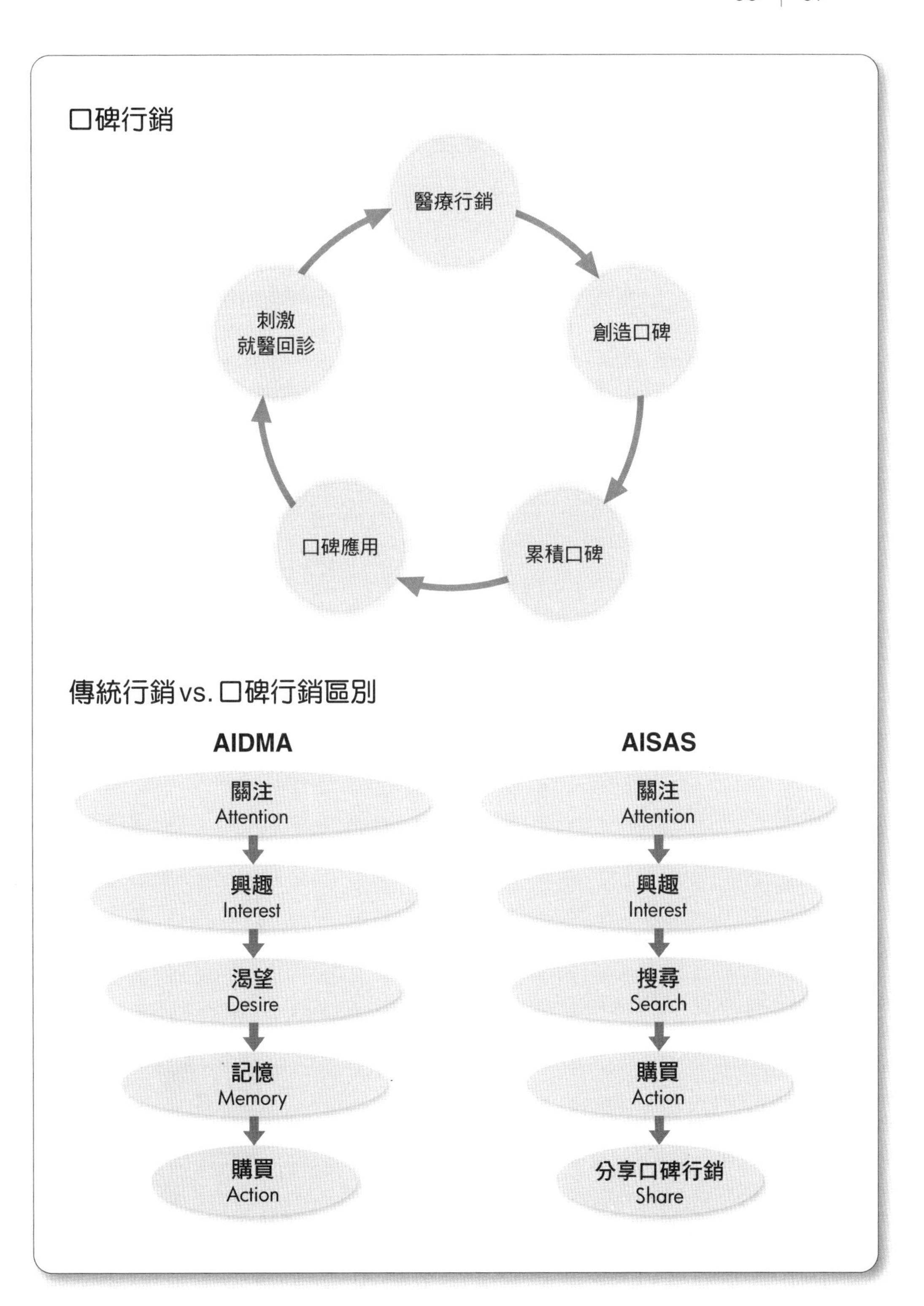
口碑行銷
醫療行銷
創造口碑
累積口碑
口碑應用
刺激
就醫回診
傳統行銷vs.口碑行銷區別
AIDMA
關注
Attention
興趣
Interest
渴望
Desire
記憶
Memory
購買
Action
AISAS
關注
Attention
興趣
Interest
搜尋
Search
購買
Action
分享口碑行銷
Share

NOTE

第 3 章
醫療產業分析

3-1 醫療產業環境分析的重要性

不論是醫保（社保）或是自費醫療產業隨著「醫療政策、經濟所得、社會保險、就醫意識」等因素的改變、已不再是供不應求的狀況，醫療院所的經營也更需要進行環境分析，唯有將環境分析好，才知道如何將有限的資源放在對的人、事、物上，對於醫療行銷更需要環境分析。

醫療產業內、外部環境分析

醫療產業環境是指與醫療產業經營有關的所有因素之總和。可以分爲外部環境和內部環境兩大類。醫療產業外部環境是影響醫療院所生存和發展的各種外部因素之總和；醫療院所內部環境，如醫療院所內部條件和文化因素的總和。

醫療產業外部環境特性

有三個顯著的特性：

1. **波動性**：即外部環境經常發生變化而且難以預測。
2. **差異性**：即外部環境對不同類型醫療院所的影響也會相異。
3. **不可控性**：即外部環境的變化不受單一醫療院所的控制。

醫療產業外部環境，又可分宏觀環境及微觀環境。

宏觀環境六大要素

一般包括四種因素，即「政治、經濟、社會、技術」，簡稱PEST。P爲政治（Political）、E爲經濟（Economic）、S爲社會（Social）與T爲技術（Technological）。在PEST架構下，擴展成PESTEL，是在PEST加上環境（Environment）與法律（Law）。

微觀環境

醫療院所生存與發展所處的具體環境、市場需求、資源、競爭環境、競爭者狀況、患者、供應商及意見領導等，這些因素更直接影響醫療院所經營與發展。

微觀環境三大要素

主要包括「市場需求、競爭環境、資源環境、競爭者狀況、患者、供應商及意見領導等多種因素」。其中又以以下三要素爲重：

1. **市場需求**：患者或潛在患者向醫療院所提出的就醫需求，謂之市場需求。就市場需求包括顯性需求和隱性需求。
2. **競爭環境**：包括競爭規模、競爭對手實力與數目、競爭激烈化程度等。具體競爭包括同業競爭、潛在競爭者競爭、替代品競爭、患者競爭、供應者競爭等等。
3. **資源環境**：資源是指醫療院所從事經營，所應投入的所有資源，包括人、財、物、技術、信息、供應商等。

醫療行銷要做得好、要有效、要成功首要之務，在於醫療產業環境的分析，看似簡單，但要做到徹底且深入的分析，才有助於行銷規劃與策略擬訂。

醫療院所醫療行銷環境分析

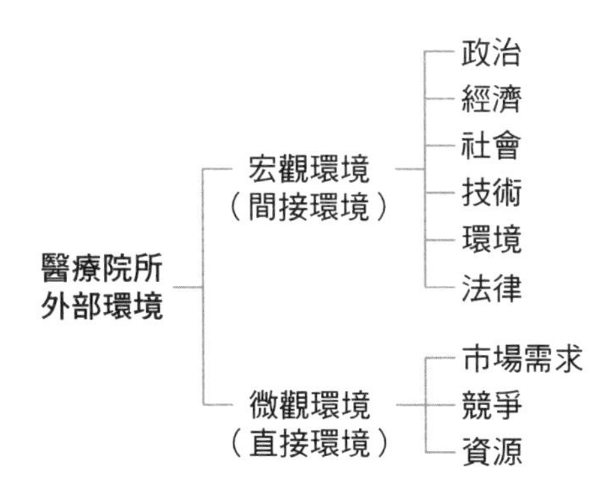

醫療產業微觀環境分析

市場需求

醫療院所微觀環境

競爭環境

資源環境

醫療產業外部環境特性

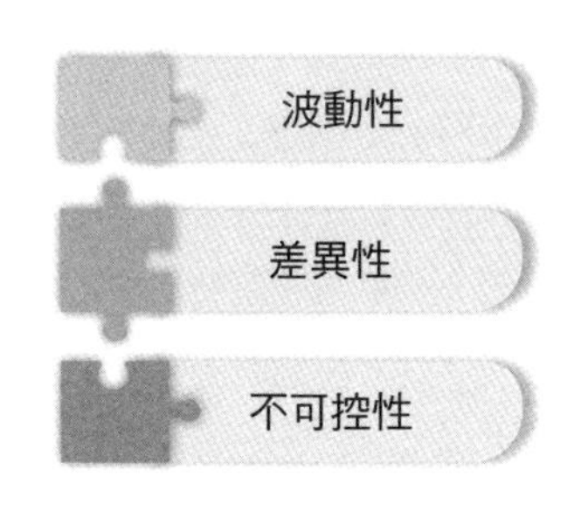

PESTEL（分析與對策）

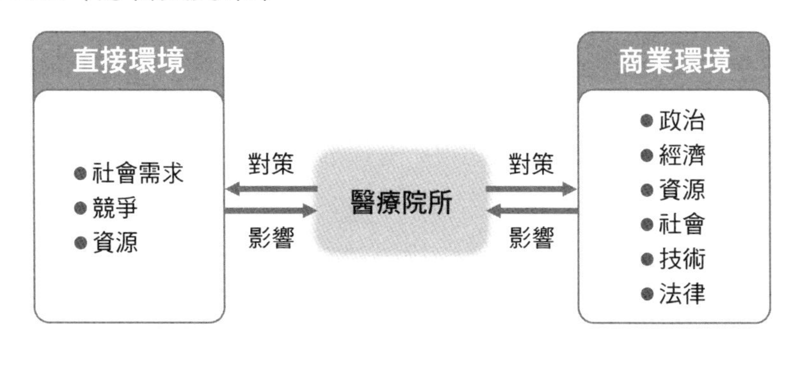

3-2 醫療產業宏觀環境PESTLE分析

醫療行銷前須進行醫療產業的宏觀環境分析，而在醫療產業環境中的宏觀環境分析，首推應用「PESTEL分析」，又稱大環境分析，這是分析醫療產業宏觀環境的有效工具，不僅能夠分析外部環境，而且能夠識別出對醫保（社保）或是自費醫療產業有衝擊作用的力量。它是調查醫療院所外部影響因素的方法，PESTLE分析其中每一個字母代表一個因素：P是政治（Political）、E是經濟（Economic）、S是社會（Social）、T是技術（Technological）、E是環境因素（Environmental）與L是法律（Law）。以下分別說明此6大因素：

1. **政治因素（Political）**：醫療產業是一種高度受到政治及政策影響的產業，所謂的政治或政策因素，指的是對醫療院所經營活動中，具有實際與潛在影響的政治力量，和有關的政策及法規等因素。
2. **經濟因素（Economic）**：經濟因素意指醫療院所外部的經濟結構、產業布局、資源狀況、經濟發展、所得水平以及未來的經濟走勢等，都會影響到醫療院所經營。就醫行為的醫療給付，除了社會保險（健保）給付、商業保險給付外，已有愈來愈多是患者自行給付，此種經濟因素對醫療院所的經營有其重大影響。
3. **社會因素（Social）**：是指社會中成員的歷史發展、文化傳統、價值觀念、教育程度以及風俗習慣等因素，對醫療院所經營及發展的影響，如教育程度與審美觀都對於自費醫療有其直接且正面的影響。
4. **技術因素（Technological）**：意指醫療相關技術，不僅包括那些引起革命性的醫療技術發明，還包括與醫療院所經營相關的新技術、新材料的出現，以及發展趨勢與應用。如微創手術就是一種醫療技術的改進，也因此技術縮短了手術時間及其降低手術風險；又植牙的技術造就了可用性、耐用性及增長使用年限。
5. **環境因素（Environmental）**：醫療院所經營過程的活動、醫療或人員服務能與環境發生相互作用的要素，都將影響醫療產業經營。如以訴求愛護自然，使用天然有機醫材的經營政策，因此有助環保等因素都會是醫療產業經營。
6. **法律因素（Law）**：跟醫療產業經營有關的法規、司法和消費者法律意識等相關法律因素，都會影響醫療產業的經營與發展。如開放性的醫療經營管理政策，有助於醫療產業的國際競爭力，限縮社會保險政策也會對自費醫療有其助益，消費者保護法使醫療院所必須採取更嚴謹的經營態度。

應用「PESTEL分析」可有效分析醫療院所在產業中面臨的問題及處境。了解這些問題及處境將有助於在醫療行銷的策略、規劃、執行。

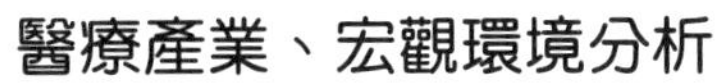

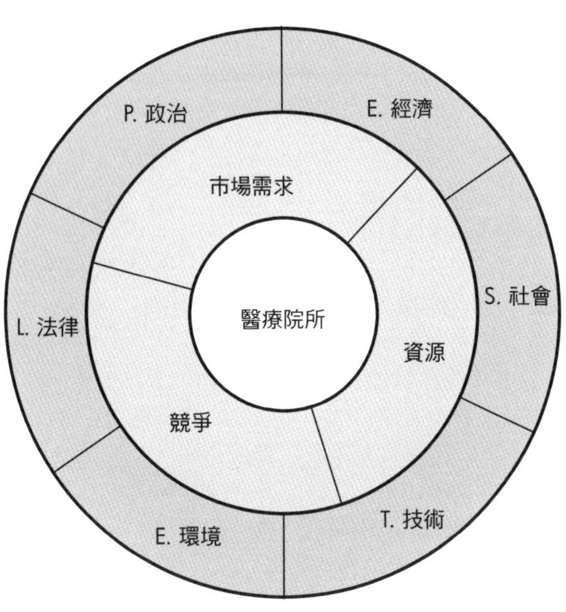

3C與PESTEL分析

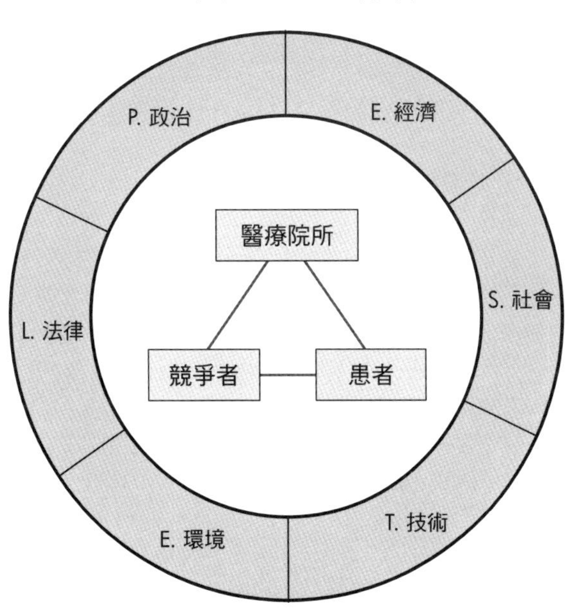

3-3 外部環境PESTEL分析模式——PES分析

不論是醫保（社保）或自費醫療院所要想經營得好，不是只靠社會保險（申報健保給付），一定要對醫療院所自身所處的環境有充分了解，不論是處在宏觀或微觀的環境中，都要進行相關分析，唯有翔實分析，才能洞察先機，掌握環境脈動，有助醫療院所經營。

PESTEL——分析模式PES分析

在宏觀環境的分析中，以「PESTEL分析」爲主，「PESTEL分析」的前三個因素：「P是政治（Political）、E是經濟（Economic）、S是社會（Social）」，分析要點及注意事項有：

P、政治（Political）：是指那些影響和規範醫療院所的政治要素，以及其運行狀態。跟醫療院所經營有直接關係的政治因素，包含：國家醫療政策及制度。在穩定的政治環境中，對醫療院所經營具有控制、調節作用，相同的政策法規會給不同的醫療院所帶來不同的機會或制約。

對醫療院所經營有影響的政治因素有：政府的管制和管制解除、政府採購規模和政策、特種關稅、特殊的地方及產業規定、政府的預算規模等。

E、經濟（Economic）：意指構成醫療院所生存和發展的經濟狀況及經濟政策。其中，重點分析的內容有宏觀經濟形勢、產業經濟環境、市場及其競爭狀況。醫療院所經營會受到總體經濟的影響較小，在自費醫療經營受到個體經濟因素的影響較大，如國民所得、物價指數、通貨膨脹等。所以醫療院所經營需隨時關注政府相關部門公告的經濟指標及數據。

對醫療院所經營有影響的經濟因素包含：財政政策、經濟轉型、可支配的收入水平、消費指數、進出口因素、該地區的收入、居民的消費趨向、消費差異、通貨膨脹率等。

S、社會（Social）：是指醫療院所受所處地區的社會結構、風俗習慣、宗教信仰、價值觀念、行爲規範、生活方式、文化水平、人口規模與地理分布等因素的形成與變動影響。社會環境對醫療院所的經營有著潛移默化的影響，如生活習慣、價值觀、審美觀都會影響醫療的需求；風俗習慣和宗教信仰，可能抵制或禁止醫療院所醫療行銷的進行；另外，該地區的人口規模與地理分布會影響相關自費醫療的需求等。

對醫保（社保）或是自費醫療院所經營有影響的社會因素，包含：醫療院所與醫藥、醫材產業間的特殊利益集團、國家和醫療市場的人口變化、生活方式、公眾道德觀念、對汙染的態度、社會責任、收入差距、價值觀、審美觀、對術後照顧的態度、地區性偏好評價等影響。

外部環境PESTEL分析——PES分析

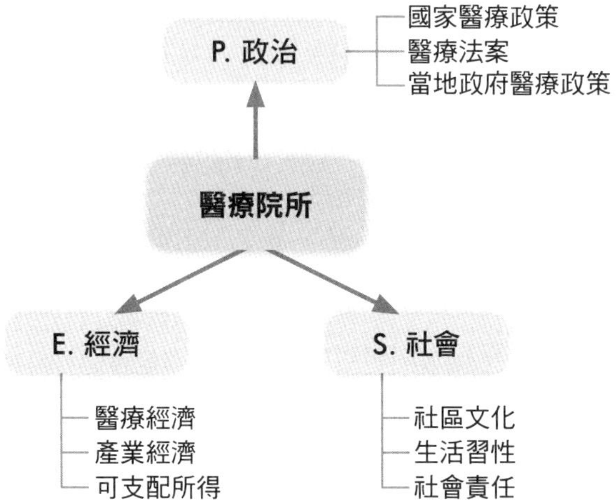

P. 政治
- 國家醫療政策
- 醫療法案
- 當地政府醫療政策

醫療院所

E. 經濟
- 醫療經濟
- 產業經濟
- 可支配所得

S. 社會
- 社區文化
- 生活習性
- 社會責任

經濟環境

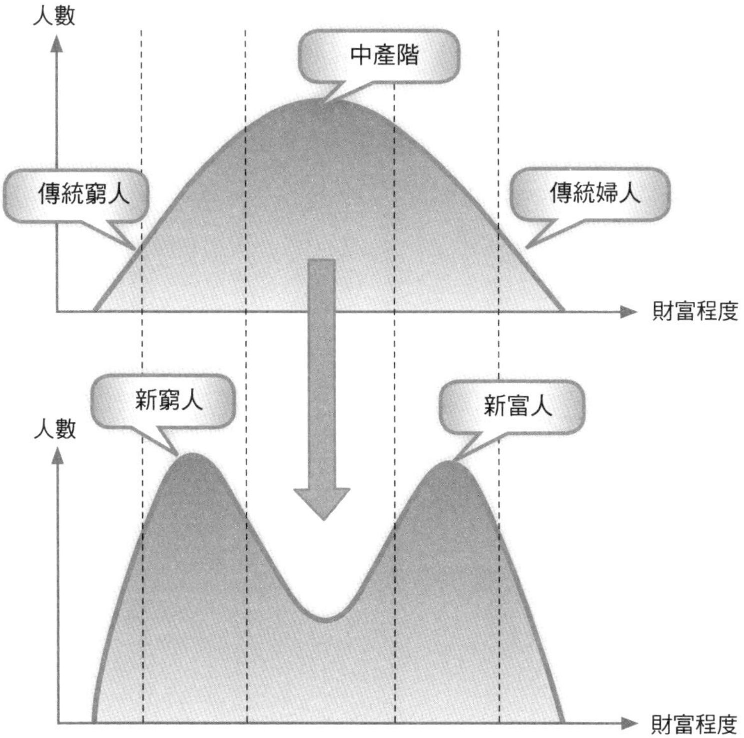

人數
中產階
傳統窮人
傳統婦人
財富程度

新窮人
新富人
人數
財富程度

3-4 外部環境PESTEL分析模式——TEL分析

醫療院所在宏觀環境「PESTEL」分析中，後三個因素：「T為技術（Technological）、E是環境（Environmental）與L為法律（Law）」，這三個因素一樣會影響醫療院所在宏觀環境中的經營成效。

PESTEL分析模式——TEL分析

因此針對這三個因素的分析要點及注意事項，有：

T、技術（Technological）：從技術因素分析，不論是醫保（社保）或是自費醫療院所經營受到相關先進的醫療技術影響重大。醫療技術（科技）的演進，使醫療院所得以用更先進的醫療技術，提供給患者「更安全、更精確，更省時」的醫療服務，如在急重症的微創手術、美容醫學的電波拉皮、3D列印在醫療中的應用、醫療APP軟體應用在術後照顧等，都是拜醫療技術革新所賜。因此，醫療院所更須針對醫療技術的研發，投以更多的時間關注及分析醫療技術趨勢與應用。

對醫療院所經營有影響的技術因素，包含：醫療院所在提供醫療及服務中，使用了哪些技術？醫療院所的醫療技術水準和競爭對手相比如何？醫療院所的醫療技術對競爭的影響如何？醫療技術是否影響醫療院所的經營？

E、環境（Environmental）：指醫療院所在提供醫療服務時，與環境發生相互作用的關係。從自然因素方面分析，絕大多數的企業生產活動，不可避免地會產生破壞自然環境的問題。醫療院所在經營過程中，應訴求以天然環保的醫材，以符合世界潮流，並為自然環境盡一份心力。

對醫療院所經營有影響的環境因素有：醫療院所概況（數量、規模、結構、分布）、可持續發展空間（氣候、能源、資源）、全球醫療相關產業發展（模式、趨勢，影響），對非醫療產業環境影響（自然環境、道德標準）等。

L、法律（Law）：從法律因素分析，法律及法規對醫療院所在經營上，有其深遠的影響，因為醫療院所的經營，通常受到法律規範的高度保護、監督或限制。隨著醫療國際化所趨，醫療院所經營的相關法律及法規，都會隨之調整。因此對於法律因素的分析，將有助於醫療院所掌握未來經營發展上相關的法律及法規方針。

對醫療院所經營有影響的法律因素，包含：世界性公約，條款、憲法、民法、刑法、醫療法、醫師法、勞基法、競業禁止、環境保護法、消費者權益保護法、公平交易法等。

醫療院所在宏觀環境中，6大（PESTEL）因素的整體分析，對醫療院所經營雖非直接影響，但將有助於醫療院所了解宏觀環境的發展趨勢，以及避免可能對醫療院所在經營上造成的不利影響。因此，精確且有效地分析PESTEL相關因素，將是醫療院所成功經營的第一步。

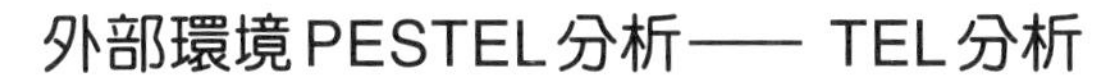
外部環境PESTEL分析—— TEL分析

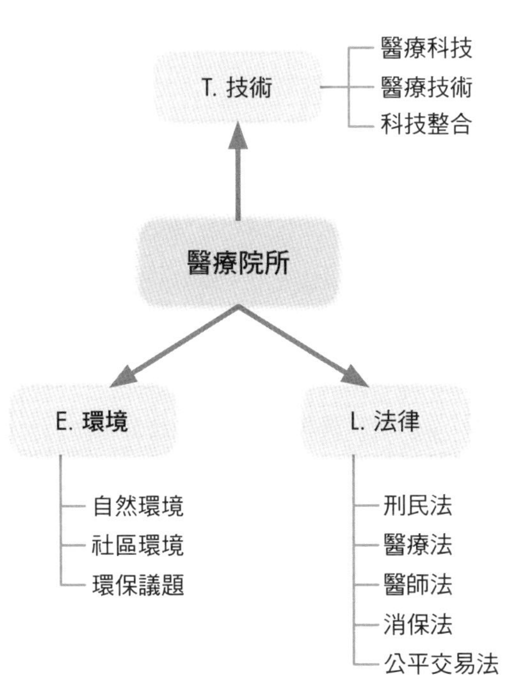
T. 技術
醫療科技
醫療技術
科技整合
醫療院所
E. 環境
自然環境
社區環境
環保議題
L. 法律
刑民法
醫療法
醫師法
消保法
公平交易法

環境的特性

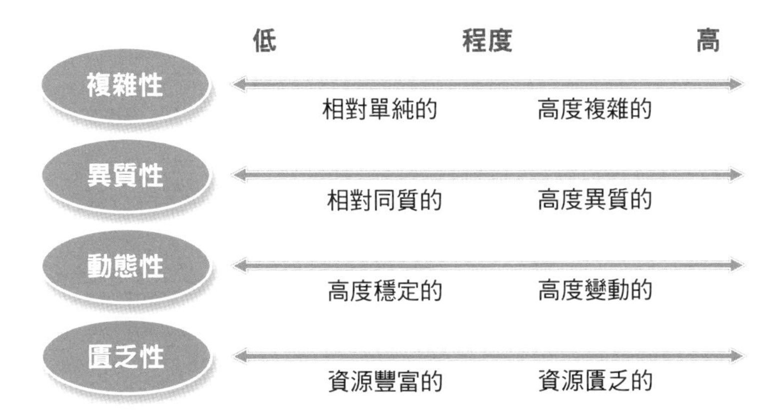
低
程度
高
複雜性
相對單純的
高度複雜的
異質性
相對同質的
高度異質的
動態性
高度穩定的
高度變動的
匱乏性
資源豐富的
資源匱乏的

3-5 醫療產業五力分析 ——「供應商、患者」議價能力分析

醫保（社保）或是自費醫療產業環境除了宏觀環境外，還有微觀的產業環境，如市場需求、競爭環境、資源、競爭者狀況、患者、供應商及意見領導等，其中又以「供應商、患者、潛在競爭者、替代品、現有競爭者」等，更是影響醫療院所的經營與發展。

醫療產業五力分析

將「供應商、患者、潛在競爭者、替代品、現有競爭者」這五大構面的分析，稱之為產業的五力分析。醫療院所應用「五力分析」來分析醫療產業的「吸引力高低程度」（即是：進入門檻高低程度）。

五力分析主要是用來分析產業中的：「供應商的議價能力、患者的議價能力、潛在競爭者進入的威脅、替代品的替代威脅、現有競爭者威脅能力」。五種力量的不同組合變化，最終影響醫療院所的經營及收益潛力。

醫療院所該如何經營與發展，應先行就醫療產進行五力分析，因應不同的五力狀況及組合，後續才有助於擬訂好的經營策略。由於五力分析是一種就過去及現在的資訊進行分析，所以會有時間差。因此醫療院所須定期進行五力分析，並與先前的分析進行校對。

供應商的議價能力、患者的議價能力

五力分析的前二力為「供應商的議價能力、患者的議價能力」，就分析要點說明如下：

1. **供應商的議價能力**：供應商主要通過其提高售價與降低品質，來影響醫療院所現有的收益能力及經營競爭力。供應商議價能力的強弱，取決於供應商投入成本的高低，當供應商投入總成本低時，對醫療院所的議價能力相對較大；另外就是供應商在供應品質的高低，當供應品質高，對醫療院所的議價能力相對較大。「供應商議價能力」也受其產業集中程度、醫療產品差異化程度、供應商利潤水準、向前整合的發展趨勢、移轉成本與受供應商醫療產品與服務影響程度等因素影響。
2. **患者的議價能力**：患者的議價能力，由二種不同醫療需求而定。患者在社會保險（健保、醫保）的醫療需求中，因醫療費用給付來自於社會保險支付，所以患者是不具有「患者議價能力」；但在自費醫療需求時，醫療費用需由患者自行支付，所以患者就具有「患者議價能力」。在此主要須探討的是，在自費醫療需求的「患者議價能力」。一般來說，醫療產業內，醫療院所選擇患者（下游客戶），將有機會限制「患者議價能力」的發揮空間。

在產業環境中，五力中的「供應商議價能力、患者議價能力」分析，主要是從產業上下游的角度來分析，著重的是分析供給面議價能力、需求（患者）面議價能力。

醫療產業五力分析

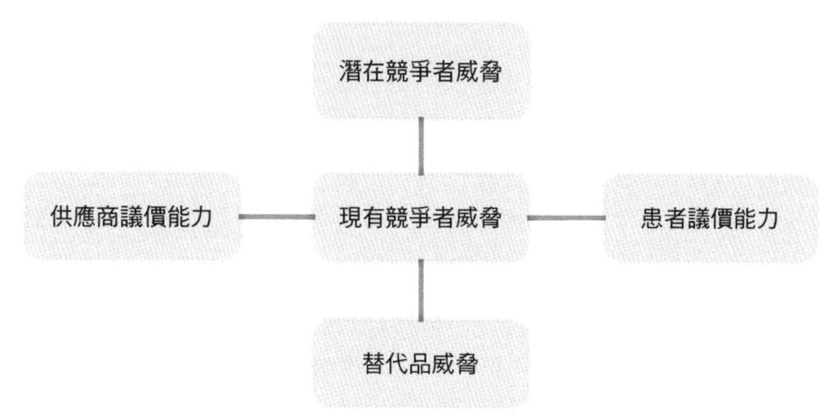

影響五力分析中之供應商議價力、患者議價力產業結構因素

影響供應商議價力因素	影響患者在自費醫療的議價力因素
1. 投入資源的差異化	1. 患者集中度與廠商集中度
2. 供應商與產業中廠商的轉換成本	2. 患者採購量
3. 投入資源的替代品	3. 患者相對於廠商轉換成本
4. 供應商集中度	4. 患者資訊向後整合能力
5. 供應規模的重要	5. 替代品需求拉力
6. 相對於產業總採購的成本	6. 自費醫療價格
7. 投入資源對成本與差異化的衝擊	7. 醫療產品的差異性
8. 向前整合的威脅相對於產業中廠商向後整合的威脅	8. 品質／性能的衝擊
	9. 患者的價值
	10.決策者的誘因

找出解決方案

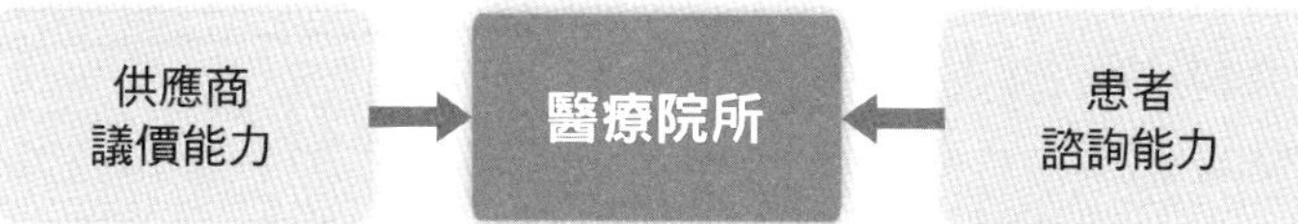

3-6 醫療產業五力分析——「現有競爭者、潛在競爭者、替代品」威脅分析

現有競爭者威脅

不論醫保（社保）或是自費醫療院所在產業環境中，要擬訂經營策略時，一定會面臨到受現有競爭者的威脅，因此須對現有競爭者的威脅進行分析，醫療院所的現有競爭者，不是泛指所有的同業，而須依科別、地域而定，找出誰是主要競爭者？誰是次要競爭者？而影響現有競爭威脅的因素，彼此間也存在著相互抵銷的關係，因此要判斷現有競爭者威脅的強度，就必須針對各種影響面向，進行詳細而具體的全面分析，而非僅僅比較市場占有率、利潤率、成長率等幾個簡單的數據。更要檢視產業競爭結構、產業成本結構、醫療差異化程度、轉換成本、策略性考量、退出障礙等，這些都是影響現有競爭者威脅的重要因素。其次，必須分辨產業內現有競爭者在醫療產業中的地位爲何？可透過產業占有率分析，了解產業競爭型態與威脅競爭程度。

潛在競爭者威脅

醫療產業中，以自費醫療經營模式最具發展潛力及收益，因此有更多的非醫療、醫材、醫藥相關業者投入。而這些相關業者投入，必然會造成在自費醫的供給增加、自費醫療價格的下滑、收益下降，也會對既有的自費醫療院所造成影響，這些都是所謂的潛在競爭者的威脅。

潛在競爭者威脅的大小，取決於兩個因素：一是「進入門檻的高低」，二是現有醫療院所的「因應對策」。當進入門檻高，或是既有醫療院所採取激烈因應對策時，則潛在競爭者的威脅相對較小。就不同的進入門檻類型來說，則有市場型門檻，指產業競爭條件（如：規模經濟、差異化）的門檻；另一種是非市場型門檻，意指政府管制所形成的進入門檻。藉由「進入門檻」及「既有醫療院所的因應策略」，讓潛在競爭者用來評估進入後的預期收益是否划算。

替代品威脅

所謂替代品，意指可以用更低的價格，達到相近的效果或價值。在醫療中，就存在很多替代品的威脅，如假髮替代植髮。在「替代品威脅」中，應考量的因素，包括「整體醫療品質的改善空間、價格功能比、轉換成本與患者的意願」等；當替代品的威脅力量越大時，將使既有醫療院所的收益能力持續下探。然而也需判斷替代品威脅能力是屬長期威脅，還是短期威脅，這也使得既有醫療院所的因應對策有所不同。

五力分析為醫療院所找出路

經由產業的五力分析後，方可協助醫療院所擬訂好的經營策略之思考。

影響五力分析之產業結構因素

影響現有競爭者威脅因素	影響潛在競爭者威脅因素	影響替代品威脅因素
1.競爭者多寡	1.規模經濟	1.替代品的價格／功能比
2.產業成長	2.差異性	2.轉換成本
3.固定成本／附加價值	3.品牌認知	3.患者對替代品的使用傾向
4.差異化	4.轉換成本	
5.品牌認知	5.資金需求	
6.轉換成本	6.對成本優勢	
7.資訊的複雜性	7.政府政策	
8.競爭者的多元性	8.預期的報酬	
9.利益關係人		
10.策略性風險考量		
11.退出障礙		

找出趨吉避凶策略

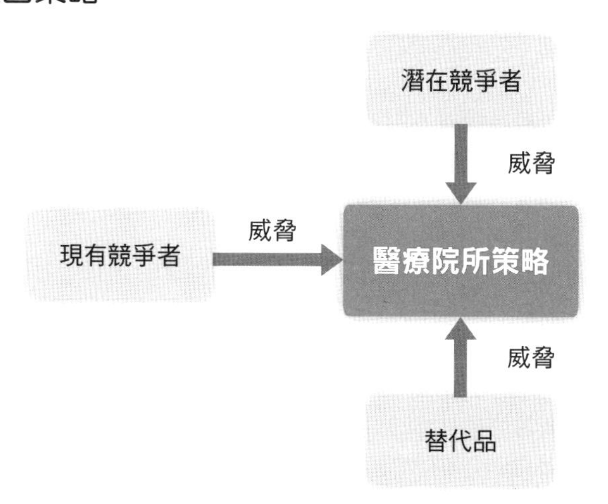

3-7 醫療競爭力3C分析——醫療院所分析

醫療產業3C分析

醫保（社保）或是自費醫療行銷擬訂行銷策略前，需藉由對3C：醫療院所（Corporation）、患者（顧客）（Client）、競爭者（Competition）的分析找出醫療院所的競爭成功關鍵因素（KSF, Key Success Factor），以制定醫療院所的經營策略。

找出競爭成功關鍵因素

藉由3C分析找出醫療院所競爭致勝的「成功關鍵因素KSF」：從患者需求爲出發點，將自己與競爭者比較，可找到醫療院所在產業中獲勝的因素，找出愈多的KSF，才有助於醫療院所的經營。此外，醫療院所在所擁有內外部資源下，可應用至SWOT分析，找出相對於主要競爭者而言的優勢（Strength）與弱勢（Weakness），如醫療技術能力、醫療服務組合、教育訓練等。

第一個C分析

即是對醫療院所（Corporation）自身的分析，基於以患者需求爲導向的前提下，就醫療院所內外部所擁有的資源，相對於主要競爭者而言進行分析。在分析構面部分，可從以下幾個項目進行分析，找出成功關鍵因素（KSF）：

1. **醫療構面**：包含所提供的醫療團隊、醫療技術、醫療服務項目。在過度競爭的環境中，醫療訊息也愈來愈多元化，患者有愈來愈多的選擇權。如何強化醫療院所在醫療構面的優勢，才有機會贏得患者的青睞。
2. **人員構面**：不論是醫生、非醫生的徵、選、訓、用、留，都需進行盤點分析，有好的員工才會有好的患者，因此建立好的人力資源發展策略及管理，方可強化醫療院所在員工構面的優勢。
3. **價格構面**：價格不是最低最好，訂價是相對於主要競爭者，滿足患者需求而能被接受的價格，才是最好的價格策略。
4. **品質構面**：醫療院所從有形到無形的醫療及服務提供過程中，都應制定出明確的標準作業程序（SOP），並定期檢核，藉此提升品質。
5. **服務構面**：從患者還未進入醫療院所前、醫療就診中、醫（術）後照顧等全程（前、中、後）的服務。
6. **市場構面**：不是所有的市場都是醫療院所可經營的，在依患者需求爲導向的前提下，醫療院所應找出主要的市場、次要的市場。
7. **成本構面**：醫療院所最高的成本支出，不一定是醫材成本，而是患者不上門而產生的成本。醫材成本可以藉由聯合採購而降低，然而患者不願再就醫療回診，才是最大的無形成本，因此如何降低患者流失，才是醫療院所需強化的優勢。

將醫療院所自身與主要競爭者的醫療及服務的實際內容，在程度上做矩陣式的比較，如此可以研判如何切中患者需求，以及在醫療行銷上哪些資源或策略需要加強、維持或減少。

3C分析與KSF

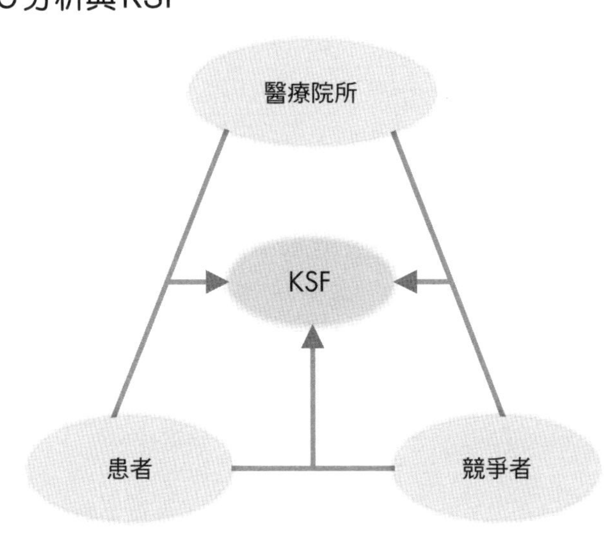

3C分析策略

		醫療院所（自己）	競爭者（主要）
客戶	需求1	勝	
	需求2		勝
	需求3	勝	
	需求4	勝	
	需求5		勝

3-8 醫療競爭力3C分析——競爭者分析

「知己知彼，百戰不殆」

醫保（社保）或是自費醫療在過度競爭的市場中，一定要知己（醫療院所自身分析），更要知彼（競爭者分析、患者分析），才能勝出。因此在3C分析中的第二個C的分析就是要進行「競爭者分析」，翔實分析競爭者，有助於找出經營的成功關鍵因素（KSF）。

第二個C的分析：誰才是市場競爭者？

對於醫療院所而言，並非同業就會是競爭者。對醫療院所而言，競爭者是一種相對性的概念，因此應該將競爭者更具體、更明確的定義清楚「誰」才是競爭者。

又依競爭者在「品牌、商圈、距離、醫療特色」等「競爭力」高低上，可分為：

1. **主要競爭者**：意指與自身醫療院所在伯仲之間者，都可算是主要競爭者，最好可以找出比自己更強的當成主要競爭者，如此才具有「挑戰性」。
2. **次要競爭者**：在上述條件（品牌、商圈、距離、醫療特色）僅次於自身醫療院所者，就可視為次要競爭者。次要競爭者的存在，對於自身醫療院所而言，是一種具有「威脅性」的壓力。
3. **潛在競爭者**：相對於自身醫療院所，在市場中排第三名者，稱之為潛在競爭者，這類潛在競爭者只要具有「殺手級」的競爭力，隨時都可能晉升為市場中的第一名、第二名，因此不可忽視潛在競爭者的存在。潛在競爭者為自身醫療院所帶來一種「刺激性」效果。
4. **替代競爭者**：意指不同產業或不同產品，隨時可「取而代之」者，稱之「替代競爭者」。例如：「植髮醫療服務」的替代競爭者是「假髮業者」。

從患者觀點分析

當界定出「誰」是競爭者後，在分析時，須「從患者的觀點（角度），更客觀、更具體、可量化」的分析，在「品牌、商圈、距離、醫療特色」等分析架構下，分析競爭力有：

1. **優於我方**：找出哪些要件是比我方更具競爭力，在市場上更能吸引既有患者、潛在患者，這些相對我方超前多久時間。如主要競爭者在植牙的醫療技術（手藝）超越我方有10個月的時間，那麼我方應如何快速提升植牙醫療技術（手藝），拉近競爭的時間差。
2. **不及我方**：在哪些方面是不及我方，我方在這方面可以強化並深度化，拉大與競爭者的競爭距離（時間差）。
3. **患者屬性**：了解競爭者主要的患者、潛在患者輪廓（profile），分析其「需求屬性、自費醫療價位帶、品牌忠誠度、醫療技術、醫護團隊、服務滿意度」等數據後，擬訂取代（COVER）策略，進而吸引成為我方的患者（NP）。
4. **未來發展**：分析競爭者在未來（1年、3年、5年）的經營發展方向，掌握更多競爭者的未來經營計畫，將有助我方擬訂出未來相應的經營策略及計畫。

知己知彼分析

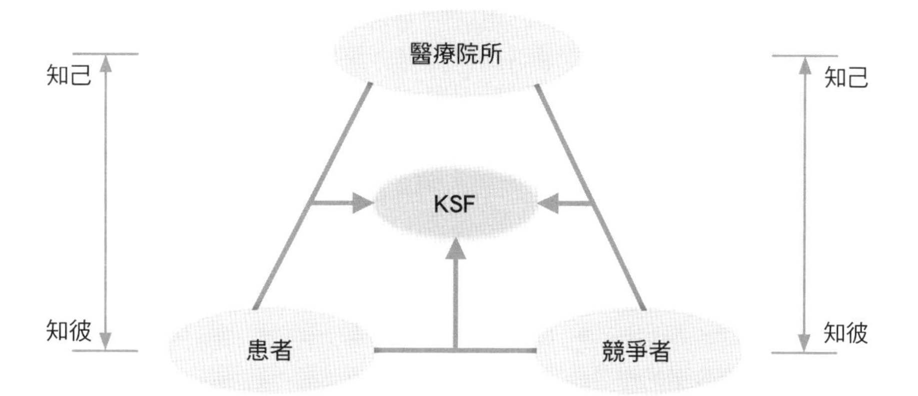

競爭者分類

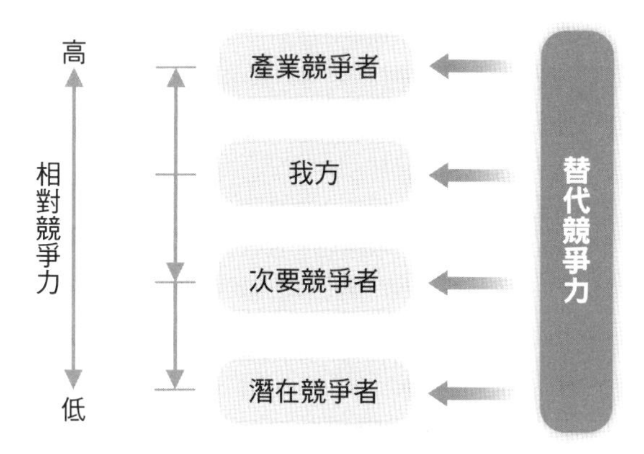

分析架構及競爭力

架構	競爭力策略
優於我方	降低時間差
不及我方	擴大競爭時差
患者屬性	提出Cover策略
未來發展	提出差異化策略

3-9 醫療競爭力3C分析——患者分析

第三個C的分析，指的是「患者（client）」分析，這也是「知己知彼、百戰不殆」中，第二個知彼分析。不論是醫保（社保）或是自費醫療院所是在「患者（client）需求為導向」為前提下，進而創造「價值」。因此一定要更了解患者的需求，才能增加患者（NP、OP）來診量跟回診率。

第三個C的分析：「誰」是患者？「誰」是潛在患者？

不是誰都會成為醫療院所的患者，要先了解市場屬性，才會知道「誰」是患者及潛在患者。

市場可分

1. **大眾市場**：指整體的市場，如針對臺灣整體2300多萬民眾，謂之大眾市場。大眾市場中會成為醫療院所的患者或是潛在患者，會是因為醫療院所提供獨特的醫療技術及醫療服務，如臺大醫院提供重症醫療，因此有來自屏東的患者。
2. **小眾市場**：因某種特定醫療需求的市場，稱之為小眾市場。如長庚醫院專注在肝癌治療，因此有從花蓮慕名而來的肝癌患者。
3. **分眾市場**：在同一需求下，因應不同預算而形成的，稱之為分眾市場。如在缺齒需求下，因預算不同，因產生了「高級假牙、中級假牙、一般假牙、高級植牙、中級植牙、一般植牙」等分眾市場。
4. **利基市場**：醫療院所提供滿足獨特一群人的醫療需求，又可獲取高收益的市場謂之利基市場。如臺大醫院的「景福門診」，台安醫院的「外籍人士醫療」，都是一種利基市場。
5. **目標市場**：醫療院所能夠具體有效滿足患者的醫療需求，又患者有意願滿足此醫療需求，並有足夠的預算時、符合此特性的市場謂之目標市場。

患者採用習性分析

以自費醫療（如植牙、抗衰老、中醫養生）市場為例，依就醫習慣可將患者分為：

1. **創新採用（2.5%）**：採用最新自費醫療的患者，對於自費醫療具有冒險精神。
2. **早期採用（13.5%）**：屬會優先採用自費醫療的一群，具有最高的意見領袖特質及影響力。
3. **早期大眾（34%）**：屬最深思熟慮的一群。
4. **晚期大眾（34%）**：對於自費醫療常抱持懷疑態度，除非在必要與社會壓力下才會採用者。
5. **落後採用（16%）**：最晚採用自費醫療的患者。因受限於傳統又保守的態度，依循過去經驗，對於自費醫療與療院所比較不具有信賴的態度。

患者預期心理

分析患者在就醫過程中，預期（醫療、非醫療）需求的是什麼？

充分做好3C分析，才能從中找出醫療院所的KSF，才有贏的策略。

醫療市場分類

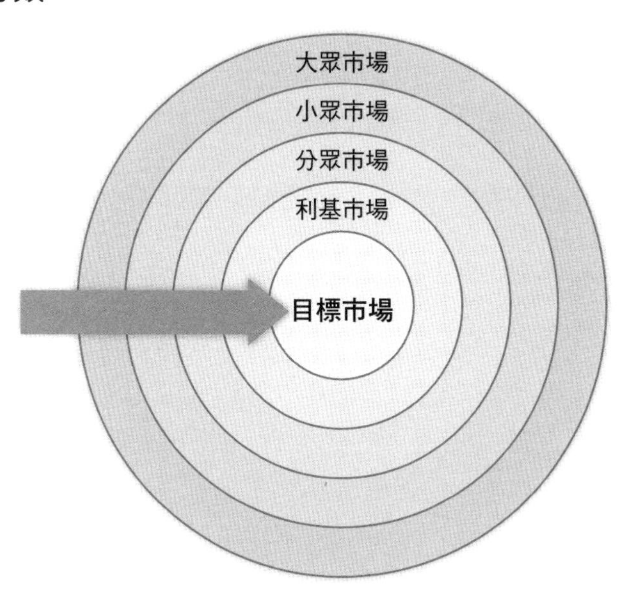

醫療採用習性

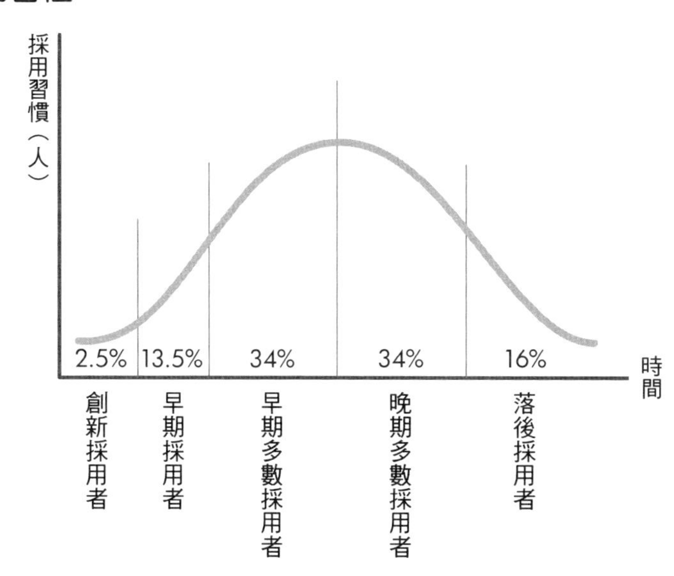

NOTE

第 4 章
醫療產業競爭分析

4-1 醫療院所SWOT分析

什麼是「SWOT分析」

Mintzberg（1991）提出策略管理程序，分成五個部分，分別是：（1）醫療院所使命與主要目標的選擇；（2）分析外部環境，以找出機會與威脅；（3）分析內部運作環境，以找出優勢與劣勢；（4）策略選擇；（5）策略的執行。不論是醫保（社保）或是自費醫療，當在分析醫療院所的內部與外部環境，並依此而選擇一個適當的醫療院所結構與控制系統，使醫療院所選定的策略能夠實行，此即是策略執行。上述程序中（2）跟（3）的工作內容，即是所謂的「SWOT分析」。

SWOT分析特性

SWOT分析是一種「分析工具」，是一種「相對性、動態性的分析法」。可以應用雷達圖的方式來呈分析後的態樣，爲此可更明確看出與相對主要競爭者、次要競爭者次間的動態性位置。

SWOT分析與策略擬訂，是先從醫療院所內部分析開始，分析醫療院所本身相對於競選者的優勢及劣勢，並從醫療院所的外部環境中找出機會及威脅。

SWOT分析要件

1. 優勢（Strengths）：醫療院所內部可以比同業更具競爭力的因素，是醫療院所內部在執行或資源上所具備優於對手的獨特利益。
2. 劣勢（Weakness）：相較於競爭者而言，醫療院所內部不擅長或欠缺的能力或資源。
3. 機會（Opportunities）：任何醫療院所在外部環境中，從市場中找出有利於現況或未來展望的因素。
4. 威脅（Threat）：任何醫療院所在外部環境中，從政府面或競爭面找出不利於現況或未來情勢、可能傷害或威脅其競爭能力的因素。

結合「3C分析」的「SWOT分析」的重點

1. 由外而內，分析著重在找出外部的機會（O）、受到什麼樣的威脅（T）。
2. 基於OT分析後，再分析相對於主要競爭者的內部優勢（S）、劣勢（W），找出優勢極大化，劣勢極小化。
3. 結合3C分析的KSF，找出最佳化的四大策略。

結合「3C分析」的「SWOT策略」

結合3C分析在進行SWOT分析，可更清楚確認醫療院所內部的優勢（S）和劣勢（W）、了解醫療院所所面臨的外部機會（O）和挑戰（T），並基於3C分析中找出的「成功關鍵因素KSF」，擬訂醫療院所未來的經營發展「四大策略」（SO策略、ST策略、WO策略、WT策略）。

SWOT分析

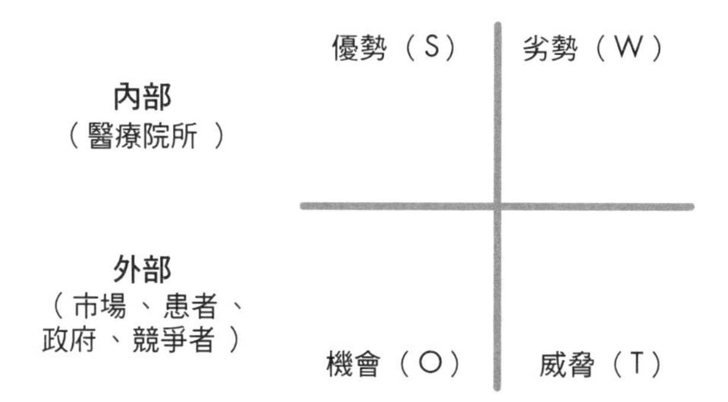

SWOT策略

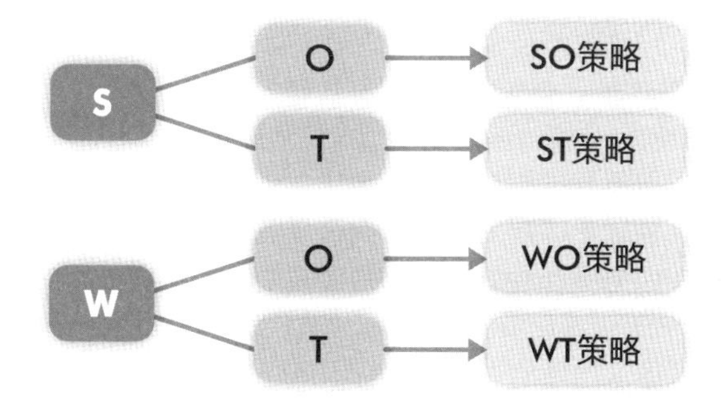

3C＋SWOT策略

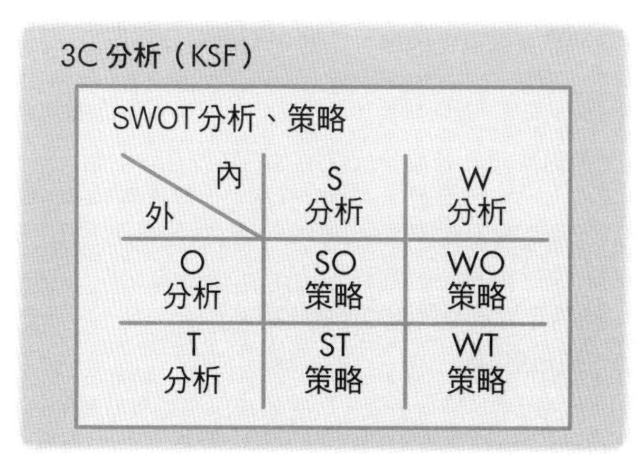

4-2 醫療院所SWOT——外部威脅（T）分析

整合3C分析KSF的SWOT分析流程

SWOT分析是基於3C分析的整合分析，因此在SWOT分析的實用性分析流程，應由外而內的分析「T→O→W→S」流程。若不了解外在環境的威脅及機會是什麼，那麼內部存在什麼樣的劣勢，及擁有什麼樣的優勢，其實都成了「無用武之地」。

SWOT分析的第一步

「知己知彼，百戰不殆」，當醫療院所經營想要「百戰不殆」，就需「先知彼，再知己」。也就是SWOT分析第一步須從分析「外部威脅（Threats）」開始。

外部存在什麼樣的威脅（T）

不論是醫保（社保）或是自費醫療院所經營屬高度管制的產業，受到「政府政策、主管機關、法律法令」的限制。除此之外，也受到來自「競爭者的威脅、醫材及醫藥供應商議價威脅、替代品威脅」等，另外就是市場大環境的威脅及影響。

分析外部威脅（T）構面及重點

分析時一定要有憑有據，不應依個人喜好或是憑感覺做分析，可多應用「調查法、研究方法」來分析，如此分析結果才具有信度及效度。

主要五大構面分析重點有：

1. **政府政策**：需隨時掌握了解政府政策動向，以及立法機關立法或修法的法案議程，因為這些政府政策的變動都會對院所經營造成威脅或助益，就視政府對醫療產業整體政策而定。
2. **主管機關**：不同國家或地區的主管機關會不同，以臺灣為例，醫療產業的主管單位有衛生福利部、當地衛生局、國家通訊傳播委員會（NCC）、醫學會……等，不同的主管機關，主管業務不同，分析時一定要了解主管機關的管理業務範疇及要求，因此這都對院所經營產生重大影響及威脅。
3. **法律法規**：是院所經營的最低底線，因此一定要充分分析各種法律，如醫療法、醫事法、消保法、民法、刑法等與醫療院所經營相關法規。醫療糾紛事件多數都是來自於對法規的不了解。
4. **競爭環境**：主要有同業競爭者及替代性業者的替代品，分析時，要知曉「主要競爭者、次要競爭者、潛在競爭者、主要替代業者（替代品）」的經營模式（BM）、收益模式（RM）、核心關鍵醫療服務項目等，還有是進入及退出市場門檻的變化。
5. **供應環境**：醫材、醫藥等供應商威脅也很直接，價格的波動，直接會反映在自費患者的接受度上，亦會影響醫療院所的經營收益。

外部威脅（T）分析關鍵

在找出各構面的不利因素（威脅）後，一定要排序出最具威脅的因素，最好不要超過五個，以主要威脅因素進行分析。

SWOT分析流程

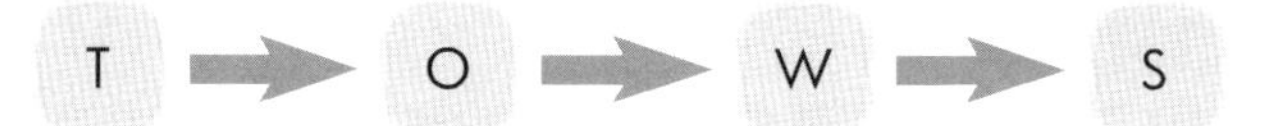

外部威脅（T）分析構面

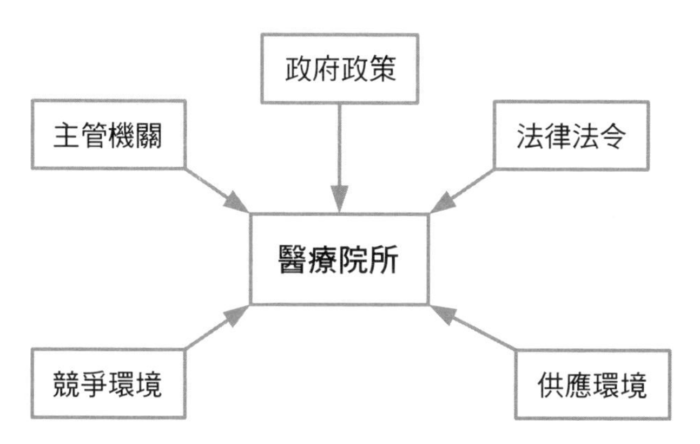

外部威脅（T）分析篩選

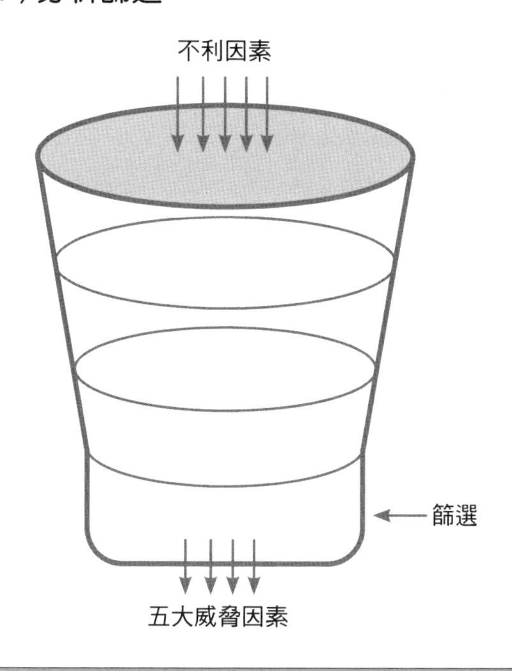

4-3 醫療院所SWOT——外部機會(O)分析

SWOT分析的第二步

在外部威脅(T)分析後，再來就是要分析外部可能存在的「潛在機會」，稱為外部的機會(Opportunities)分析。

相對性，動態性分析

不論是醫保(社保)或是自費醫療院所在外部的機會分析是一種相對性，且是動態的分析。相對性，指的是相對於競爭者而言，醫療院所是否更具機會。在動態性上，指的是市場是一種動態性的變化，昨天的機會，到了今天，可能就不在是機會。

外部機會(O)分析關鍵

所謂外部潛在機會，對所有醫療院所都是不一樣的，所以：

1. 找出相對於競爭者而言，更有利我方的機會。
2. 找出屬長期潛在的機會，非稍縱即逝的機會。
3. 找出高進入門檻的機會，拉大未來競爭優勢。
4. 找出利基性市場的機會，創造寡占經營優勢。
5. 找出具長尾效應的機會，穩定中求成長收益。

分析外部機會(O)構面及重點

所謂分析外部機會(O)，不是要找出醫療院所有春燕來的假象，是用來協助醫療院所擬訂經營與發展策略，所以分析外部機會構面及重點包括：

1. **市場生態**：不同市場具有不同的生態特性，因此不論是大眾市場、小眾市場、分眾市場、利基市場，分析時，都需以生態系觀點，找出具有長期潛在機會的市場。
2. **社會文化**：社會文化是影響醫療院所經營很重要的因素之一，因此須從社會文化中，找出可支撐醫療院所經營的機會。
3. **生活習慣**：因為生活習慣改變，讓人更愛美，所以審美觀也隨之改變。如何從生活習慣中，找出有利自費醫療發展的機會。
4. **醫療科技**：醫療科技的演進日新月異，帶給患者更多就醫選擇機會。如何從醫療科技項目中，找出未來院所經營發展的長期潛在機會。
5. **經濟景氣**：經濟景氣波動、所得提升，都將是影響自費醫療就醫選擇的重要因素。所以須從經濟景循環、所得波動等變化中，找出機會。
6. **患者需求**：不論是患者或是潛在患者，在自費醫療需求中，都存在二種需求，一種是顯性，一種是隱性的醫療需求。應藉由分析，將顯性需求擴大(把餅做大)，並找出隱性需求，轉而成為顯性需求。

找出長期潛在且優質的機會，才是醫療院所經營發展的重點所在，可否找出更有利醫療院所的機會，有賴分析的廣度及深度。

SWOT分析流程

外部機會（O）分析構面

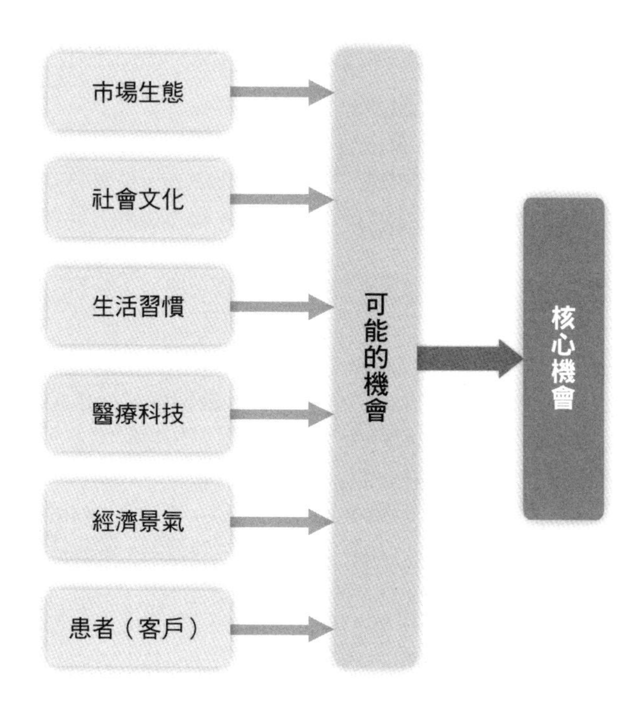

4-4 醫療院所SWOT——內部劣勢（W）分析

SWOT分析的第三步

由外而內的SWOT分析的第三步，是進行內部的劣勢（Weaknesses）分析，劣勢分析屬於在一種相對性（相對於主要競爭者、次要競爭者、潛在競爭者）與動態性（市場是動態變化）的分析。

內部劣勢（W）分析目的

不論醫保（社保）或是自費醫療院所經營成效與內部劣勢多寡有直接關係，若不知劣勢所在，又不知化劣勢爲優勢，在經營上就很難有競爭力。進行內部劣勢分析，其目的在於：

1. 了解那些劣勢若不進行改善，將更爲惡化不利經營？
2. 依嚴重性排序，擬訂出改善方案，立即進行改善。
3. 建立檢核系統，定期進行內部分析，找出重大劣勢。

內部劣勢（W）分析構面及重點

院所在進行內部的劣勢分析時，常會有一種「報喜不報憂」的心態，若是如此，將無法眞實面對劣勢，也找不出問題所在。在劣勢分析時，一定要勇於面對內部所存在的劣勢及其問題，因此更加需要從主要的七大構面，找出相對於競爭者的劣勢分析，進而找出「核心關鍵劣勢」所在。

1. **經營管理**：從經營管理面分析，找出「策略、決策、績效、執行」等既有的存在劣勢，及可能潛在的劣勢問題。
2. **醫療行銷**：在過度競爭的醫療市場中，行銷顯然是最重要的課程，因此在醫療行銷分析時，須找出不及競爭者的行銷劣勢，如「行銷創意、行銷議題、行銷企劃、行銷預算控制」等，也須注意任何行銷是否在符合法律規範下執行。
3. **醫療技術**：醫療技術不是在比醫療重裝備，而是比醫療（技術）手藝。在此要分析的是，在哪些醫療項目中，有不及競爭者的醫療技術，更須了解落後的時間差。
4. **經營團隊**：院所經營比的是團隊，所以在「醫護，非醫護」團隊上，哪些人才是不及競爭者的。
5. **服務模式**：指醫療服務（商業）模式，在此構面分析是要從患者需求出發，在與競爭者進行比較，從中找出不及競爭者的劣勢。
6. **收益模式**：有好的收益（獲利）模式，院所才足以發展，反之則無。從收益模式的分析中找出不及競爭者的劣勢。
7. **專利智財**：長期發展，需建構在專利權多寡、智財權經營上。在分析時也需找出不及競爭者的專利與智財爲何。

內部劣勢（W）分析關鍵？

不論是醫保（社保）或是自費醫療院所，找出其在經營上不及競爭者的劣勢，以及缺乏競爭力的有形、無形之人力及組織資源。還有在哪個主要市場正逐漸喪失核心競爭力？皆爲其分析關鍵。

內部劣勢（W）分析構面

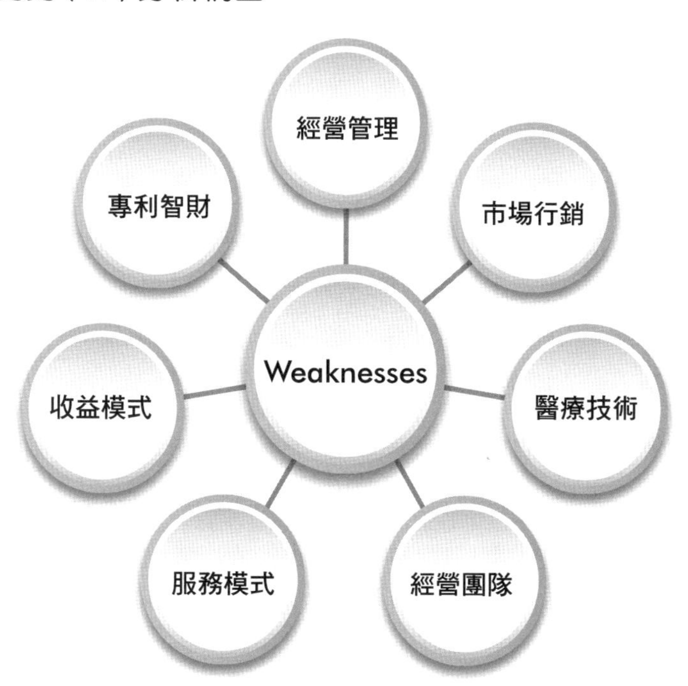

內部劣勢（W）分析

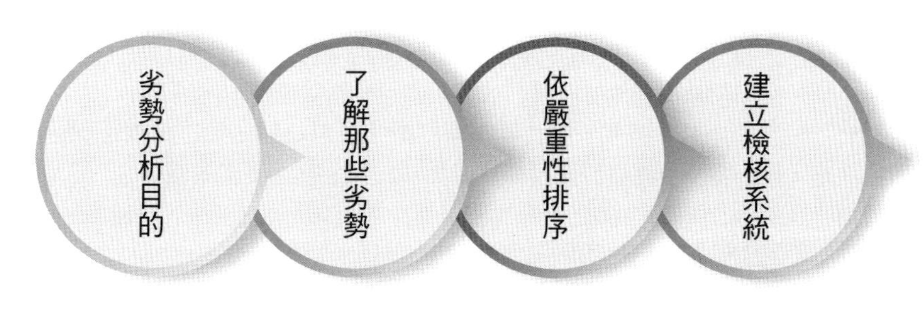

4-5 醫療院所SWOT——內部優勢（S）分析

SWOT分析的第四步

經歷了「T→O→W」的分析後，接著就是「優勢（Strengths）」的分析，當然在進行內部優勢分析（S）時，絕不可存有「自我觀感良好」的態度。內部優勢分析在於找出具有中長期的經營優勢，且在分析時，應從客觀、動態性與相對於競爭者而言，找出內部的優勢。

內部優勢（S）分析目的

內部存有多少相對優勢，對於院所經營具有深遠的影響。經分析後，找出的內部競爭優勢，須具有高進入門檻，如此才可拉大競爭距離。

內部優勢（S）分析構面及重點

可以從「經營管理、市場行銷、醫療技術、經營團隊、服務模式、收益模式、專利智財」等構面思考並分析，當然在分析時是一體二面，可分析優勢，可分析劣勢。如何分辨是優勢還是劣勢？在於跟競爭者對比，即可分辨是屬內部相對核心競爭「優勢」還是「劣勢」。

1. **經營管理**：從「策略、決策、績效、執行」等找出相對核心競爭優勢。
2. **醫療行銷**：在過度競爭的醫療市場中，要找出相對劣勢，會比較容易，找出相對優勢，並不容易。因爲在分析市場行銷優勢時，要考量「競爭者、患者、潛在患者、利益關係人、市場動態」等，都會是分析時的變數。因此在分析中，要找出相對核心醫療行銷優勢，以及法律規範下的中長期市場需求優勢。
3. **醫療技術**：在醫療重裝備外，相對於競爭者的核心醫療技術（手藝）優勢爲何？而這些醫療（技術）手藝，相對於競爭者必須有「時間、具有高進入門檻」等優勢，才利於醫療院所經營發展。
4. **經營團隊**：醫療院所經營發展首重「經營團隊」，要找出具「高穩定性、高團隊共識、高互補性、高協調性」的「醫護，非醫護」團隊。另要找到卓越的領導者，如此的優勢更有助院所長期經營發展。
5. **服務模式**：找出具有先發優勢的「醫療服務（商業）模式，如此可以拉大競爭的時間差。分析「醫療服務（商業）模式」時，亦須以「創造價值」爲出發。
6. **收益模式**：有好的收益（獲利）模式，醫療院所才足以發展，反之則無。從中分析找出那些是「高收益」的醫療服務模式，及具「長尾」收益模式的優勢。
7. **專利智財**：長期發展，需建構在「專利權多寡、智財權經營」上。在分析中，須找出有「長期發展」，又可「拉大競爭優勢」的「專利、智慧財產」。

內部優勢（S）分析關鍵

分析內部優勢的關鍵，在於「快、狠、準」的找出在動態市場中，相對於競爭者，哪些是具時間競爭優勢者。

內部優勢（S）分析關鍵

內部優勢分析關鍵

↓

快、狠、準

內部優勢（S）分析

構面	分析重點
經營管理	策略、決策、績效、均衡
市場行銷	競爭者、患者、潛在患者
醫療技術	拉大醫療技術門檻
經營團隊	共識、創造力
服務模式	創造價值
收益模式	收益力
專利智財	長期發展

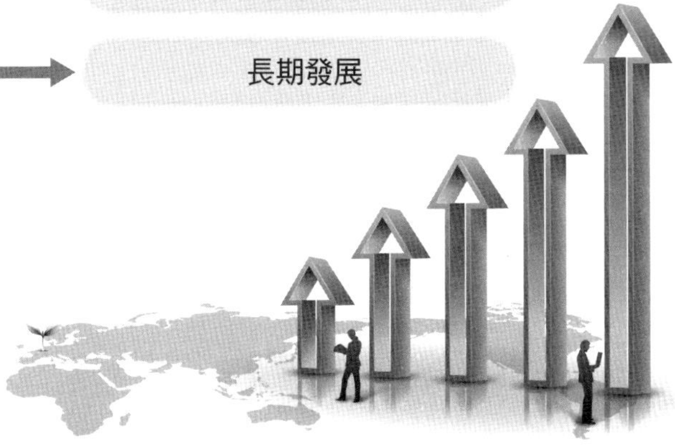

4-6 醫療院所SWOT策略——擬訂SO策略

SWOT策略模式

3C分析（找出KSF）＋SWOT分析→SWOT策略，因此有精準的SWOT分析，才便於擬訂出有用的SWOT策略。SWOT策略指的是醫療院所在分析後，找出內部優勢、內部劣勢、外部機會、外部威脅，再由四大要素擬訂出「SO策略（稱：Maxi-Maxi策略或前進策略）、ST策略（稱：Maxi-Mini策略或維持策略）、WO策略（稱：Mini-Maxi策略或改善策略）、WT策略（稱：Mini-Mini策略或撤退策略）」策略模式。

SWOT策略擬訂步驟

不論是醫保（社保）或是自費醫療，SWOT分析需與3C分析（找出KSF）、醫療院所經營策略擬訂結合，步驟包括：

1. 進行醫療院所經營環境描述。
2. 確認影響醫療院所經營的所有外部因素。
3. 預測與評估未來外部變化。
4. 檢視醫療院所內部之強勢與弱勢。
5. 利用SWOT分析矩陣擬訂可行的四種策略。
6. 進行策略選擇。

第一個SWOT的策略「SO策略」

SWOT是由「外而內」的分析，而SWOT策略則是「由內而外」擬訂。

第一個策略是「SO策略」，意指：醫療院所如何投入重要資源強化競爭優勢，並在外部有利的機會下，擬訂最佳的前進（Maxi-Maxi）策略，在SWOT四種策略中，首重「SO策略」，如何強化「SO策略」，有助於醫療院所在自費醫療市場的經營，可深化市場廣度及深度。

好的SO策略有五大關鍵

1. 分析優勢及機會要素在於精，不在多。
2. SO策略思考是「先發散、後收斂」的思考，具「相對競爭力」的SO策略。
3. SO策略需具「獨特性、差異化」的競爭力。
4. SO策略屬「藍海策略」，開創市場新契機。
5. SO策略是一種具「先發優勢」的競爭策略。

SO策略擬訂的注意事項

勿憑感覺，找了一堆優勢或機會發散性的思考。擬訂SO策略時，找出醫保（社保）或是自費醫療所最有價值的前五項內部優勢及前五項外部機會點，進行收斂思考，擬訂具「時間效益、競爭距離、高進入門檻、不易模仿、低成本高效益」的SO策略。

在醫保（社保）或是自費醫療院所經營中，是否具有上述五大關鍵的「SO策略」，將會影響在醫療市場的競爭力，也有可能會失去市場。

SWOT策略

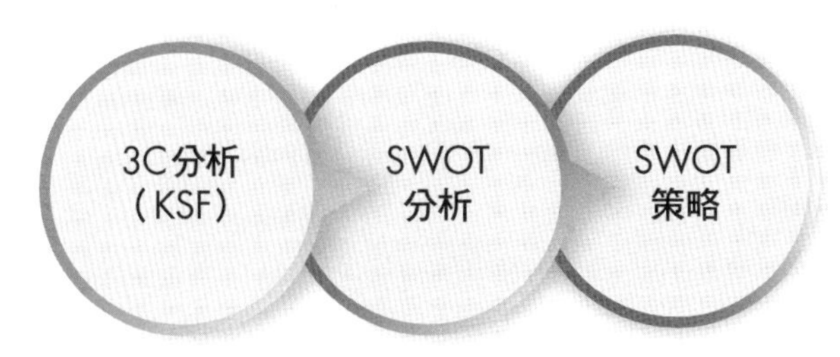

SWOT策略——3C分析（KSF）

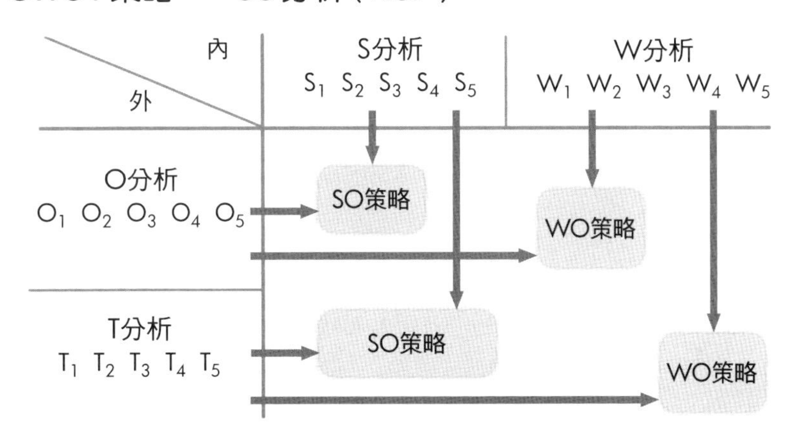

SO策略

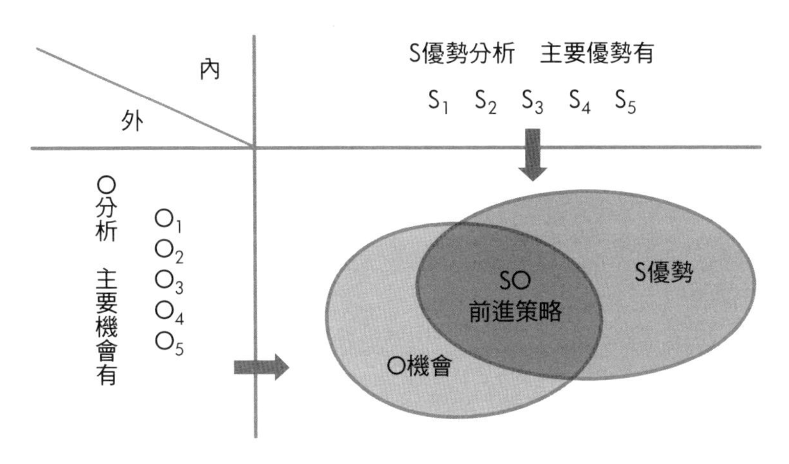

4-7 醫療院所SWOT策略——擬訂ST策略

不論是醫保（社保）或是自費醫療院所在醫療市場經營上，是一件動態性的變化。除了要有獨具競爭力的SO策略外，也須因應相對於競爭者，在內部具有的獨特優勢，與外部存在高度威脅的市場環境，所需的是「ST策略」。

什麼是「ST策略」

「ST（Maxi-Mini）策略」又稱「維持策略」，指的是相對於競爭者，醫療院所儘管擁有比較多的內部優勢，但仍須面臨外部的嚴峻挑戰。醫療院所如何利用自身優勢，避免或降低外部威脅的打擊，進而擬訂出「ST策略」。

ST策略有五大目標

有效且可用的「ST維持策略」關鍵，在於如何應用ST策略，使醫療院所在醫療市場的經營上，可維持下列五項指標：

1. **市場占有率**：應用ST策略，在不受外部威脅影響下，ST策略可以讓醫療院所維持市場的市占率。
2. **品牌能見度**：應用ST策略，可讓醫療院所的品牌能見度不因外部威脅而受到不利的影響。
3. **市場價格**：應用ST策略，讓外部威脅的影響降到最低，同時發揮內部優勢，足以使醫療院所在自費醫療市場價格維持不變。
4. **患者滿意度**：應用ST策略，讓患者不因外部威脅，進而對醫療院所提供的醫療服務感到不滿，反而因強化內部優勢，使患者對醫療院所的滿意度維持不變。
5. **就醫回診率**：應用ST策略，讓既有患者及新患者不受外部威脅影響，並在發揮內部優勢的策略下，使其維持既有患者的回診率及新患者的就診率。

擬訂ST策略的注意事項

ST策略又稱維持策略，顧名思義，可知在策略擬訂上，應該要放大醫療院所內部的優勢，減少或降低觸碰到外部威脅的策略。因此在策略擬訂時，一定要：

1. 經分析後，找出內部最具相對競爭優勢的五項，並找出外部最不利的劣勢三項。是優勢愈多愈好，劣勢愈少愈好的思維。
2. 一定要從如何強化或放大內部優勢，同時可迴避、降低與外部威脅的正面衝突，化危機（外部威脅）爲轉機的策略思考。
3. 須思考既有內部優勢中，可發揮最大優勢效益，同時又可迴避外部威脅的最大內部優勢「亮點」。
4. 務必思考爲迴避、降低與外部威脅正面衝突時，所需付出的「代價」有哪些？如金錢、醫療、人員、形象、品牌、信譽等。
5. 應用ST策略時，也需要進行執行策略前的「效益評估」，沙盤推演是策略執行前的必經過程，藉此進行ST策略的效益評估，如此可推算出預期的效益爲何。

ST策略是否具有可行性，在於以「維持現況」爲底線的策略擬訂，其中也要考量到成效議題。

ST策略規劃

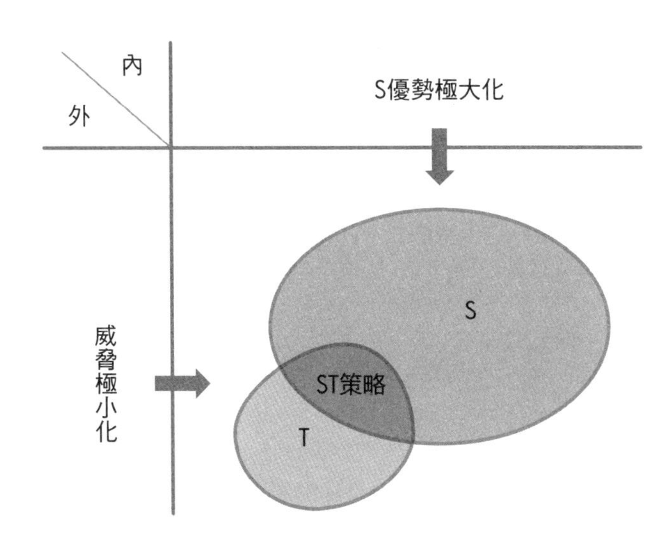

ST策略指標

1. 維持市場占有率
2. 維持品牌能見度
3. 維持市場醫療價格
4. 維持患者滿意度
5. 維持患者就醫量及回診率

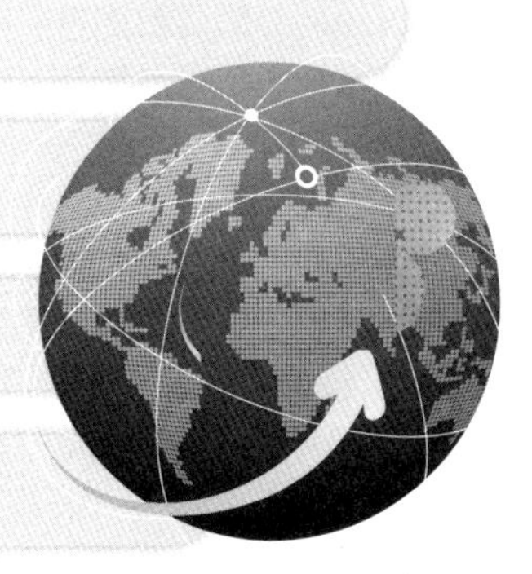

4-8 醫療院所SWOT策略——擬訂WO策略

什麼是「WO策略」

SWOT策略的第三種策略是「WO改善策略」，指在醫保（社保）或是自費醫療市場中，存在很多的外部機會，但同時醫療院所內部卻有不少劣勢的不利條件下，醫療院所可採取「改善策略」，用來改善醫療市場的經營及發展。

WO策略目的

「WO（Mini-Maxi）策略」又稱「改善策略」，醫療院所投入相關資源用來改善並克服內部的劣勢，同時爭取外部市場機會。在擬訂WO策略時，有五大目的：

1. **借力使力**：在擬訂WO策略時，最重要的是如何借力使力，在已知內部劣勢下，如何利用外部的機會，擬訂WO改善策略。
2. **改善劣勢**：醫療院所經營時，在動態的市場環境下，須快速分析找出劣勢所在，並即時找出有效可改善的解決方案。
3. **策略聯盟**：知其內部不利的劣勢下，可行的改善方案之一是「策略聯盟」。策略聯盟就是一種利用合作夥伴的優勢，藉此可有效的強化自己不足之處的劣勢。
4. **有效改善**：在擬訂好改善策略後，依改善內部劣勢計畫，有效地進行內部劣勢改善。藉此在最短的時間內，將內部劣勢逐一改善。
5. **將劣轉優**：「WO策略」最終目的在於如何改善，依短、中、長期方案投入資源改善劣勢，將劣勢轉而成爲優勢。

擬訂WO策略的注意事項

在WO策略擬訂時，也須注意以下事項：

1. **放大市場機會**：由外而內，先找出外部有哪些醫療市場機會，並且放大市場機會，專注在最有價值的市場機會上。
2. **縮小內部劣勢**：找到機會並專注在最有價值的機會後，在內部劣勢分析時，只要找出核心關鍵的少數劣勢即可。
3. **選擇策略聯盟**：策略聯盟不一定會有1+1>2的效果，但不要成爲1+1=1或<1的狀況。所以在選擇策略聯盟時，一定要找出可以補足自己不足（劣勢）的策略聯盟夥伴。
4. **集中資源改善**：醫療院所在經營發展中，總會面臨資源有限的狀況，因此要如何分配資源，將有限的資源集中投注在最需被改善的劣勢。
5. **不要為改而改**：在擬訂WO策略前，要知道擁有多少資源，必須將資源投注在最需改善的地方，但一定不是爲了改而改。因爲在跟相對競爭者比較下，有些劣勢就成了不是最重要的。

WO策略在所有SWOT策略中，是一種「改善」策略，最主要是將有限的資源，投注在最需要被改善的劣勢上。爲了讓醫保（社保）或是自費醫療院所經營更有益效，就必須時時進行改善，且是改善內部最需被改善的劣勢。

WO策略

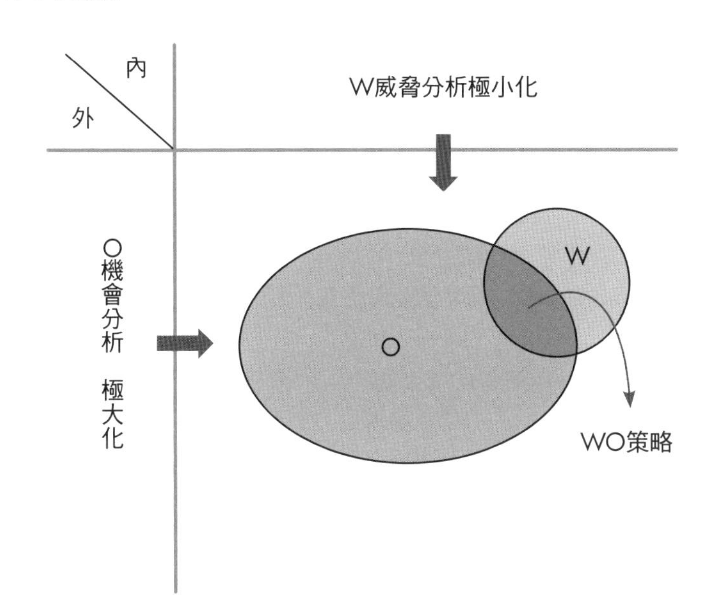

WO策略五大目的

1. 能夠借力使力
2. 改善劣勢
3. 有效改善
4. 建立策略聯盟夥伴
5. 將劣轉優

4-9 醫療院所SWOT策略——擬訂WT策略

什麼是「WT策略」

醫療院所在SWOT分析後的第四種策略，是「WT（Mini-Mini）策略」，又稱爲「防禦性或撤退策略」。指的是醫療院所處在內部有劣勢、外部又有威脅的環境下，如何因應此種狀況的撤退策略，是一種置之死地而後生的做法。

WT策略目的

不論是醫保（社保）或是自費醫療在擬訂「WT防禦性或撤退策略」，主要是爲了降低醫療院所在不利（內部劣勢、外部威脅）的環境中之損失。此種策略是醫療院所必須改善內部劣勢以降低外部威脅，常是醫療院所在面臨困境時所使用。

五種「WT策略」

WT策略是用來因應醫療院所處在困境時，防禦性或撤退之用。WT策略有以下五種類型，可用來降低醫療院所在經營上的損失：

1. **合併**：不論是同醫療院所內部的科別合併，或是與外部醫療院所的合併，都是期望藉由合併來降低經營上的損失。
2. **縮減**：當市場經營成效不如預期，對於市場減少投入資源，縮減規模來降低經營風險，醫療院所可藉此縮減方式來達到防禦性效果。
3. **交換**：當醫療院所發現面對阻礙大於發展時，可與替代（品）業者，進行交換。將不利經營的科別（對對方而言是想要的科別），與替代性業者換取有利經營的科別或市場經營，如此可降低損失。
4. **出售**：如果無法應用上述三種做法時，另一種可參考的做法就是出售。藉由出售來減輕負擔，規避經營風險，退出不利經營的市場。
5. **關門**：另一種退出市場的做法，就是直接將其不利的科別關掉。經由清算關門後，將其結算資源投注在有未來發展性的市場。

擬訂WT策略的注意事項

擬訂WT策略，最需注意的是「如果取捨」。因爲取捨之間是一門大學問，因此事前的分析必然成了重要關鍵所在。在擬訂WT策略時，需注意：

1. **不隨性決策**：在WT策略擬訂時，最容易在沒有翔實分析所有狀況下隨性決策，造成悔不當初的後果。
2. **抓大易放小**：在策略擬訂時，要做到抓住大方向、大策略的準則，但也要注意細節性問題，因爲魔鬼就在細節中，所以應以大方向大策略爲原則，也要時時注意小處的細節。
3. **先評估成效**：策略是否有價值？一定要先做好成效評估分析，不論是哪種策略，均須在執行前做好充分評估，分析預期成效後再施行。

經3C分析KSF、SWOT分析再到SWOT策略擬訂，都是要協助醫療院所在醫療市場經營與發展時，有其贏的策略，藉此拉大競爭時間差與競爭進入門檻。

WT 策略擬訂

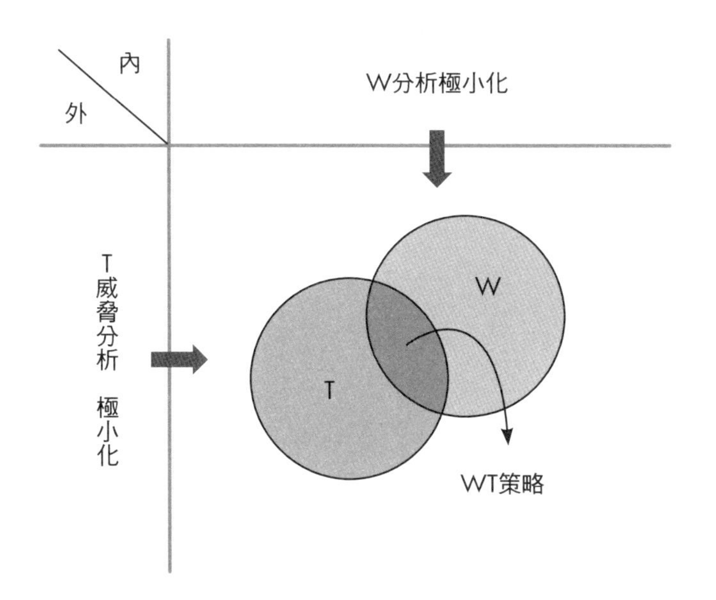

SWOT 策略

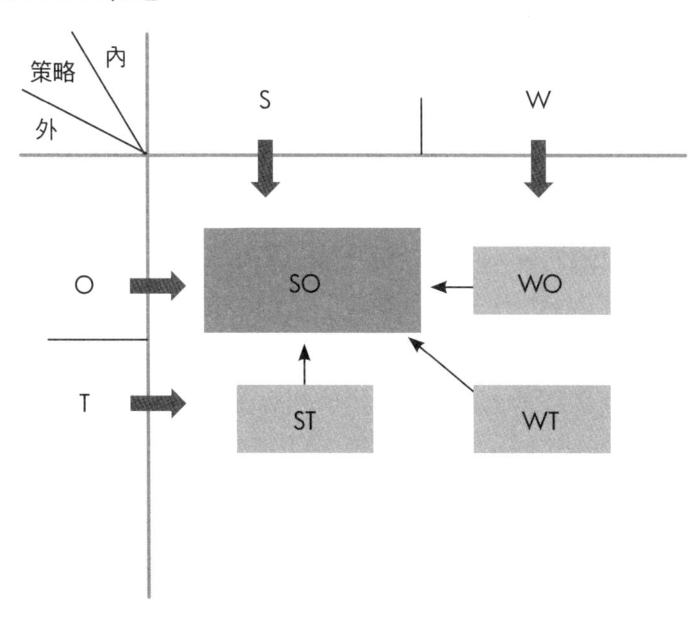

NOTE

第 5 章 如何創造客戶價值、滿意、忠誠

5-1 如何創造患者價值

5-2 如何提升患者滿意度

5-3 如何創造患者忠誠度

5-4 患者滿意度與忠誠度的關係

5-5 培植患者關係

5-6 衡量患者終生價值

5-7 如何吸引、留住患者、增加患者

5-8 從患者關係管理CRM到一對一醫療行銷

5-1 如何創造患者價值

不論是醫保（社保）或是自費醫療院所經營及醫療行銷的最高境界，就是創造利益關係人的價值。其中更是以如何創造患者價值爲其首要之務。

患者價值由何而來

患者所獲得的價值，是經由醫療及服務過程中所取得的總價值減去所付出的總成本而來，其中總價值及總成本分別有：

患者總價值，患者在就醫過程中的總價值，主要有以下四種：

1. **形象價值**：患者對於醫療院所有形及無形整體形象感受而來的價值。
2. **人員價值**：患者從就醫的前中後，及醫療服務過程中，接觸到所有醫護人員及行政後勤人員所提供之服務而來的價值。
3. **服務價值**：在就醫過程（前、中、後）中，患者所獲得整體（醫療、非醫療）服務而來的價值。
4. **醫療價值**：患者在就醫過程（前、中、後）中，由醫療諮詢、醫療問診、醫療行爲等感受而來的價值。

結合上述四種價值就是患者的總價值。

患者總成本

在患者就醫過程中的總成本，主要是以下四種之總合：

1. **心理成本**：不論是必要性醫療，或是非必要性醫療，在就醫過程（前、中、後）中，患者都會因自身心理因素考量取捨與否，產生心理成本。
2. **精力成本**：從就醫前到就醫後，患者在搜尋醫療資訊、評估、採取就醫行動、就醫後的回診等，都需付出相當大的精力，這些都是所謂的精力成本。
3. **時間成本**：隨精力成本而來的，就是時間成本，時間成本是另一項重要成本。
4. **貨幣成本**：在就醫（前、中、後）中，因就醫行爲及其衍生出來的一切，須付出貨幣的成本。

創造價值極大化

將患者所得到的總價值，減去患者所需付出的總成本，會等於實質的「患者價值」。醫療院所經營或是醫療行銷，都是在追求「患者價值極大化」。

如何創造患者價值極大化？不論是醫保（社保）或是自費醫療院所經營及醫療行銷時，都應以「患者爲中心」及以「患者需求爲導向」。如此才能將資源投注在對的地方，愈了解患者需求，便可以精準提供給患者所需的醫療及服務，以此創造滿足患者需求的價值，同時更可因了解患者需求，而減少不必要的溝通及摸索，更可降低患者所需付出的各項成本，因而降低患者的總成本。

以「患者為中心」、以「需求為導向」

醫療院所在經營及醫療行銷時，當以患者爲中心，充分了解並滿足患者需求，才能眞正創造價值極大化。

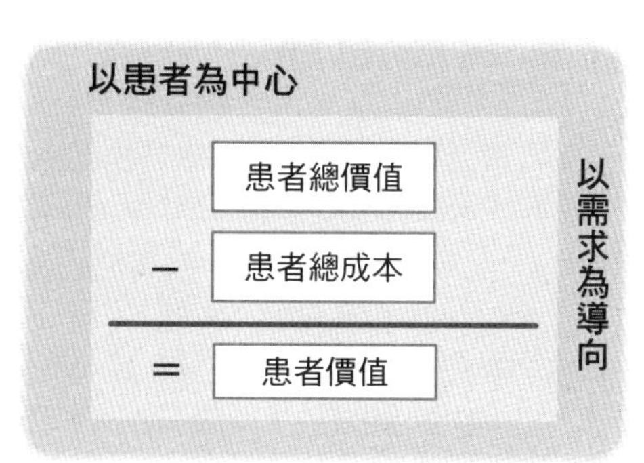

患者總價值、總成本

形象價值 + 人員價值 + 服務價值 + 醫療價值 = 患者總價值

心理成本 + 精力成本 + 時間成本 + 貨幣成本 = 患者總成本

患者總價值 － 患者總成本 = 患者價值

患者價值層次

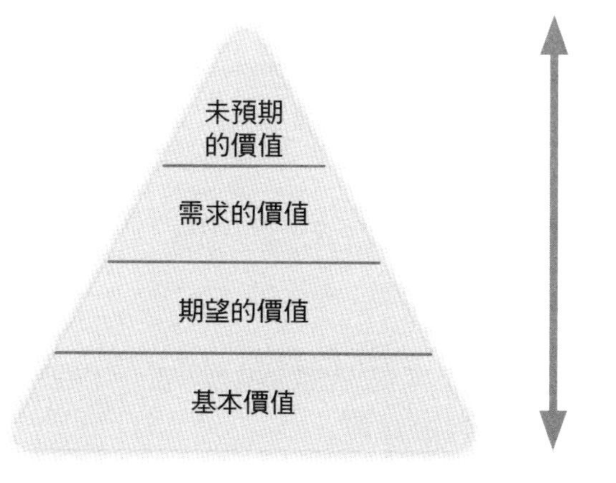

5-2 如何提升患者滿意度

不論是醫保（社保）或是自費醫療院所經營除了收益數字外，另一個指標就是「滿意度」。要誰滿意？當然是關注醫療院所的利益關係人之滿意度，其中又以如何提升患者滿意度爲首要之務。

患者滿意

滿不滿意因人而異，同樣的全程醫療服務，對不同的患者而言，會有不同的滿意效果。因此醫療院所更需落實以「患者爲中心」，並以「患者需求」爲導向，在既有標準作業程序（SOP）下，可因應個別患者需求，提供全程客製化醫療服務，才能讓患者達到滿意的狀態。

患者滿意度

要了解患者滿意度，可採定期及不定期的患者滿意度調查，並以患者接受醫療服務流程的思維來進行滿意度衡量，且可由以下三構面12個項目，來衡量患者滿意度。

1. **就醫前的滿意度**：對醫療院所所提供的「官網簡介、電話應對回覆、臨櫃詢問、醫護服務人員的態度」等滿意度衡量項目。
2. **就醫中的滿意度**：患者在「臨櫃掛號、就醫等候、醫療問診、醫療解說、施行醫療行爲、醫護人員專業」等方面滿意度，都是衡量重點項目。
3. **就醫後的滿意度**：對於「醫後（電話、電子郵件）關懷、回診醫療」等滿意度衡量項目。

如何衡量患者滿意度

如何衡量？此係以患者接受醫療服務流程的思維，來設計患者滿意度調查的問項，以衡量患者的滿意度。何時衡量？可分爲定期跟不定期，所謂定期，指的是一季或半年，建議最少一季衡量一次；另所謂不定期，是指突然之間就醫回診率顯著下降，則可就特定議題（項目）進行新舊患者（OP、NP）滿意度衡量。

患者滿意度衡量目的

滿意度衡量主要的功能，在於了解所提供的醫療服務品質是否在水準之上，其二是預防患者流失。另外，經由滿意度問項設計，可了解主要競爭者在同一醫療服務項目的滿意度狀況，是相當主要的情報蒐集。

如何提升患者滿意度

1. 追蹤流失的新舊患者，擬訂回流計畫。
2. 進行神祕客專案，找出缺失，擬訂改善方案。
3. 提升抱怨處理能力，降低訴願。
4. 任用具同理心的醫護服務人員。

經由落實執行上述計畫，可提升患者滿意度，並可增加就醫療回診率。

醫療行銷關係與患者滿意度

在醫療行銷時，就患者可接受的滿意度下，應呈現出院所擁有的患者滿意度狀況。

患者滿意度調查三大構面

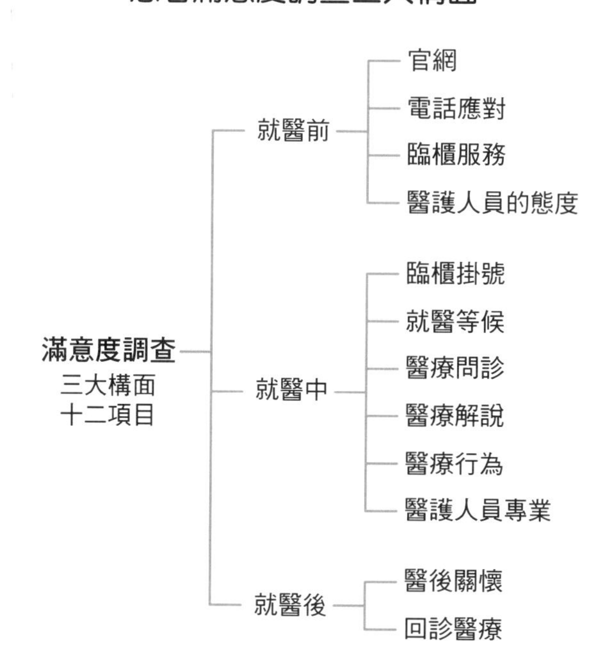

滿意度調查流程

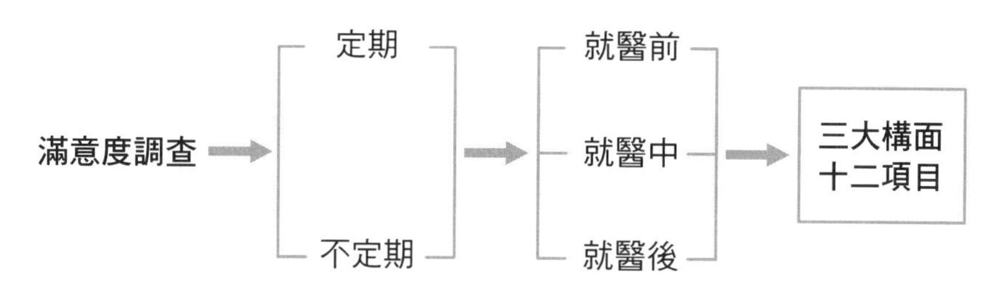

＋ 知識補充站

如何提升患者滿意度

1. 擬定回流計畫，找回流失的患者
2. 神秘客專案，找出缺失，擬定改善計劃
3. 提升抱怨處理能力，降低訴願
4. 任用高EQ、高同理心的醫療服務人員

5-3 如何創造患者忠誠度

在傳統認知的醫療服務，是不會去探討患者忠誠及忠誠度的問題。醫療服務雖非一般商品交易，但隨著大環境改變、過度競爭與自費醫療的崛起，在非急重症的醫療服務上，醫療院所可否長期經營，就需多關注患者忠誠及忠誠度的議題。

什麼是患者忠誠

不論是醫保（社保）或是自費醫療在因應醫療市場過度競爭，與自費醫療服務需求增加的狀況下，當患者有醫療需求時，是否會連續選擇同一家醫療院所提供的醫療服務，這就是患者是否具有「忠誠」，這都將是醫療院所首要關注的經營議題。唯有患者忠誠，才有助於醫療院所的長期發展與永續經營。擁有高忠誠患者的醫療院所，可更具競爭優勢，也可降低在醫療行銷上的預算。

自費醫療的患者忠誠，可分爲四種層次：

1. **沒忠誠可言**：此類患者僅以自費醫療價格及方便性爲第一優先考量，對醫療院所毫無忠誠感可言。
2. **滿意或習慣**：此類患者對於醫療院所的醫療及服務感到滿意或是習慣，主因是沒時間沒精力去比較，另外是不想因轉換到別家醫療院所而付出轉換成本，是一種習慣性就醫行爲。
3. **偏好此院所**：此類患者對於醫療院所已存在偏好情緒，此種偏好來自於對醫療院所的品牌、形象、醫療、服務及患者就醫經驗等正面評價，使患者與醫療院所間有了聯繫。
4. **具高度忠誠**：患者對於醫療院所的醫療服務具有高度滿意，並有強烈的就醫偏好。

患者忠誠度

患者忠誠度，指的是用量化方式呈現患者忠誠的程度。患者忠誠度表現出其對醫療院所品牌的偏好，並促使患者在有醫療需求時，會連續性地到醫療院所就醫回診。

如何提升患者忠誠度？

1. **建立患者資料庫**：可以從既有的HIS系統，就患者就醫療紀錄、就醫需求、就醫頻率、回診率、自費醫療收益等進行患者忠誠度分析，擬訂提升患者忠誠度方案。
2. **滿足需求，提高滿意度**：要患者有忠誠度，先要落實「滿足患者醫療需求」，提高滿意度，如此才能提升患者忠誠度。
3. **重視患者每次就醫體驗**：除了要滿足醫療需求外，更重要的是，要聽見患者的各種聲音，降低抱怨及訴願。
4. **創造不可替代價值**：要患者有忠誠度，除了上述做法外，另一種做法就是創造競爭者不可替代的價值，如此患者就會更有忠誠度。
5. **提高內部服務品質，重視員工忠誠的培養**：內部員工（醫療、非醫療）的專業素質，以及有高忠誠的員工，更是提升患者忠誠度最重要的做法之一。

患者忠誠度

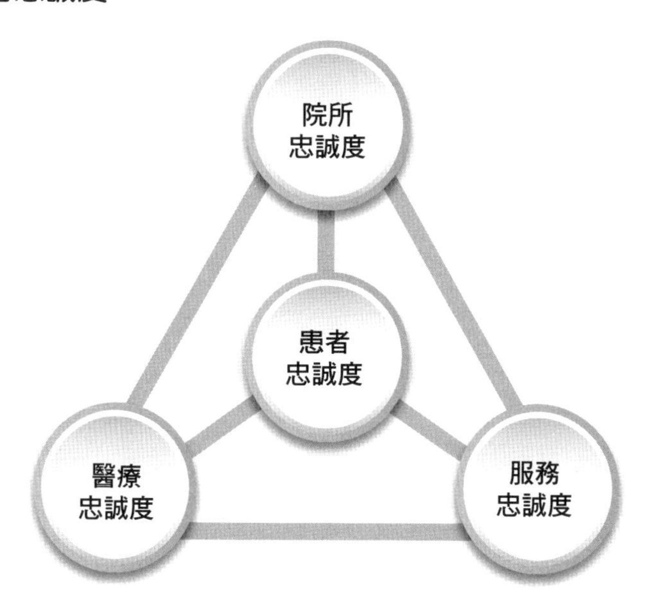

提升忠誠度

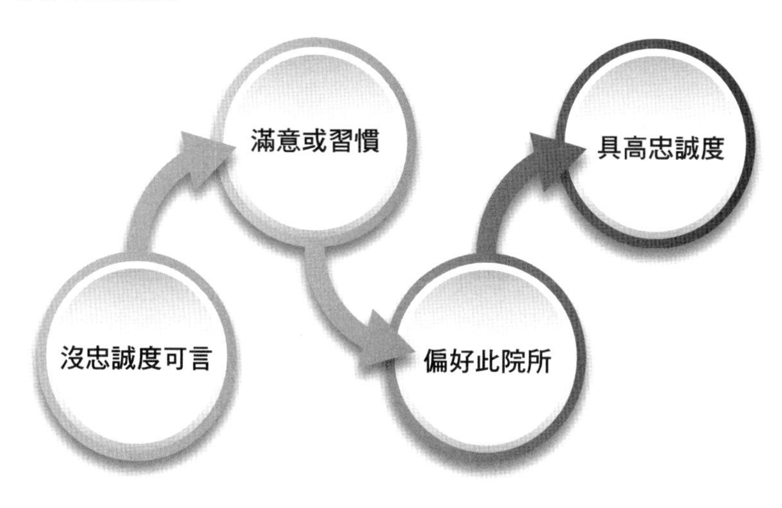

5-4 患者滿意度與忠誠度的關係

在經營過程中，常被拿出來討論的是：「滿意度」與「忠誠度」之間存在什麼樣的關係？是正相關？還是負相關？

「滿意度」與「忠誠度」之間是什麼關係？

「滿意度」與「忠誠度」之間的關係，受到產業競爭狀況的影響而定，主要影響因素包括以下四種類型：

1. **法律管制的進入門檻**：政府法律管制所形成的進入門檻，會使產業競爭（獨占、壟斷、寡占、完全競爭）程度不同，滿意度跟忠誠度之間的關係也會有所不同。在完全競爭的市場中，滿意度跟忠誠度之間的關係呈現正相關。
2. **具有高度的轉換成本**：當轉換成本愈高，使得滿意度跟忠誠度之間的關係呈負相關。
3. **擁有不可替代的醫療**：此醫療技術愈不可替代，會使得滿意度跟忠誠度之間的關係呈現負相關。
4. **有效的回流獎勵計畫**：有效的獎勵計畫愈多，會使得滿意度跟忠誠度之間的關係呈現正相關。

因此需充分了解並掌握自身所處位置，這四類型中的哪一種？

患者滿意度與患者忠誠度的正負關係

不論是醫保（社保）或是自費醫療，皆受到政府的高度法律管制，雖然如此，可依「必要性醫療（如重症醫療）」與「非必要性醫療（自費醫療）」進行分類，「重症醫療」，由於提供重症醫療的醫療院所較爲少數，屬寡占類型，又具有醫療技術的不可替代性，因此患者滿意度與患者忠誠度呈現負相關；另外，在自費醫療時，可替代性技術及醫療院所較多，因此患者滿意度與患者忠誠度呈現正相關。

患者滿意度與患者忠誠度的不同

在於患者滿意度是評量過去就醫過程中，滿足患者的原先期望程度，而患者忠誠度則是，評量患者會再次就醫回診的意願。

如何增加患者滿意度與提升患者忠誠度？

如何提升患者滿意度與患者忠誠度？要先了解經營的是「社保醫療」或是「自費醫療」，還是兩者都經營，因爲經營型態不同，著重的策略也會有所不同，如「社保醫療」著重以具有「可近性、醫療技術」爲訴求，而「自費醫療」則著重以「客製化醫療服務」爲主要訴求。經營型態不同，訴求也會隨之不同，但增加患者滿意度及提升患者忠誠度的目標是相同。

患者滿意度、忠誠度的醫療行銷

不論是社保醫療或是自費醫療，醫療行銷最重要的工作，在於如何將醫療院所的「醫療理念、國際級醫療技術、優質客製化醫療服務」傳播出去，吸引更多的患者（OP、NP）就醫回診，經由患者實際感受，進而增加患者滿意度，提升患者忠誠度。

影響滿意度與忠誠度關鍵

1. 法律管制門檻
2. 轉換成本
3. 不可替代醫療
4. 回流獎勵計畫

患者滿意度與忠誠度

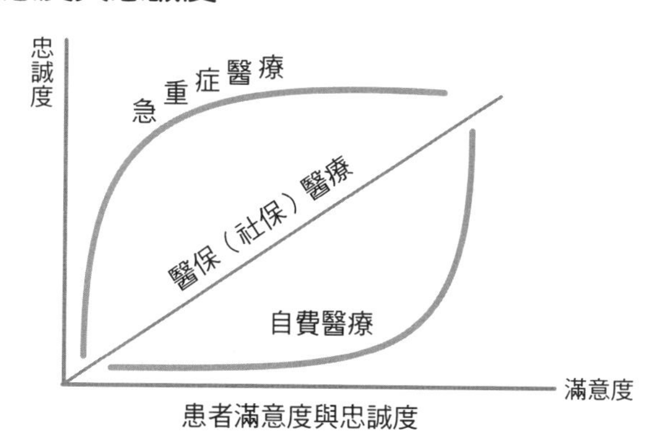

患者滿意度與忠誠度

建立顧客價值、滿意度與忠誠度

傳統組織圖

高階管理者
中階管理者
第一線人員
患者

患者為導向的組織圖

患者
第一線人員
中階管理者
高階管理者
患者
患者

5-5 培植患者關係

客戶關係（Customer Relationships），在一般產業指的是企業爲達到長期經營發展目的，主動與客戶建立某種聯繫。此一聯繫，可能是一種交易關係，也可能是一種客戶服務上的關係，或是一種特殊目的（新品發表）的接觸機會等，稱之爲客戶關係。

客戶關係具有「多樣性、差異性、持續性、競爭性、雙贏性」等特性。客戶關係可爲交易帶來便利，節省交易成本，更是企業深入了解客戶需求及雙向溝通滿足需求的機會。

什麼是患者關係

不論是醫保（社保）或是自費醫療院所經營中的客戶關係，指的是「患者關係（Client Relationships）」，同樣具有上述特性，醫療院所要走向長期經營及品牌發展，更需要著重在「患者關係」的經營。

培植患者關係的好處

應以患者爲中心，並強化患者關係經營與發展，有助醫療院所長期經營與品牌發展的好處有：1. 可達到有效溝通效益。2. 可快速了解患者的醫療（潛性、隱性）需求。3. 可充分滿足患者醫療需求。4. 增加患者滿意度及提升忠誠度。5. 增加患者（OP、NP）回診率及就診量。6. 減少抱怨及訴願發生的可能性。7. 可避免患者流失。8. 增加潛在患者（NP）量。9. 可降低醫療行銷預算。10. 提升品牌知名度。

如何培植患者關係與管理

必須有策略的擬訂，培植患者關係計畫與執行。

1. **分析患者類型**：在既有的患者資訊系統中，依就醫回診頻率，分析患者的類型，屬高就醫回診患者或是低就醫回診患者。應將資源投注在高就醫回診的患者關係。
2. **分析醫療需求**：分析患者在醫療需求是屬於「社保醫療」？還是「自費醫療」？不同的醫療需求，在患者關係的培植與經營上，也會有所不同。
3. **傾聽患者聲音**：不論是既有患者（OP）、新患者（NP）、潛在患者、或是其他利益關係人，都應設置雙向溝通管道，如0800電話、臨櫃服務、官網、臉書、微博等，用心傾聽患者的聲音。
4. **主動關懷患者**：要培植好的患者關係，更需要主動關懷患者，不論是臨櫃服務、就醫問診、電話詢問、書信等方式，都應採取主動關懷，藉此可了解患者各種需求，找出患者不滿之處，以便後續改善。
5. **成立患者社團**：因應不同醫療需求的患者，可以組成不同社團，如某某病友會。藉由患者社團活動，可以凝聚「醫患」關係。

做到上述五大培植患者關係，才能增加滿意度提升忠誠度，創造醫療行銷議題。

將患者關係轉成行銷議題

經由不定期檢視培植患者關係的策略、計畫、執行。從中找出醫療行銷議題，擬訂醫療行銷策略及執行，強化醫療院所品牌知名度。

患者關係

一般

患者 | 患者關係 | 醫療院所

有經營

經營後

患者 | 患者關係（更緊密） | 醫療院所

培植患者關係步驟

1 分析患者類型
2 分析醫療需求
3 傾聽患者心聲
4 主動關懷
5 成立患者社團

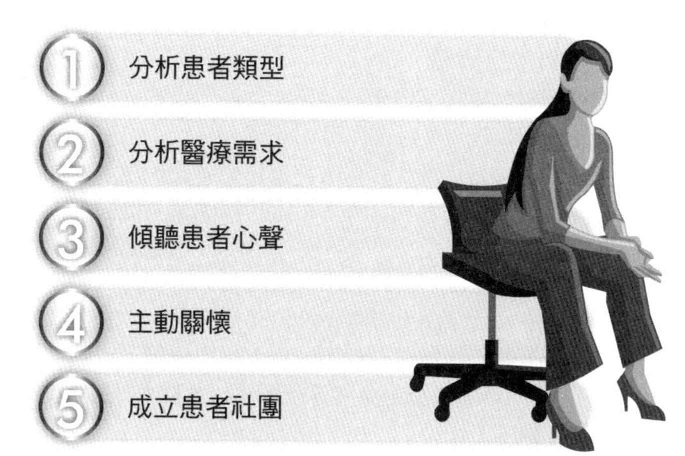

5-6 衡量患者終生價值

不論是醫保（社保）或是自費醫療，除了要有最好的醫療（醫護人員、非醫療人員、醫療技術）資源，更重要的是，要有有源源不絕的患者，才有助於醫療院所長期經營與品牌發展。

患者終生價值（Client Lifetime Value）

當患者一生中，有任何醫療需求時，都願意到原來的醫療院所回診，這會是醫療院所所關心的，因此醫療院所應該關心患者的終生價值。

患者三種終生價值

可以分成三種：第一種是過去價值，指的是患者到目前爲止已實現的患者價值；第二種是現在價值，指患者目前爲醫療院所創造的患者價值；第三種是未來價值，指促使患者未來繼續到醫療院所回診，或主動積極向他人推薦醫療院所的醫療服務，從而可能增加的患者價值。

衡量患者終生價值

患者終生價值，指的是醫療院所所有患者終生價值的折現總和，以此來衡量患者的終生價值。可從三個構面衡量：

1. **時間軸**：醫療院所經由維持與患者的長期關係，建立患者高回診率，從而獲得較高的患者終生價值。
2. **貢獻度**：指患者一生中，在此醫療院所就醫所支付（含社保及自費）之費用總和。要獲得最大的患者終生價值，不僅要有高度的患者回診率，更要有高度的患者貢獻度。患者貢獻度是衡量的重要指標之一。
3. **涵蓋度**：患者終生價值的大小與患者涵蓋度直接相關。從患者涵蓋度思考，醫療院所可清楚它的現有患者是誰，同時應關注及開拓的潛在患者是誰。

衡量患者終生價值的步驟

1. **蒐集資訊及就醫習性**：須蒐集患者的就醫（社保、自費）習性，以及患者資訊如：個人基本資訊、家庭背景、生活習性等。
2. **定義和計算終生價值**：須定義及計算所有來自患者初始就醫的收益；所有與患者就醫相關的直接變動成本、患者回診率，患者持續購買其他醫材、醫療藥產品的喜好及其收益；患者推薦給親朋好友、同事及其他人的可能貢獻值。
3. **患者終生價值分析**：可直接以就醫成本、資金投入進行計算，或者根據過去類似的行爲模式，利用統計方式預測患者將來的利潤。
4. **患者終生價值類型**：醫療院所還須就不同患者類型分類，如高貢獻的患者、高訴願（抱怨）苛刻的患者、回診率低的患者等及計算，根據每一組制定相應的措施。

擬訂醫療行銷策略

衡量患者終生價值的目的，不僅是確定目標市場及了解患者需求，在醫療行銷策略上，是如何藉由傳播醫療院所的「全方位解決方案、以患者爲中心滿足醫療需求的理念」，增加患者的信賴，進而提升患者的終生價值。

患者終生價值有三種

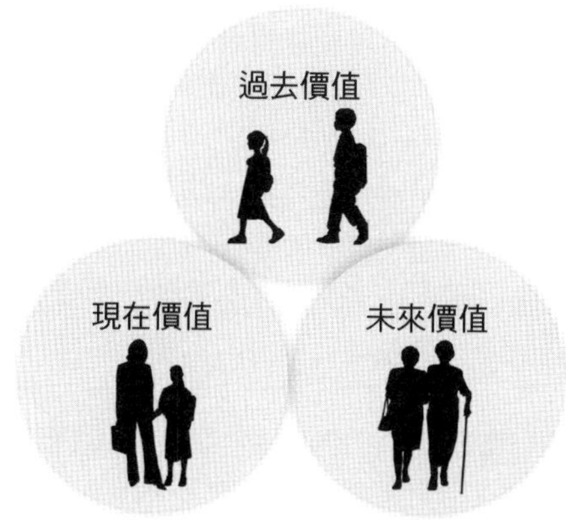

「三度空間」終生價值衡量

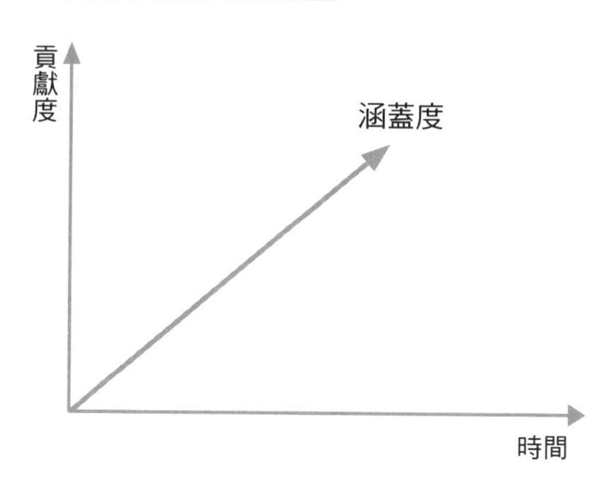

患者終生價值

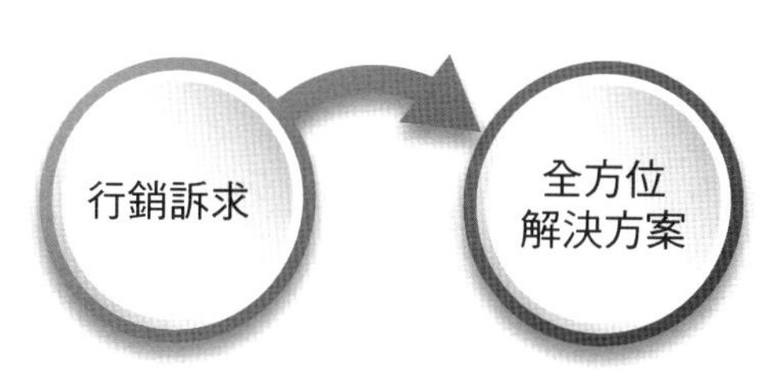

5-7 如何吸引、留住患者、增加患者

醫療（社保）或是自費醫療院所經營也是期望可以吸引、留住既有患者、增加新患者，進而走向長期發展與經營。當可以留住患者，即可借力使力，降低患者流失。如何藉由既有患者及醫療行銷，來吸引增加新患者，成了醫療院所長期經營發展的要件。

吸引與留住患者

醫療院所的經營，亦是志業。更須經由吸引、留住患者、增加新患者，走向長期發展與永續經營。要如何吸引留住患者，成了醫療院所長期經營首要關注之事。由於流失患者，醫療院所在經營上，對收益有很大的影響，將無法走向長期發展。吸引與留住患者的做法有：

1. **終生價值分析**：須就既有患者，依「患者終生價值」的高低分析。
2. **經營成效分類**：分析後，找出對醫療院在經營上，存有較高無形成本（溝通成本、處理訴願成本）的患者，依無形成本高低將分成「A、B、C」類。
3. **吸引留住計畫**：當無形成本增加時，對醫療院經營較不利，因此吸引留住患者計畫，主要是要吸引無形成本低、高回診率的患者。因應不同患者，擬訂不同的吸引與留住患者計畫。

最好的吸引與留住患者關鍵，在於因應不同患者採用不同的「關係行銷」。

如何增加患者

醫療院所在經營上，難免會碰到患者流失。因此，如何增加新患者，已然成了醫療院所經營的另一個重點所在。在增加新患者前，須先了解且找出患者流失的原因，才可避免患者流失，更可作爲增加新患者時的借鏡。增加新患者的步驟：

1. **找出目標市場**：不論是在社會保險的醫療市場，或是在自費醫療市場中，均須先行確認目標市場，如此才能有效地開拓新患者。
2. **找出目標患者**：從目標市場中，經由醫療行銷，找出目標患者群。
3. **找出潛在患者**：在目標患者群中，再經由醫療行銷找出眞正可能就醫的患者群。
4. **使成為新患者**：由可能就醫的患者群中，經由醫療行銷，使其成爲就醫的新患者。

增加新患者的目的

在增加新患者的過程中，如同漏斗般；必須在不同步驟設定篩選要件，進行有效新患者的篩選，篩選而來的新患者，才有助於醫療院所的長期發展與經營。另外，就是要使增加的新患者，後續在有任何醫療需求時，會願意再次回診，如此才可能提升患者終生價值，並降低患者流失的經營風險。

醫療行銷在「留住患者、增加患者」的訴求

要有效「留住患者（OP）、增加新患者（NP）」，須了解「患者流失原因、找出無形成本、患者終生價值、患者貢獻度」，並找出「以患者爲中心」的目標市場，提供及予以滿足醫療需求方案爲訴求的醫療行銷策略與執行。

醫療院所經營關鍵

經營關鍵

留住患者（OP）

增加新患者（NP）

增加新患者流程

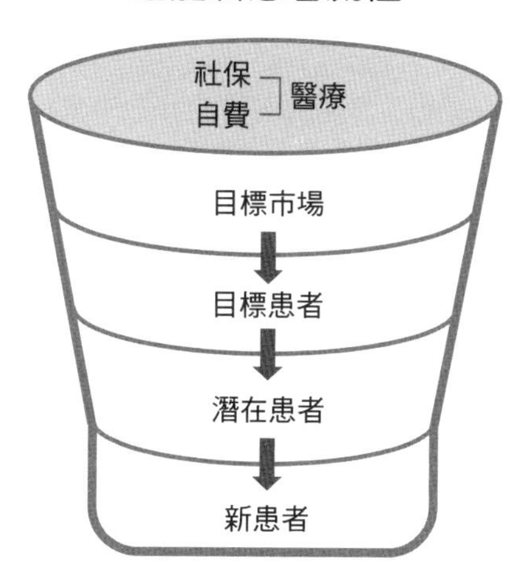

吸引、留住、增加患者關係模型

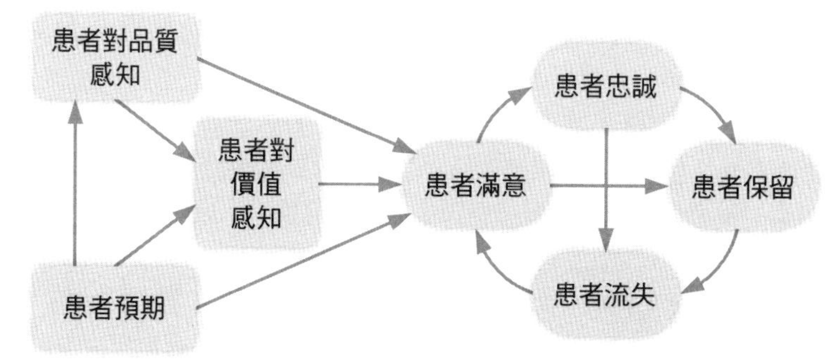

5-8 從患者關係管理CRM到一對一醫療行銷

醫療（社保）或是自費醫療想要留住患者，就必須做好患者關係管理（Client Relationship Management, CRM）。著重在以患者爲中心的「滿足全程醫療需求、患者終生價值」爲出發，經營與患者的長期關係。

患者關係管理新思維

醫療院所在經營「患者關係管理」時，不應爲了經營而經營，而是需要有「策略性」思維的經營。

患者關係管理（CRM）是一套長期發展的經營管理制度。它的目標在於縮短既有患者（OP）回診週期和就醫成本、增加收益、尋找開拓新患者（NP）所需的目標市場，以及提高患者終生價值、患者滿意度、患者忠誠度，創造三贏（患者、員工、醫療院所）局面的策略思維。

患者關係管理的三個面向

「患者關係管理」包括醫療院所識別、獲取、發展和留住患者的整個「醫患」關係經營過程。因此患者關係管理包含了三個面向：

1. **關係管理**：「醫患關係」是醫療過程中最重要的關鍵，並非只是「醫病關係」。除了滿足「醫病關係」外，更須與患者在「人的關係」上經營，須蒐集患者的「背景」，如「患者個人基本資料、家庭成員背景、工作經歷及興趣嗜好」等「人際資料」進行分析。藉此建立「醫患關係」並予以經營，有好的「關係管理」，才能做到患者關懷，才有利於「患者回診」。
2. **流程管理**：患者關係管理中，第一個管理重點在於「流程管理」，是以「患者爲中心、患者需求爲導向」，從就醫的「前、中、後」進行流程管理，除了既有的標準化作業程序（SOP）外，更須因應患者在就醫前、中、後的個別需求，提供客製化的流程服務及管理。
3. **需求管理**：醫療院所最重要的事，在於滿足患者的醫療需求。此外，也須以患者終生的醫療（顯性、隱性）需求爲其規劃提供預防醫學諮詢，並予以滿足。再者，也須滿足患者在就醫前、中、後的相關醫療及服務，如此完善的規劃、諮詢、診斷、治療等全程需求管理，才可爲患者創造終生醫療價值。

患者關係管理的目的

「患者關係管理」主要是從累積個別患者的就醫行爲，再經由大數據（BIG DATA）分析，擬訂出「吸引留住患者、增加新患者」的經營策略。更重要的就是改善患者就醫「三長二短」的狀況。

從患者關係管理（CRM）到一對一（One 2 One）醫療行銷

從患者關係管理系統中，可依不同醫療需求趨勢，找出個別有此醫療需求的患者資料。再依個別患者的醫療需求不同，進行一對一的醫療行銷，如此可更精準吸引患者（OP）的回診，也可增加新患者（NP）的就醫量。

從CRM到三贏

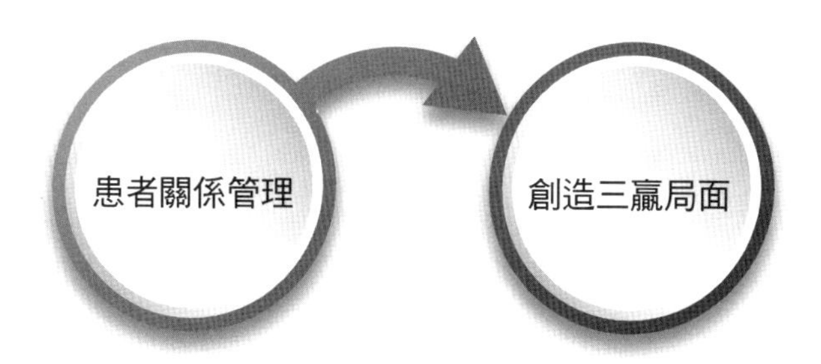

患者關係管理三大核心

CRM → O2O

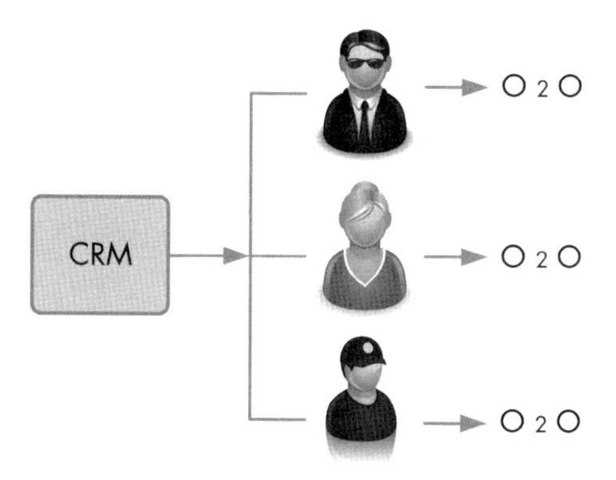

NOTE

第 6 章 醫療行銷問題分析與管理

6-1 界定行銷問題

醫療（社保）或是自費醫療在分析完經營環境後，接下來的是在於界定「問題」。所謂的界定「問題」，就是當「現況」與「目標」，兩者之間的落差，即是「問題」所在。

而「行銷問題」即是醫療院所眾多經營管理問題之一。如何界定「行銷問題」，實屬極爲重要的關鍵。

如何界定問題

界定「行銷問題」，須從「認清問題、找出問題，然後解決最需要處理的行銷問題」著手。但往往爲了追求結果，而導致沒用心且花時間去「界定問題」。經常草率提出問題，卻又花很多時間在解決這個不重要且不是問題的問題上。

界定行銷問題的關鍵

在界定行銷問題時，先把行銷問題簡單化、明確化，精確化陳述問題，遠比解決問題來得重要。先界定行銷問題，再解決行銷問題，那麼問題就解決了一半。

界定五大構面的行銷問題

醫療院所經營受到高度管制、依賴社保醫療經營的特性，因此過往鮮少思考醫療行銷問題，但隨著總額給付限制、點值下降及自費醫療市場的高度競爭，促使醫療院所在經營發展上，開始關注醫療行銷議題，因此要從界定行銷問題開始。界定可能存在的醫療行銷問題有：

1. **行銷策略面**：在行銷問題中，最有可能存在的首要問題在行銷策略，所以界定行銷問題的第一構面在於界定「行銷策略面」，意指不對的策略再怎麼執行，結果還是一樣的錯誤。
2. **目標市場面**：另一種行銷問題，可能在於找錯目標市場，所以界定行銷問題的第二構面，就是界定「目標市場」的行銷問題。在不對的目標市場，投注再多的行銷資源，也不會有好結果。
3. **行銷企劃面**：當在對的行銷策略、對的目標市場下，也要有對的行銷企劃，才會有好的結果，所以界定行銷問題的第三構面，就是界定「行銷企劃面」的行銷問題，當行銷企劃出問題，行銷企劃執行及成效也一樣會出問題。
4. **行銷執行面**：可能存在行銷問題的第四構面，在於「行銷執行面」的行銷問題，因此當行銷執行力出問題時，將會導致不利的行銷結果，所以需界定行銷執行面的行銷問題，才有助於更具時效性的執行結果。
5. **行銷成效面**：最後在界定行銷問題時，可以從行銷第五構面思考。界定「行銷成效面」，需要從「投入成本、預期效果、可能存在的風險」等問題思考。

醫療行銷可協助醫保（社保）或是自費醫療院所經營發展最重要的關鍵，也是協助醫療院所能快速有效進入醫療市場的最好做法。所以要有好的行銷結果，先要界定行銷問題，再來解決問題。清楚界定行銷問題，就成功一半了。

界定問題三大關鍵

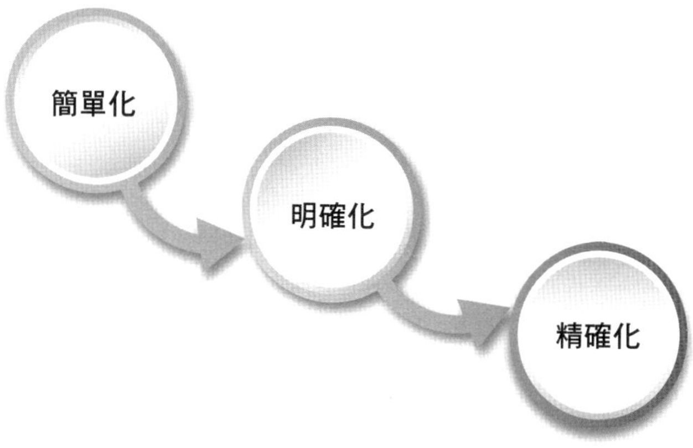

簡單化

明確化

精確化

界定行銷問題

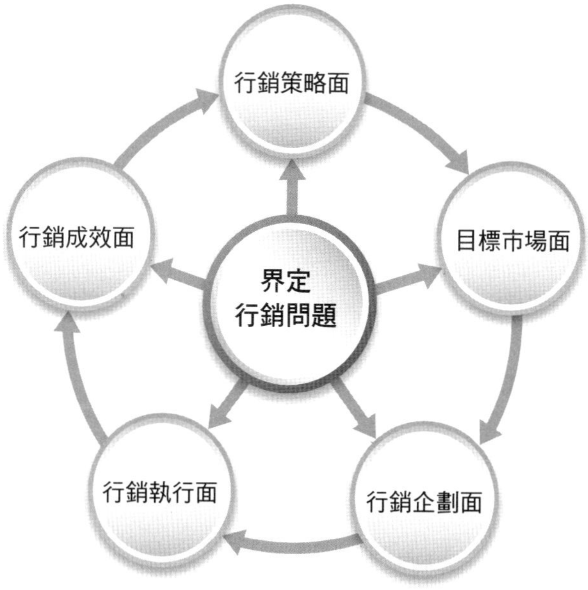

行銷策略面

行銷成效面

界定
行銷問題

目標市場面

行銷執行面

行銷企劃面

6-2 面對醫療行銷問題

不論是醫療（社保）或是自費醫療的行銷企劃人員在界定完醫療行銷問題後，接著就是要如何「面對醫療行銷問題」。在面對行銷問題時，需要具備六種正確的態度。

「CHANGE」這個英文單字是改變的意思，意指在面對醫療行銷問題時，也需要應用「CHANGE」改變的態度，用來面對所有的醫療行銷問題。

面對行銷問題，就是「CHANGE」的態度

在面對行銷問題時，需要具備「CHANGE」改變的態度，「CHANGE」這六個英文單字，分別代表了六種面對行銷問題的態度。

1. C、Communication（溝通）：面對醫療行銷問題的第一種態度就是要「溝通」。當面對醫療行銷問題時，如果不會溝通、不善於溝通，那醫療行銷問題永遠還是問題。「溝通」最主要用來釐清找出醫療行銷問題所在，經由與內外部利益關係人積極、有效、互動、充分溝通，才能更清楚掌握醫療行銷問題根源。另外要避免錯誤的溝通，才不會把行銷問題複雜化而變得難以解決。
2. H、Habit（習慣）：能夠勇於面對醫療行銷問題是一種「承擔」，更是一種「習慣」。當然有好習慣，也有壞習慣。好的習慣有助於面對醫療行銷問題及釐清找出醫療行銷問題；反之，壞習慣只會變成迴避面對醫療行銷問題，讓醫療行銷問題變得更複雜、更難處理。養成面對醫療行銷問題的「好習慣」，可以從每天檢視目前所處的醫療行銷狀況是否存在任何問題開始。
3. A、Action（行動）：面對醫療行銷問題，也是一種行動。除了面對醫療行銷問題外，更要從行動中找出醫療行銷問題背後眞正的成因。
4. N、NO.1（擺第一）：「NO.1」的態度在於需把如何面對醫療行銷問題擺在日常行銷工作中的第一位，如此才能即時面對醫療行銷問題的狀況。
5. G、Goal（目標）：面對醫療行銷問題，也要有設立「目標」的態度。設立「目標」的意義在於，想要面對醫療行銷問題到什麼程度。要有效解決醫療行銷問題，目標的設立是非常重要的。
6. E、Express（表達）：要有效面對醫療行銷問題的第六種態度是「表達」。經由表達，可以充分了解、解決與掌握可能存在的醫療行銷問題。

具備面對醫療行銷問題的六種態度「C、H、A、N、G、E」，將可使醫療行銷問題變得更清晰、更具象化、更可系統性思考醫療行銷問題的關鍵所在。當可釐清找出醫療行銷問題，才能解決醫療行銷問題。因此面對醫療行銷問題就是一種「CHANGE」的態度。

面對行銷問題態度(change)

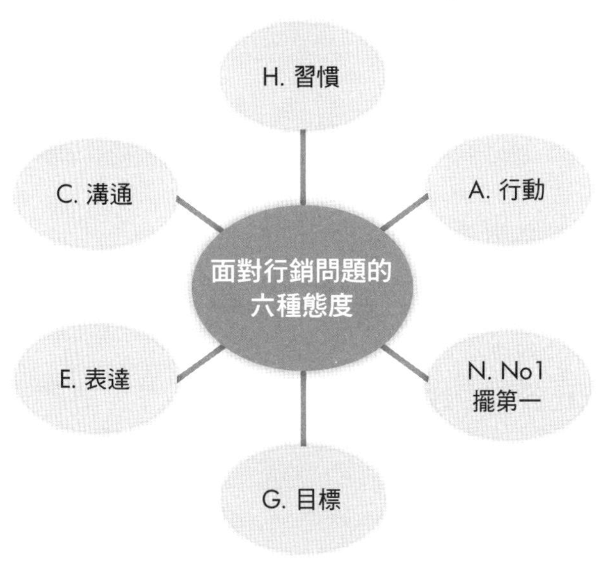

CHANGE

- C 溝通：要積極、主動、充分
- H 習慣：養成習慣面對問題
- A 行動：找出問題背後的成因
- N No 1：把面對行銷問題擺第一
- G 目標：設定解決問題的目標
- E 表達：善於將行銷問題表達出來

6-3 解決醫療行銷問題步驟

怎麼解決行銷問題

醫療（社保）或是自費醫療想要有效解決醫療行銷問題，不是只憑感覺，需要「有理有據、有系統性、邏輯性思考及完整地解決醫療行銷問題的步驟」，並依循七大步驟解決行銷問題。

第一步：界定行銷問題

要有效地解決行銷問題，始於界定問題，旨在釐清行銷問題的輪廓及範疇，包含：有待解決的醫療行銷問題是什麼？是否有什麼樣特殊的考量或限制？如何評價解決方案的成效？預期解決行銷問題的時程？

第二步：架構化行銷問題

在界定行銷問題後，接著是運用系統性、結構化的圖表如邏輯樹狀圖，將行銷問題拆解成一系列清晰、全面且易於操作的子議題，提出以事實為基礎的假設，及足以支持假設的論點。

第三步：排定解決優先順序

在資源及時間有限的狀況下，要找出最具影響解決行銷問題的核心關鍵因素，將資源及時間投注在此，並剔除「不具關鍵的行銷議題」，進而排定待解決行銷問題（議題）的優先順序。

第四步：醫療行銷問題（議題）分析

依其核心關鍵的行銷問題（議題）進行議題分析。根據事實蒐集有效且高品質的資料，與行銷問題（議題）或假設進行比對及交叉分析，以佐證或駁斥所提出的議題或假設。

第五步：收斂彙整

行銷問題容易被發散，在經由上述步驟後，接著就是行銷問題（議題）的解讀及收斂彙整，找出關鍵的行銷問題（議題）所在。

第六步：構思故事行銷情節

說故事是最容易讓人理解的方式，以有「情境」的方式構思成故事情節，並可利用「金字塔架構」，更能讓人明瞭。

第七步：簡報成果

經由上述解決行銷問題的步驟到了最後階段，就是如何用條理分明的簡報架構，讓行銷團隊及重要的決策者採信或接納最終的成果。利用一頁簡報法，「只傳遞一個明確主張或論點」的原則，並且將支持論點的數據或資料製成圖表，加以具象化，讓聽眾透過一頁頁簡報，進入所建構的故事。

系統性思考有助解決行銷問題

醫療行銷問題，每天都在發生，但要有效解決行銷問題，就需要依循「有理有據、有系統性、邏輯性思考及完整的七大步驟」解決醫療行銷問題。

金字塔思考

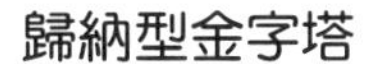

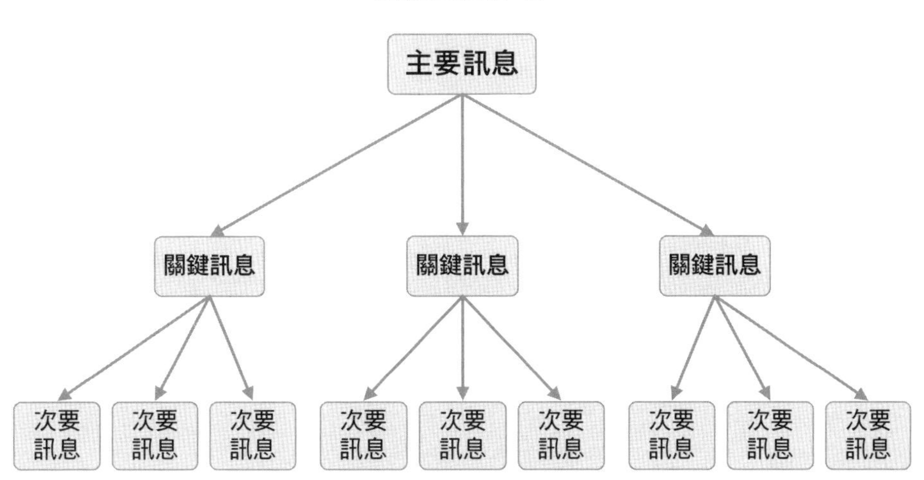

演繹型金字塔

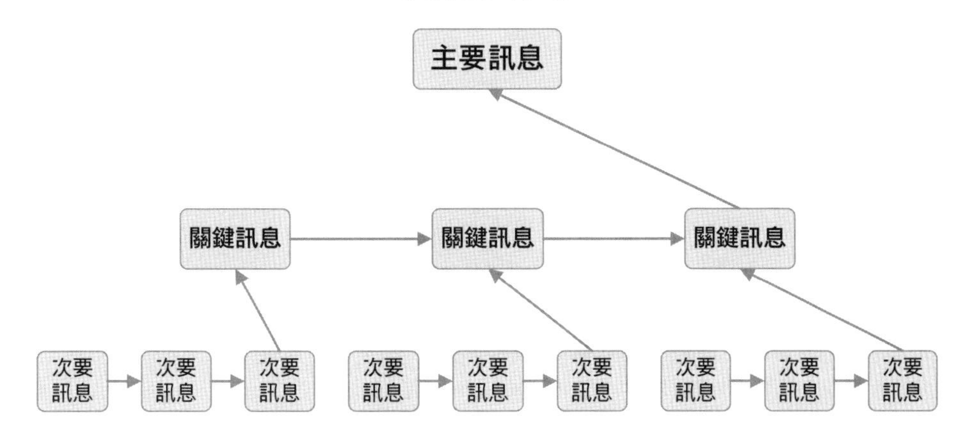

6-4 解決醫療行銷問題工具——KJ法

在分析醫療行銷問題時，要想清楚分析行銷問題的首要之務，在於選擇對的工具，正所謂「工欲善其事，必先利其器」。

KJ法的概念

「KJ法」是由東京大學教授川喜田二郎所創立，KJ是他的姓名英文縮寫。

川喜田二郎教授在多年的野外調查中，總結出一套科學發現的方法，即把乍看根本不想蒐集的大量事實如實地捕捉下來，通過對這些事實進行系統性的分析、組合及歸納，發現問題的全貌，進而建立假說或創立新論點。把這套方法集思廣益，發展成包括提出假設與整理假設兩種功能的方法，這就是KJ法。

應用KJ法分析行銷問題的實施八步驟

1. **準備開始**：由行銷主持人和行銷相關（跨部門成員）與會人員4～7人。準備好黑板、粉筆、50張大型便利貼、大張海報紙、文具。
2. **集思廣益會議**：就欲分析的行銷問題，由行銷主持人請與會人員提出30～50個想法，將這些想法，依序寫到黑板上。
3. **製做便利貼（卡片）**：主持人和與會者討論，將提出的想法概括成1～2個短句，寫在便利貼上。每人寫一套。這些便利貼稱爲「基礎卡片」。
4. **歸納成小組**：讓與會者按自己的思維，各自進行便利貼的分組，把內容論點相同的便利貼歸類在一起，並加一個適當的標題，用綠色筆寫在一張卡片上，稱爲「小組標題卡」。不能歸類的卡片，每張自成一組。
5. **歸納成中組**：將每個人所寫的小組標題卡和自成一組的便利貼都放在一起。經與會者共同討論，將內容相似的「小組標題卡」歸在一起，再給一個適當標題，用黃色筆寫在一張卡片上，稱爲「中組標題卡」。不能歸類的自成一組。
6. **歸納成大組**：經討論再把中組標題卡和自成一組的便利貼中，內容相似的歸納成大組，加一個適當的標題，用紅色筆寫在一張卡片上，稱爲「大組標題卡」。
7. **編排便利貼（卡片）**：將所有分門別類的便利貼，以其隸屬關係，按適當的空間位置貼到事先準備好的大張海報紙上，並用線條把彼此有聯繫的連結起來。如編排後發現不了有何聯繫，可以重新分組和排列，直到找到聯繫。
8. **確定方案**：將便利貼（卡片）分類後，就能分別地暗示出分析行銷問題的方案或顯示出最佳假設。經會中討論或會後專家評判確定方案或最佳設想。

應用KJ法在分析行銷問題上的優缺點

優點：在分析行銷問題過程中，可以促進行銷團隊學習，開拓視野，突破部門藩籬，並獲得整體的觀點，有助於減輕內部矛盾，並將精力集中於分析解決行銷問題，而不是內部耗損。

缺點：需要較有經驗的行銷主管引導，才能有效地促成坦誠與開放的態度，並在分類與歸納過程中形成合理的答案。

KJ法

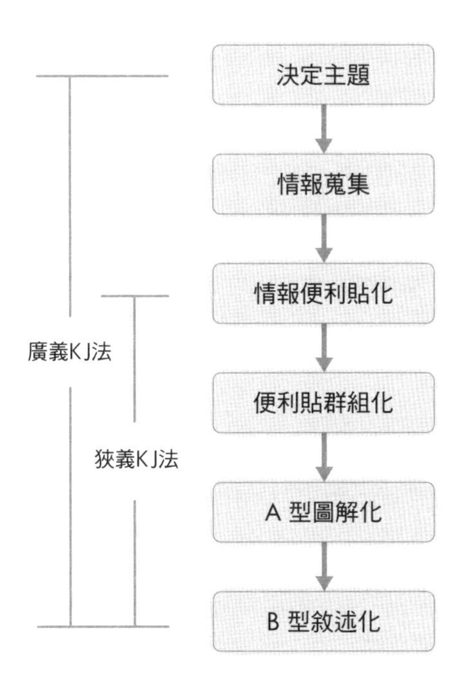

情報便利貼（卡片）群組化

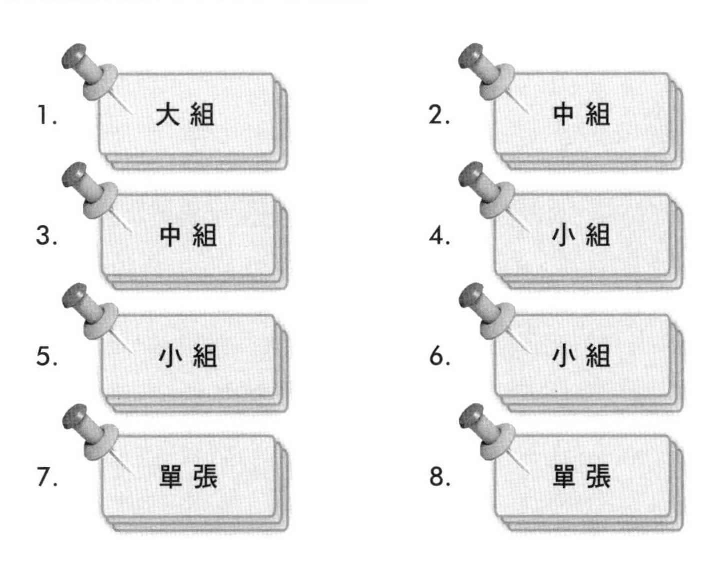

6-5 解決醫療行銷問題工具——魚骨圖法

想要分析又要解決醫療行銷問題？各種工具中，魚骨圖也是廣被應用的工具之一，魚骨圖又稱爲「特性要因圖」。

魚骨圖法

「魚骨圖」又名「特性要因素圖」是由日本管理大師石川馨先生所發展出來的，故又名「石川圖」。魚骨圖是一種著重數據與事實，透過現象看本質的分析方法，發現問題「根本原因」或找出問題「解決方案」，就相互關聯性整理，使其層次分明、條理清楚，並標出重要因素（或解決方案）的圖形，又叫「因果分析圖」。

魚骨圖有二種類型

魚骨圖基本結構有二種：

1. **找「原因」魚骨圖**（魚頭向右是用來找問題原因，魚頭特性值通常會以「爲什麼……」來寫）。
2. **找「對策」魚骨圖**（魚頭向左是用來找方法對策，魚頭特性值通常會以「如何提升／改善……」來寫）。

魚骨圖的製作

專業的魚骨圖法，對於製作方法有很多細節要求，例如魚骨分支一定要以60度角連接，長短粗細有一定的標準，甚至魚頭的方向、分支層次、題目設定都要按照一定標準等，利用圖像化的輔助，讓人容易理解，進而找出問題成因，或是找出解決方案。

分析問題原因或解決方案

1. 針對問題點（或解決方案），選擇層別方法。
2. 按集思廣益分別對各層別類別找出所有可能成因（或解決方案）。
3. 將找出的各要素進行歸類、整理，明確其從屬關係。
4. 分析選取重要成因（或解決方案）。
5. 檢查各要素的描述方法，以精簡字句呈現。

好的魚骨圖之呈現，來自於有好的工作團隊及深度的互動與討論，將有助於眞正的找問題或是找出解決方案。

何謂魚骨圖

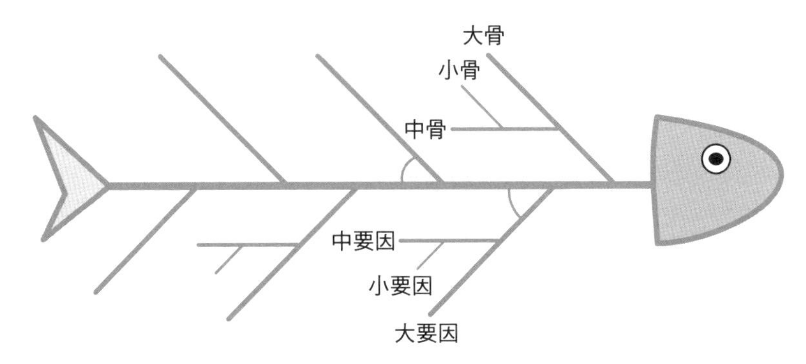

魚頭向右，找問題

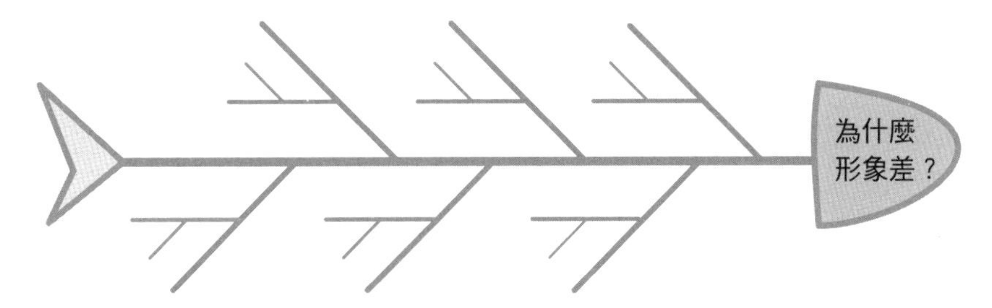

魚頭向左，找答案

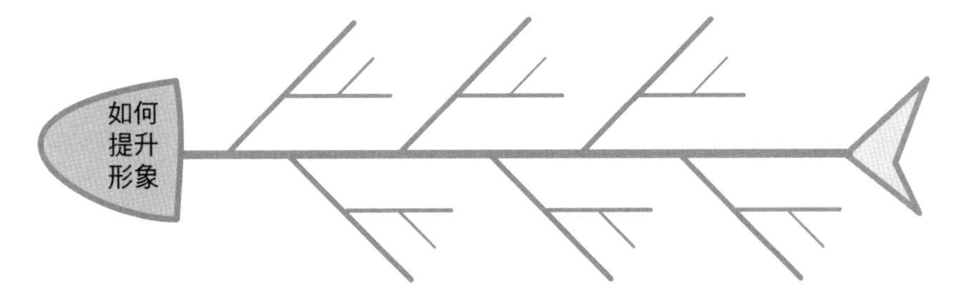

6-6 解決醫療行銷問題工具——MECE分析法

要解決醫療行銷問題，另一個極爲好用的解決工具名爲「MECE 分析法」。

什麼是MECE分析法？

「MECE」，是「Mutually Exclusive Collectively Exhaustive」的縮寫，意指「相互獨立，完全窮盡」。也就是對於一個重大的醫療行銷問題（議題），能夠做到不重疊、不遺漏的分類，而且能夠藉此有效把握問題的核心，並解決問題的方法。

所謂的不重疊、不遺漏，係指在某個整體（不論是客觀存在的，還是概念性的整體）劃分爲不同類時，必須保證劃分後的各分類符合以下要求：

・各分類之間相互獨立（Mutually Exclusive）

・所有分類完全窮盡（Collectively Exhaustive）

「MECE（相互獨立、完全窮盡）」的「相互獨立」，意指在問題的分類，是在同一維度上並有明確區分、不可重疊的「完全窮盡」意指全面且周密。

「MECE」的重點在於幫助行銷企劃人員，找到所有影響預期行銷效益或目標的關鍵因素，並找到所有可能的解決方案，而且「MECE」可以協助行銷管理者進行行銷問題或解決方案的排序、分析，並從中找到最佳的行銷問題解決方案。

「MECE」的兩種做法

1. 一是在確立醫療行銷問題時，應用畫畫魚骨圖的方式，在確立「主要問題」的基礎上，再逐個往下層層分解，直至將所有行銷問題都找到，通過問題的層層分解，可以分析出關鍵的行銷問題和初步解決行銷問題的方案。
2. 另一種方法是集思廣益找到主要的行銷問題，然後在不考慮現有資源限制的基礎上，考慮解決該行銷問題的所有可能方法，在這個過程中，要特別注意多種方法的結合，有可能是個新的解決方法，然後再往下分析每種解決方案所需要的各種資源，並經由分析比較，再從上述多種方案中找到目前狀況下最佳的解決方案。

MECE分析醫療行銷問題步驟

MECE 分析醫療行銷問題時，主要步驟：

1. 確認問題是什麼？
2. 尋找MECE的切入點。

MECE的原則

即是把一個醫療行銷問題分解爲若干個更細的工作任務方法。它主要有兩條原則：

1. **完整性**：分解醫療行銷問題的過程中不要漏掉某項，要保證完整性。
2. **獨立性**：強調每項解決方案之間要獨立，每項解決方案之間不要有交叉重疊。

面對複雜的醫療行銷問題時，最重要的是如何抽絲剝繭，並正確地找出關鍵的核心問題，進而提出最佳可行性的解決方案。應用「MECE 法」是在眾多解決醫療行銷問題的方法中，最爲有效的解決方法之一。

「MECE」的要求

「MECE」的要求
- 分類相互要獨立
- 分類要完全窮盡

「MECE」主要二種做法

魚骨圖法

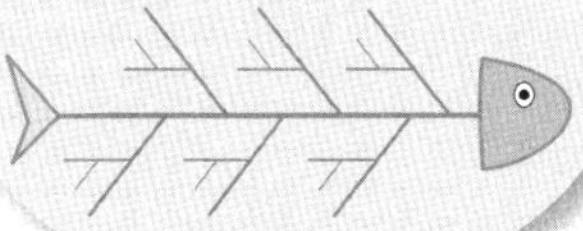

集思廣益法

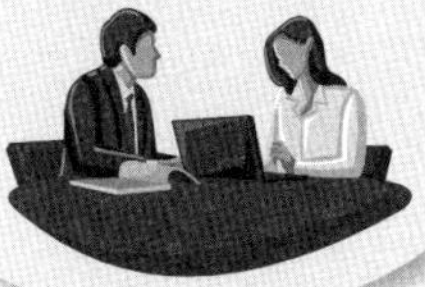

「MECE」分析步驟

1. 確認問題是什麼？

2. 找出「MECE」的切入點

「MECE」原則

「MECE」原則
- 完整性
- 獨立性

6-7 行銷問題分析工具——腦力激盪

不論是醫保（社保）或是自費醫療對醫療行銷問題及要解決醫療行銷問題，並非一個人的事，而是團隊的事，所以需要用團隊的力量來解決醫療行銷問題，因此，「腦力激盪（brainstorming）」成了團隊最佳解決行銷問題的方法。

什麼是「腦力激盪」

我們經常聽人說「腦力激盪」，那什麼是「腦力激盪」？意指：如何將不同工作角色的人員，以團隊合作的方式進行「創造性解決問題」的方法，稱之為「腦力激盪法」。

腦力激盪法4大基本原則

原則1：嚴禁批判：在會議中，不批判他人發言，才能讓所有成員自由發揮聯想。

原則2：自由聯想：使與會成員無拘無束地暢所欲言，在輕鬆愉快的氣氛下，流暢地思考。

原則3：先量後質：運用先發散後收斂的方式，圍繞在主題的聯想，徵求大量點子。

原則4：整合改善：以彼此的發想為基礎，不斷激盪出更好的新點子，甚至允許團隊中出現與他人相似的發想。

7個步驟讓討論更聚焦

步驟1：確立具體的行銷問題：醫療行銷問題有很多可能的面向，但每一次的「腦力激盪」會議，只需確立一個具體討論的行銷問題（討論的主題）。

步驟2：成員坐成U字狀，備有海報紙及便利貼：坐成U字型，可便於與會成員間的對話與交流互動及討論。討論時，可先將想法寫在便利貼上，經討論後將其編號，再貼在海報紙上。

步驟3：由熟知「腦力激盪」的主持人引導討論：在會前，主持人要知悉欲討論的醫療行銷問題可能發想的領域，會中引導與會成員從不同角度思考聯想。並掌握討論氣氛、鼓勵成員踴躍發言。

步驟4：邀集跨領域人才與會：醫療院所會出現行銷問題，絕非單一構面的事，所以在舉行「腦力激盪」會議時，可邀集跨領域（主要利益關係人）人才與會，最佳的會議人數可在5～8人之間。這樣的人數有利於跨領域人才進行自由聯想的討論。

步驟5：鼓勵自由發言，翔實記錄：由於與會成員來自跨領域的利益關係人，因此主持人需要引導並鼓勵不同領域的成員，就此探討的醫療行銷問題踴躍發言。另就會議中所有發言，藉由全程錄音，再以逐字稿方式記錄，有助後續找出解決行銷問題方案之用。

步驟6：稍作休息，再討論：進行50分鐘左右，可讓成員稍作休息，再繼續進行。充分休息，可讓與會成員從客觀的角度思考及反饋其他人提出的點子。

步驟7：可行性方案評估：以「獨立性」與「現實性」進行所有解決方案的可行性評估，並可依預期成效，將可行性方案進行排序。

腦力激盪四大原則

不批評
聯想自由
不求量
求質
改善整合

如何聚焦討論

如何聚焦討論
確立問題
坐成U字形便於互動
主持人要善於引導
跨專業領域人員與會
自由發言及記錄
休息後再討論
方案評估

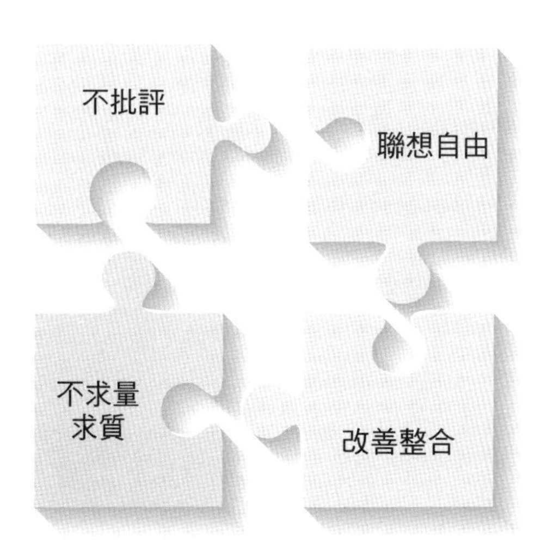

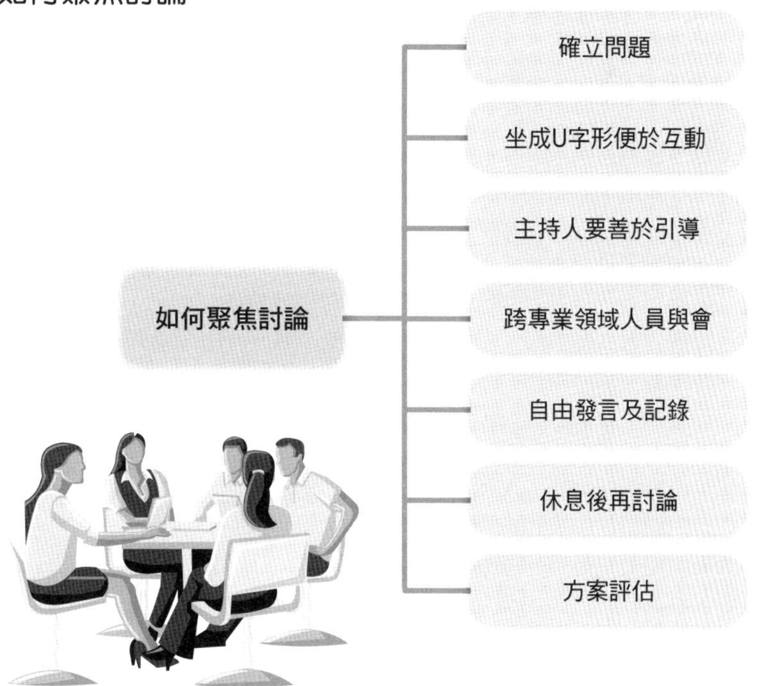

6-8 提升解決醫療行銷問題的五種能力

不論是醫保（社保）或是自費醫療院所在高度競爭中，經由創造利益關係人價值，來獲取患者回診率增加，及新患者的來診量，最好的方式就是採用「醫療行銷」來提升。然而在動態競爭環境中，也會有層出不窮的行銷問題發生，要能即時有效地分析並解決行銷問題，除了需要行銷人員、行銷團隊、整體醫療院所的配合及資源的投入之外，還有就是需要「提升解決行銷問題的五種能力」，方能因應瞬息萬變的醫療行銷環境。

解決行銷問題的首要關鍵在「人」

要解決醫療行銷問題前，先要有對的行銷企劃員工，且行銷企劃員工需有的特質是

1. 態度（Attitude）：良好的爲人處事態度。
2. 習慣（Habit）：養成良好的生活及工作習慣。
3. 技巧（Skill）：具有應對進退的技巧。
4. 知識（Knowledge）：專業的知識背景。
5. 分享（Share）：願意將經驗分享出去。

提升解決醫療行銷問題的五種能力

1. **成就力**：解決醫療行銷問題前，需要有「成就力」，因爲成就動機強，才會有企圖心解決醫療行銷問題；反之，沒有成就力，只會選擇迴避，視而不見。
2. **覺察力**：面對醫療行銷問題，需要有敏銳的覺察，能預先覺察到可能會發生的問題所在，當問題發生時，可精準地覺察到問題核心，更能覺察到解決行銷問題的方案。
3. **創意力**：解決醫療行銷問題，絕非只有一種方案，因應動態競爭環境，需要有更多的創意思考，經由創意思考，擬訂出不同創意的因應對策，來解決醫療行銷問題。
4. **批判力**：面對行銷問題，需要的是高反思及高度批判，對於問題需要批判，從批判中找出核心關鍵的問題所在。另在擬訂有創意的解決方案後，經由沙盤推演及高度的批判，可從中找出最佳的解決方案，才能有贏的契機。此外，解決後的成效也需要批判，因爲成效的檢討就是最佳的批判時機，進而找出改善方案。
5. **執行力**：再好的解決方案，沒執行或執行力不佳，結果當然會令人失望。因此可藉由檢核表的方式，研究如何提升及落實執行的成效。

經由提升上述五種能力，對於分析及解決醫療行銷問題才能更精準有效。然而可以將這五種解決行銷問題的能力，用在分析及解決醫療行銷問題程序中，如：

1. 在界定行銷問題時，可多用成就力、覺察力。
2. 在釐清行銷問題時，可多用覺察力、批判力。
3. 在擬訂解決方案時，可多用覺察力、創意力。
4. 在選擇解決方案時，可多用創意力、批判力、執行力。
5. 在進行成效檢討時，可多用創意力、批判力。

解決行銷問題關鍵因素 KASH'S

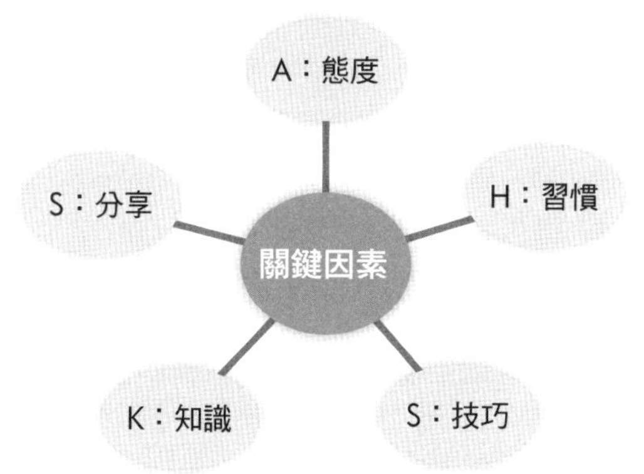

解決行銷問題五力

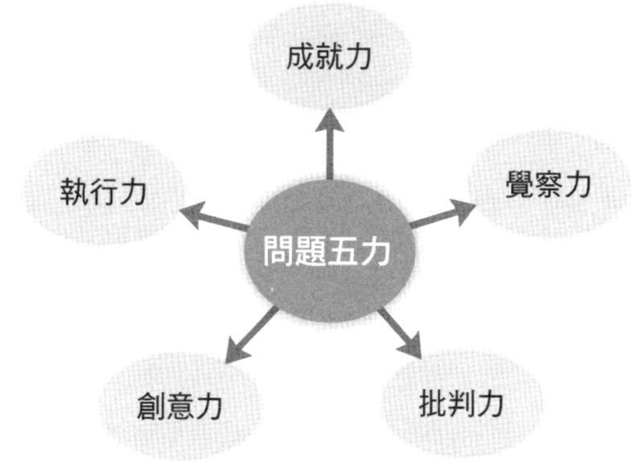

醫療行銷與五力

醫療行銷＼五力	成就力	覺察力	批判力	創意力	執行力
界定	✓	✓			
釐清		✓	✓		
擬訂方案		✓		✓	
選擇方案			✓	✓	✓
檢討成效			✓	✓	

6-9 醫療行銷目標管理

解決醫療行銷問題的過程，亦是一種目標管理（Management by Objective，MBO）。意指在解決醫療行銷問題初期，會先行設定目標，而後開始進行分析、解決、成效評估、獎勵等，這就是一種目標管理的過程。

設定目標的SMART原則

目標管理要有效，須從設定的目標開始，當目標設定符合了「SMART原則」，將便於目標管理，SMART原則指的是：

S：**明確性（Specific）**：設定目標的範圍需要明確，而非空泛。

M：**衡量性（Measurement）**：目標的設定需可衡量，並將可衡量的目標分成大目標、中目標，小目標。再由小至中到大達成目標。

A：**實現性（Attainable）**：所設定的目標需要是可實現的，而非僅是理想。目標可以實現對個人、對行銷團隊而言才有意義。

R：**結果導向（Result-based）**：目標是基於結果設定，而非行動或過程。因此設定一個以結果爲導向的目標，對行銷團隊或個人而言，才具意義。

T：**時限性（Timely）**：目標應有時間限制。時限性的要求可以讓你明確目標是短期、中期、長期的時限。

目標管理的功能

目標管理是具指標性的管理、系統整合的管理、重視成效管理以及重視個人的管理，因此目標管理有以下功能：**1.克服傳統管理的弊端。2.提高個人及團隊的工作成效。3.使成員的能力得到激勵和提高。4.改善人際關係。**

目標管理的優缺點

任何管理機制都是一體二面，目標管理也具有兩方面，既有積極的優點，又有本身的侷限性的缺點。

目標管理的優點：1.形成激勵。2.有效管理。3.明確任務。4.自我管理。5.有效控制。

目標管理的缺點：1.目標難確定。2.目標短期化。3.目標修正不靈活。

解決醫療行銷問題也要有管理系統

不論是醫保（社保）或是自費醫療院所要有效分析及解決醫療行銷問題，除了必須要有好的分析解決工具外，更要有一套好的管理系統，應用「目標管理（MBO）」即是一套可以用來管理分析、解決行銷問題的有效系統。行銷團隊在導入目標管理時，也須在團隊內部進行相關目標管理的說明及教育訓練，讓所有成員了解目標管理的眞諦，及如何使用目標管理來協助個人及團隊完成任務。

目標管理是用來監督及控管，讓醫療行銷問題可以在限定時間內、有明確目標、可衡量的狀況下，以結果導向來實現解決行銷問題的管理系統。

目標管理SMART原則

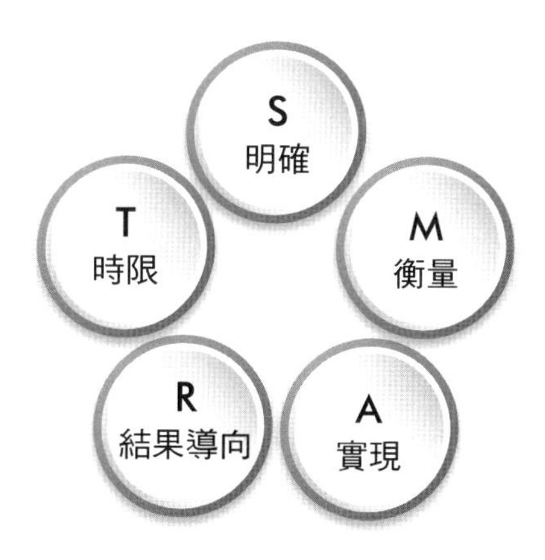

目標管理功能

1 克服弊端
2 提升工作效率
3 提升工作能力
4 改善人際關係

PDCA循環的八個步驟

1 找問題
2 找原因
3 找要因
4 訂計畫
5 執行
6 檢查
7 總結經驗
8 提出新問題

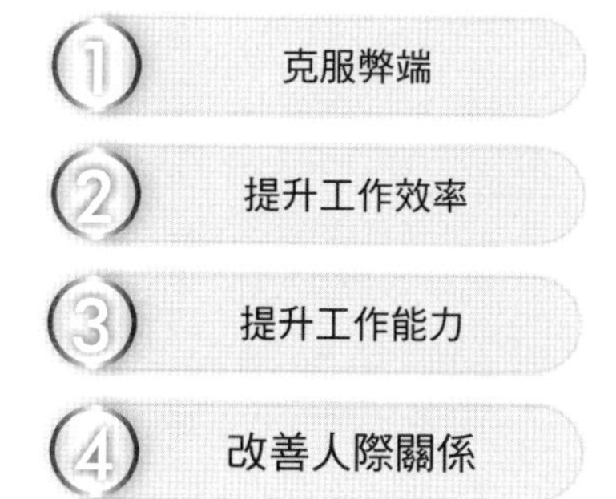

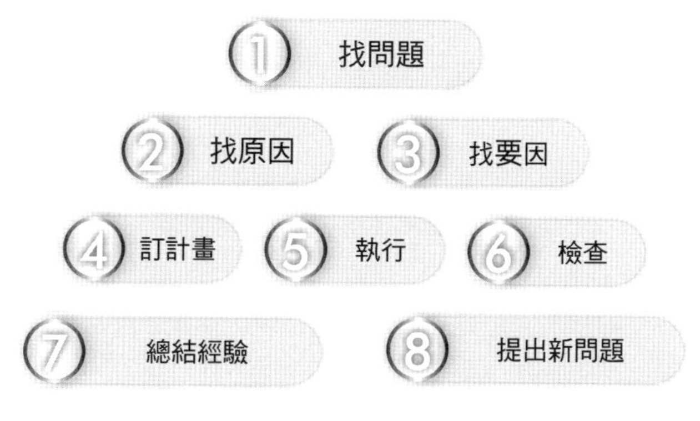

NOTE

第 7 章
醫療行銷溝通

7-1 醫療行銷溝通本質與目的

7-2 醫療行銷溝通要素、模式、步驟

7-3 醫療行銷溝通工具

7-4 醫療行銷溝通的醫療法限制

7-5 醫療行銷的法律關係

7-1 醫療行銷溝通本質與目的

早期在社會保險（健保、醫保）下的醫療模式，多數是因患者有疾病到醫療院所求診，不會著重醫療行銷及其行銷溝通，只著重醫治患者的疾病；但隨著經濟條件富裕，自費醫療的興起，患者期望有更好的醫療及服務時，不論是醫保（社保）或是自費醫療院所便需要開始著重醫療行銷，更需要知道如何與利益關係人進行醫療行銷溝通。

醫療行銷溝通本質

所謂「溝通」是一種「傳達」與「了解」的過程；溝通係個人或團體相互間交換訊息的歷程，以建立共識、協調行動、集思廣益或滿足需求，進而達成預期目標，因此溝通包括三項要點：1.溝通是「交換訊息」的歷程。2.溝通之雙方爲「個人或團體」。3.溝通有其「目標或目的」。

因此，醫療行銷溝通的本質，在於跟「利益關係人」進行「互利」的資訊交流，讓利益關係人經由行銷溝通，得以獲得更多價值。

醫療行銷溝通重點

醫療行銷之所以會被重視，來自於就醫需求不同，如自費醫療即是希望獲得更好、更高品質的醫療及服務，所以醫療行銷也隨之受到重視。醫療行銷要成功有效果，須視醫療行銷溝通有沒有做好，因此在醫療行銷溝通上有四個重點：

1. 能見度：經由不同媒介與渠道的醫療行銷溝通，可讓醫療院所更有「能見度」。
2. 可信度：與利益關係人之間互信、客觀的溝通，可讓醫療院所更具「可信度」。
3. 吸引力：以利益關係人爲中心且應用有創意的醫療行銷溝通，可讓醫療院所更具「吸引力」。
4. 影響力：以滿足患者需求爲導向的醫療行銷溝通，可讓醫療院所更具「影響力」。

醫療行銷溝通目的

醫療不同於一般消費行爲，自費醫療更是被賦予高度醫療、人性、關懷使命的期待。因此在醫療行銷溝通時，更須嚴謹且符合醫療及消費者相關法律法等規範，主要的醫療行銷溝通目的有：

1. 建立知曉（create awareness）：讓更多的社會大眾了解醫療院所的價值所在。
2. 刺激需求（stimulate demand）：先滿足潛性需求，再刺激誘發隱性需求轉成顯性需求。
3. 找出新患者（identify NP）：讓更多社會大眾轉而成爲醫療院所的NP。
4. 維持患者忠誠度（retain loyal customers）：經由醫療行銷溝通，爲患者創造價值，讓患者更有忠誠度。
5. 塑造定位（positioning）：經由醫療行銷溝通，形塑醫療院所在醫療專業領域（項目）的定位，及在醫療院所品牌經營的定位。

做好的醫療行銷溝通，才能達到醫療行銷的目的。

醫療行銷溝通重點

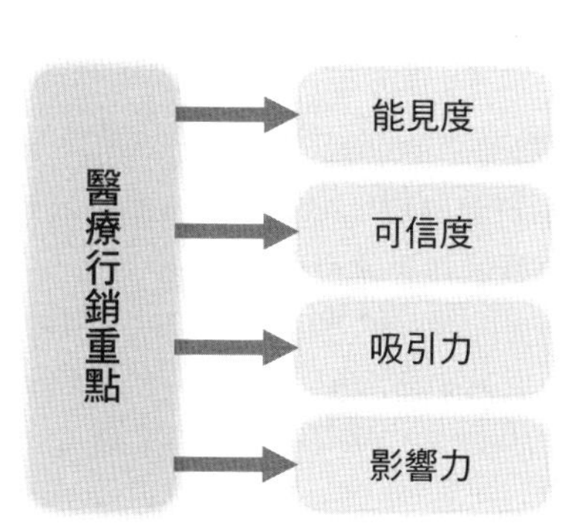

醫療行銷溝通目的

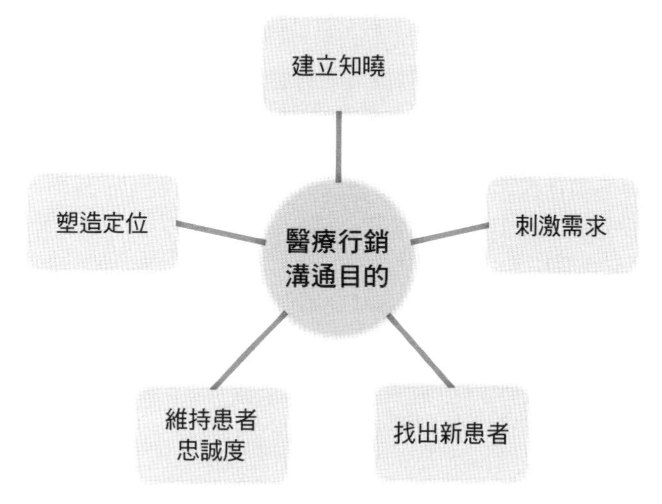

＋知識補充站

醫療行銷溝通需解決三個問題

1. 要溝通什麼？（what）→ 訊息策略
2. 要如何溝通？（how）→ 創意策略
3. 由誰來溝通？（who）→ 訊息來源

7-2 醫療行銷溝通要素、模式、步驟

不論是醫保（社保）或是自費醫療在醫療行銷要有成效，必須先了解醫療行銷溝通的要素、模式、步驟。

醫療行銷溝通的七要素

1. **溝通的傳送者**：即是醫療行銷溝通的源頭（醫療院所的行銷企劃部門），當發出傳送的訊息愈具體明確，溝通的效果就會愈好。
2. **編碼**：在傳送前，將要傳送的訊息轉化成對方可以了解的訊息。
3. **訊息媒介**：不論是用口語或文字傳達給對方，其所經歷的管道稱爲媒介。
4. **解碼**：對方經媒體接收到訊息後，轉化爲具體的意義。
5. **訊息的接收者**：指接收到訊息的人。
6. **回饋**：接收並經了解訊息內容後，接收者對傳送者所做的反應或回送訊息。
7. **噪音或雜訊**：在過程中，可能隨時出現各種干擾。

以上就是所謂的醫療行銷溝通七個要素，且由這七個要素將醫療行銷溝通串聯起來，形成一個迴路，醫療行銷溝通品質要好，就視這個迴路是否暢通。

醫療行銷溝通模式

所謂醫療行銷溝通模式，意指將醫療行銷溝通七要素（溝通的傳送者、編碼、訊息媒介、解碼、訊息的接收者、回饋、噪音或雜訊）串聯成一個迴路，稱之爲「醫療行銷溝通模式」。在此模式中，必須掌握每個要素的特性、所扮演的角色及其價值。更需注意溝通中的噪音或雜訊，這些都會讓溝通效果大打折扣，另外，亦須做好回饋機制，如此才能進行修正及改善。

醫療行銷溝通步驟

1. **確認目標聽眾**：不同的醫療行銷訴求，會有不同的聽眾。因此在進行醫療行銷溝通前，須就醫療行銷訴求，確認出主要的目標聽眾是誰？
2. **醫療行銷目標**：每次醫療行銷溝通，只是爲了達成一個主要的醫療行銷目標。因此，確認醫療行銷目標便是重要關鍵所在。
3. **明確溝通訊息**：確認行銷目標後，須爲了達成此目標，將要傳送的醫療行銷溝通訊息，做最有效且明確化的彙整。
4. **選擇溝通媒介**：依醫療行銷溝通聽眾、行銷目標、溝通訊息之不同，所選擇的溝通媒介也會不同。不同的媒介，可以達到不同的溝通效果。
5. **決定溝通組合**：溝通模式可分爲拉式溝通及推式溝通。因此須依醫療行銷溝通聽眾、行銷目標、溝通訊息等不同，選擇最佳的溝通組合。
6. **溝通效果評估**：任何的醫療行銷溝通，都是期望可以達到當初所設立的目標，在進行醫療行銷溝通後，須就成效進行評估，並將此評估結果，做爲後續醫療行銷溝通之改善方案。

要達成有效的醫療行銷溝通，必須知道七大要素的功能、醫療行銷溝通模式的價值所在，以及醫療行銷溝通的六大步驟環節。

醫療行銷溝通模式

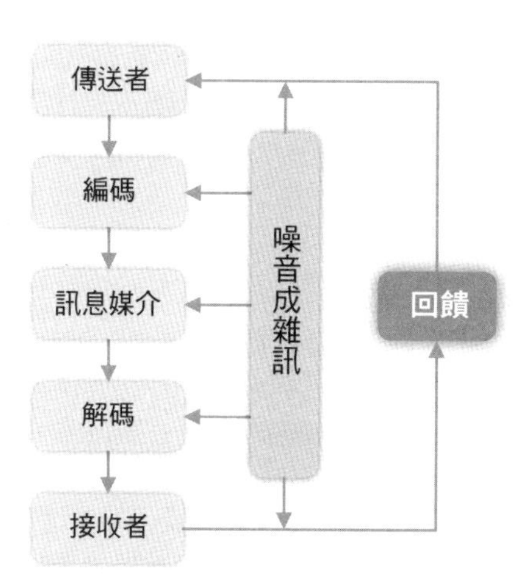

有效醫療行銷溝通步驟

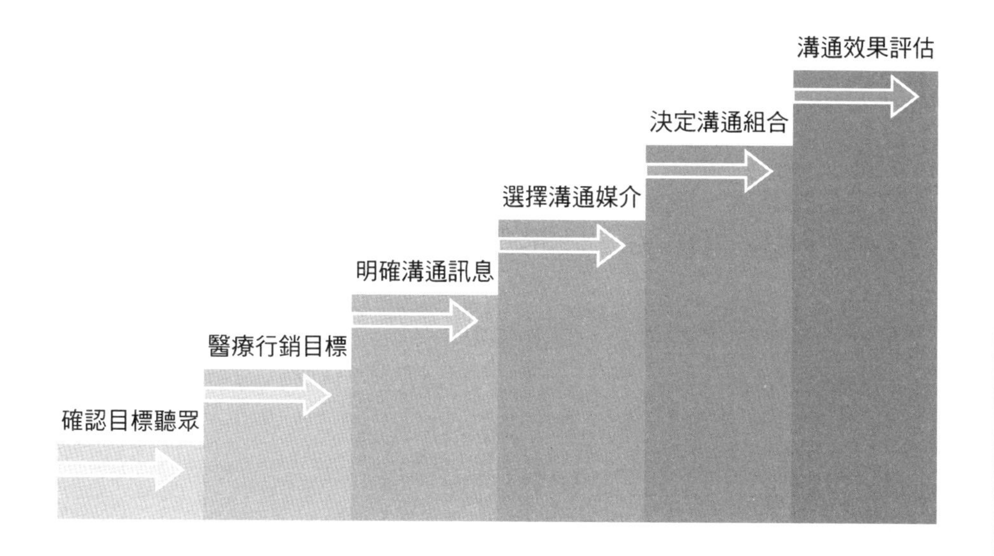

7-3 醫療行銷溝通工具

醫療產業受到政府高度管制，也高度依賴社會保險、民眾心理期待，在以既有社保爲前提的醫療市場中，鮮少會論及醫療行銷。然醫保（社保）或是自費醫療隨著社會風氣開放，對審美的要求更高，可支配經濟所得變多，對醫療品質及服務的需求增加，醫療行銷也開始盛行。因應不同的醫療需求，醫療行銷溝通工具也隨之不同，在眾多的醫療行銷溝通工具中，哪一種溝通工具適合？哪一種溝通工具不適合？從了解醫療行銷溝通工具，才知如何選擇。

整合性的醫療行銷溝通工具

主要可以分爲廣告（advertising）、公共關係（public relations）、直效行銷（direct marketing）、口碑行銷（word-of-mouth marketing）、人員銷售（personal selling）、推廣（promotion）等六種，每一種工具都有其獨特性與成本。

1. **醫療廣告**：是指用贊助者的身分，以付費方式在廣告媒體上對療程、服務特色、理念、政策等做陳述和推廣。廣告的特性與型式：廣告具有可多次重複某一訊息、可生動地表達的特性。可用的廣告媒體，包括報紙、雜誌、海報、電視、電話、收音機、手機、戶外看板、手冊、網際網路及各種資訊平臺等。
2. **醫療公關**：是指用來宣揚或保護醫療院所的形象及其醫療服務方案，用來建立和強化與公眾的良好關係。醫療公關具有高可信度、能接觸到不想碰到諮詢銷售人員或廣告的人等特性。如：醫療出版品、記者會、公共報導、週年慶、健康講座、醫療研討會、義診贊助活動等公關工具。
3. **直效行銷**：意指使用直接郵件（DM）、型錄、傳眞、電話、電視、電子郵件、部落格（blogs）或網站等，直接和特定閱聽者進行醫療行銷溝通，引發回應或對話。醫療直效行銷具有客製化、溝通訊息可快速更新及可與特定對象互動等特性。
4. **口碑行銷**：是指經由既有獲得醫療價值或好評的人，向閱聽眾做人與人的口頭、書面或電子溝通。醫療口碑行銷具有高可信度，包括傳統口碑和網路口碑。
5. **人員諮詢（銷售）**：指諮詢師爲了陳述醫療服務、回答問題與爭取支持爲目的，而與閱聽眾做面對面的互動。人員銷售具有可與人立即互動、可培養人際關係等特性。
6. **推廣**：推廣是指鼓勵或誘導閱聽眾去採用某一療程、醫療服務之誘因。推廣具有可引起注意、提供誘因以及可請人立即行動等特性。

整合性醫療行銷溝通是藉由不同的整合性醫療行銷工具，來達成醫療行銷溝通的目的。在眾多的整合性醫療行銷工具中，須依醫療及相關法律規範而定。

醫療行銷工具

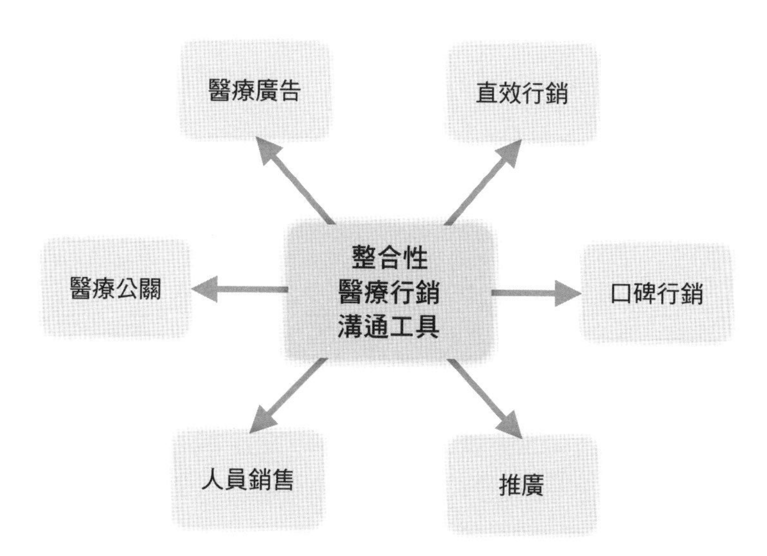

醫療行銷溝通工具

溝通方式	溝通工具
醫療廣告	海報、雜誌、報紙、電視、收音機、戶外看板、網路
醫療公關	記者會、社區公關、研討會、健檢、義診
直效行銷	郵寄健康資訊、電子郵件、官網
口碑行銷	傳統口碑、面對面、口耳相傳、網路口碑行銷
人員銷售	諮詢師
推廣	健檢活動推廣

7-4 醫療行銷溝通的醫療法限制

醫療行銷溝通，不論在任何國家或地區，都一定要先了解當地對於醫療院所經營相關的法律及規範。

臺灣醫療行銷溝通的法律限制

不論是醫保（社保）或自費醫療在臺灣對醫療產業有高度管制，在醫療行銷溝通有關的法律規範有醫療法、消費者保護法、公平交易法、刑法、民法。

涉及不當醫療行銷廣告有

在醫療法範疇下，因過度競爭，同業為求生存，常有涉及不當的醫療法相關規定行為發生，最常發生觸法的不當醫療行銷廣告有：

1. **由非醫療院所從事醫療廣告**：醫療院所與團購業者合作，由團購業者刊登醫療廣告，可能違反醫療法第84條「非醫療機構，不得為醫療廣告」之規定。
2. **不當招攬醫療業務**：醫療院所為了達到在電視（連戲劇、談話性節目、購物台）置入性行銷之效果，藉新聞媒體採訪、參加節目錄音錄影或召開記者會等方式、暗示或影射以招徠醫療業務或為不實宣傳。
3. **誇大其詞**：為招徠醫療業務，刻意強調「國內首例」、「全臺灣第一例」、「診治病例最多」、「全國或全世界第幾台機器」等用語。
4. **號稱病例數**：在未累積相當病例數，以生物統計學或流行病學方法分析，或未將研究結果先行發表於國內外醫學會前，即以醫學研究名義發表。為迎合窺視心理，譁眾取寵、提高新聞曝光率或招徠醫療業務，而發布特殊個案病例。
5. **宣稱療效**：對外宣稱醫療效果，或宣稱未經核准之人體試驗或結果。
6. **網路線上諮詢問診廣告**：在官網或是在相關網路平臺（臉書、部落格）進行醫療Q&A、醫療諮詢、線上問診等。
7. **寄送醫療刊物**：院內刊物，若對外寄送，也可依內容有無涉及招攬醫療業務而處罰，但院內刊物若未對外寄送，則不視為醫療廣告。
8. **刊載促銷優惠等內容**：刊載門診新開幕，前10名患者贈送禮物等，即有違法之虞。

這些不當的醫療行銷廣告，都會涉及醫療法相關規定。除可能會受罰外，也可能對醫療院所好不容易所經營的品牌，產生負面的影響。

涉及不當醫療行銷廣告的罰責

當醫療院所在從事醫療行銷時，更應謹慎須了解當時的醫療法相關規定，以免觸法，倘若有確認違反上述原則，都可視為從事不當的醫療行銷廣告行為，進而違反醫療法。就違反醫療法第85條、第86條時，可處5萬到25萬元罰鍰；若涉及宣傳性能力、墮胎、婦科整型者，還可處1個月以上1年以下停業處分或撤銷開業執照、醫師證書。

醫療院所在從事任何醫療行銷或廣告時，先行了解醫療法之醫療廣告及罰責的相關規定，將有助於醫療院所在從事醫療行銷溝通時，可更安心。

不當醫療行銷廣告類型

No

1. 非醫療機構的醫療行銷廣告
2. 不當招攬醫療業務
3. 誇大其詞
4. 號稱全球第一
5. 宣稱療效
6. 線上問診廣告
7. 院外寄發商業化醫療刊物
8. 刊載促銷優惠等內容

臺灣醫療法

第84條 醫療廣告主體限制	非醫療機構，不得為醫療廣告。
第85條 醫療廣告之內容	醫療廣告，其內容以下列事項為限： 一、醫療機構之名稱、開業執照字號、地址、電話及交通路線。 二、醫師之姓名、性別、學歷、經歷及其醫師、專科醫師證書字號。 三、全民健康保險及其他非商業性保險之特約醫院、診所字樣。 四、診療科別及診療時間。 五、開業、歇業、停業、復業、遷移及其年、月、日。 六、其他經中央主管機關公告容許登載或播放事項。 利用廣播、電視之醫療廣告，在前項內容範圍內，得以口語化方式為之。但應先經所在地直轄市或縣（市）主管機關核准。 醫療機構以網際網路提供之資訊，除有第一百零三條第二項各款所定情形外，不受第一項所定內容範圍之限制，其管理辦法由中央主管機關定之。
第86條 醫療廣告方式之禁止	醫療廣告不得以下列方式為之： 一、假借他人名義為宣傳。 二、利用出售或贈與醫療刊物為宣傳。 三、以公開祖傳秘方或公開答問為宣傳。 四、摘錄醫學刊物內容為宣傳。 五、藉採訪或報導為宣傳。 六、與違反前條規定內容之廣告聯合或並排為宣傳。 七、以其他不正當方式為宣傳。
第87條 醫療廣告之擬制	廣告內容暗示或影射醫療業務者，視為醫療廣告。 醫學新知或研究報告之發表、病人衛生教育、學術性刊物，未涉及招徠醫療業務者，不視為醫療廣告。

7-5 醫療行銷的法律關係

不論是醫保（社保）或是自費醫療院所，爲了發展醫療（美容醫療、牙醫、中醫、抗衰老等），紛紛設立「醫療行銷部門」，也開始大量應用醫療行銷來吸引患者就醫回診，但在不知悉醫療法、刑法、民法、消保法等相關法律及法規下，爲招攬而觸法的風險大大存在，不僅要罰款，更大的是損及醫療院所形象。

醫療行銷與刑法、民法、消保法、公平交易法的關係

醫療院所爲跨足自費醫療市場，無不大量應用醫療行銷工具，如透過電視廣告、連續劇置入性行銷、談話性節目等，還有官方網站、臉書、部落格、關鍵字廣告、SEO網站優化等，都是廣爲應用在招攬患者上的工具。在過度競爭下，有愈來愈多的醫療院所爲跨足到自費醫療（美容醫療、牙醫、中醫、抗衰老等）市場，透過團購、折扣、送禮品等方式行銷，例如「單次療程85折優惠」、「療程買10送2」等，都是常見的醫療廣告宣傳手法。民眾在自行尋找醫療院所時，往往都是參考醫療院所的廣告，但廣告內容如診所之器材、療效，都有可能誇大不實。當廣告有誇大不實的情況，將可能涉及刑法、消保法及公平交易法。

1. **醫療廣告與刑法**：如廣告過於誇張，例如購買單次療程，功效卻更勝於十次療程，就有可能觸犯刑法之詐欺罪。
2. **醫療廣告與消保法、民法**：消保法第22條要求企業經營者（醫療院所）應確保廣告內容之眞實，其對消費者所負之義務，不得低於廣告之內容，又第23條則是關於媒體經營者之連帶責任，若廣告內容爲不實，刊登廣告之媒體在明知或可得而知的情況下，必須與業者（醫療院所）負連帶賠償責任。
3. **醫療廣告與公平法**：依公平交易法第21條第4項規定，廣告代理業在明知或可得知情形下，仍製作或設計有引人錯誤之廣告，與廣告主（醫療院所）負連帶損害賠償責任。廣告媒體業在明知或可得知其所傳播或刊載之廣告有引人錯誤之虞，仍予傳播或刊載，亦與廣告主（醫療院所）負連帶損害賠償責任。

醫療行銷的前提在於不觸法

民眾若因醫療院所的不實廣告而權益受損時，業者（醫療院所、廣告代理商、廣告媒體業）也須負相關的法律責任。醫療院所在醫療行銷與廣告時，除務必注意「醫療法及醫療機構網路資訊管理辦法」之規定外，更須注意不實廣告應負的醫療法、刑法、民法、消保法、公平交易法之法律責任；醫療院所不應爲了招攬，而應用不合法的醫療行銷廣告，如此不僅會觸法，須負擔相關的法律責任，更會因此損及醫療院所品牌與造成負面形象。

對醫療行銷會有影響的法律

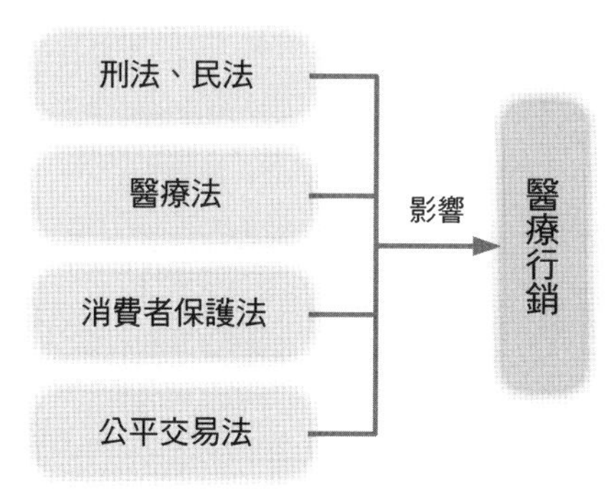

醫療行銷法律關係

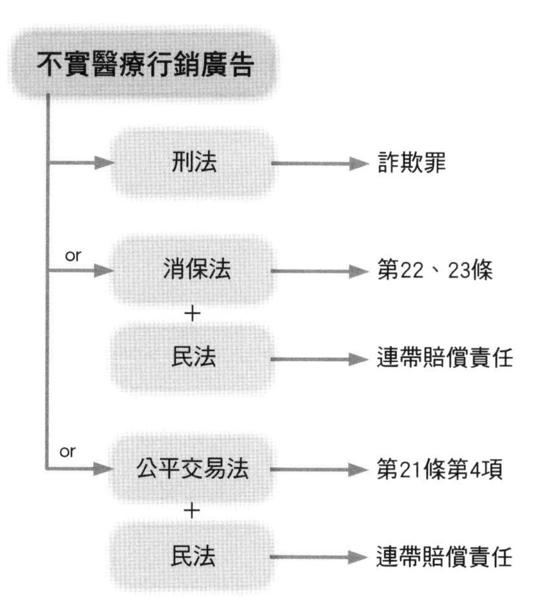

NOTE

第 8 章
擬定醫療行銷策略

8-1 醫療行銷演進

醫療供需的改變

醫療供給跟需求隨著「政策、社會、經濟、科技、生活習慣」的改變而改變。醫療供給也隨之由社會保險（健保、醫保）醫療，發展至自費醫療；醫療需求也由接受社會保險醫療，到為了可以活得更健康、更美麗、更長壽，轉而也可自行付費接受自費醫療。隨著醫療供給與需求的改變與轉型，醫療行銷也須因應與調整。

醫療行銷演進

醫療產業在早期高度政策管制、高度社會保險（健保、醫保）的補助下，醫療院所經營是不需任何醫療行銷，即可經營得很好。隨著「醫療政策的開放、社會保險（健保、醫保）的補助限制、醫療院所供給增加、患者醫療意識抬頭」等因素影響，不論是醫保（社保）或是自費醫療院所開始注意到，需要應用醫療行銷來吸引閱聽眾（潛在患者）及患者對醫療院所形象、醫療技術的注意；另更希望藉由醫療行銷增加患者（NP、OP）的就醫回診量。

未來醫療院所經營除了醫療技術、醫療團隊外，醫療行銷成了醫保（社保）或是自費醫療院所經營主要關注的新議題，也可說是「成也醫療行銷、敗也醫療行銷」。高明的醫療行銷必須在以「患者為中心，患者需求為導向」的前提下進行醫療行銷；務必切記，不可採用「太商業化」的行銷手法從事醫療行銷，這樣除了會引來社會大眾及患者觀感不佳外，更可能觸犯相關（醫療法、消保法、公平交易法）法律而受罰，所以此法不可採。

以「醫療」為導向的醫療行銷

在「醫療政策改變、社會保險（健保、醫保）補助的侷限、醫療院所供給增加」的狀況下，醫療院所的經營只著重在「醫療」本質。所以只會在院內的公布欄或是在診間內，運用醫療行銷凸顯並強調「醫生、醫療團隊、醫療技術」等訴求，來吸引患者或是陪同的親朋好友（潛在患者）注意，提升醫療形象，增加患者就醫回診。

以「患者」為導向的醫療行銷

在「醫療院所兩極化（醫學中心、基層醫療院所）發展、社會保險（健保、醫保）補助的總額及點值限制、患者醫療需求增加」等狀況下，醫療院所的經營著重在「患者」需求。醫療行銷也開始走出院外，進行「設立官網、提供網路掛號、寄發紙本醫訊給患者及社會大眾、推廣必要性的自費醫療服務」等醫療行銷手法。藉由「差異化」醫療行銷與競爭者區隔，形塑醫療院所品牌。

以「價值」為導向的醫療行銷

基於創造「價值」為前提，經營著重在創造三方（患者、員工、院所）「價值」三贏的局面。醫療行銷 3.0 將以「創造價值」的互動性醫療行銷為重點，藉此創造三方價值。

醫療行銷絕不可「太商業化」，否則物極必反。

醫療供給面限制

政策
經濟
社會
醫療院所
經營
科技
習慣

醫療行銷演進

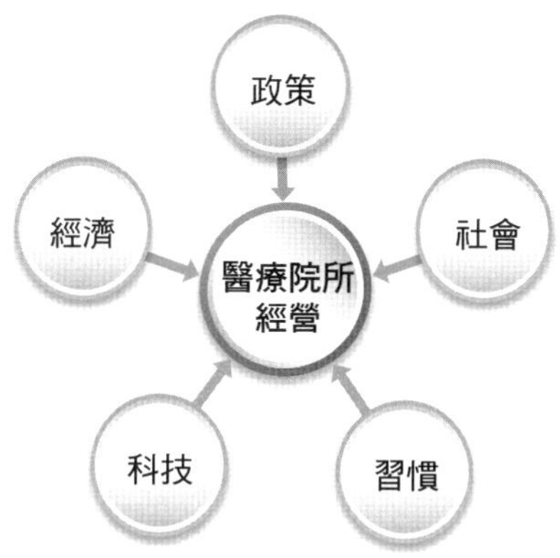

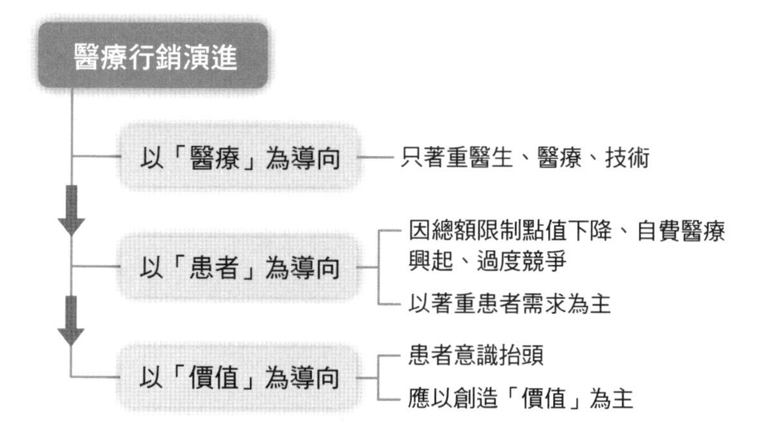

醫療行銷應注意

1 醫療供需生態
2 以患者為中心
3 了解患者需求
4 了解社會觀感
5 勿太商業化行銷
HOSPITAL

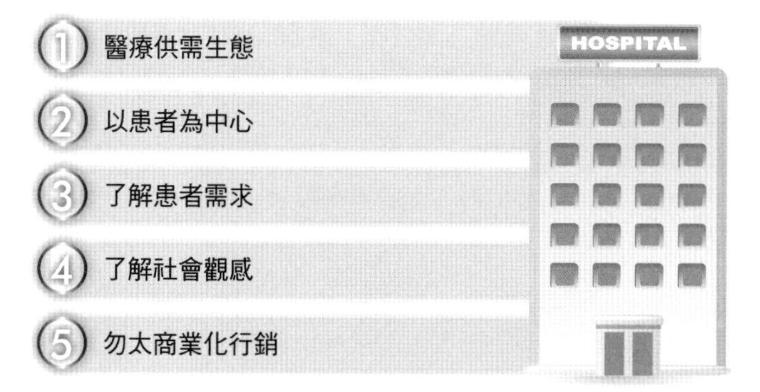

8-2 醫療行銷策略的關鍵資源

醫療院所採專業分工的經營型態，在過度競爭的過程中，不論是醫保（社保）或是自費醫療院所的醫療行銷（企劃）部門也被廣爲設立，或更爲重視醫療行銷（企劃）部的運作，因此醫療行銷部在醫療行銷策略擬訂上，便成了所有工作重點在之一。

醫療行銷策略的關鍵資源

要能擬訂好的醫療行銷策略，必須掌握重要的內外部關鍵資源，內部關鍵資源有：人、團隊、行銷議題、調查研究分析。外部資源有：機會與威脅、策略聯盟等。分別說明如下：

內部關鍵資源

1. **人**：醫療行銷是一種亟需「創意」與「敏銳度」的思考工作，因此在招募醫療行銷人員時，以具有此特質的人才爲主。
2. **團隊**：醫療行銷需要的是團隊合作，所以醫療行銷團隊建立（Team Building）時，應由「多元性」的行銷企劃人員組成。
3. **行銷議題**：醫療行銷需要的是「行銷議題」，從「以患者爲中心，以滿足患者需求爲導向」，創造更具吸引力的行銷議題，讓此行銷議題成爲眾人周知的「話題」。
4. **調查研究分析**：醫療行銷絕非憑感覺，而是需要經由醫療市場調查、研究、分析，才能創造出具話題性的醫療行銷議題。

外部關鍵資源

1. **機會與威脅**：醫療行銷要成功，在於快速掌握外部的「機會與威脅」，從患者需要角度，找出醫療市場的機會點，並可避開競爭者及政策的威脅，清楚了解主要競爭者的策略，擬訂出相應的差異化醫療行銷策略。
2. **策略聯盟**：醫療行銷如何有效打到目標市場？有一個重要且有效的做法，就是借力使力「策略聯盟」，經由策略聯盟的方法，可快速有效的把醫療行銷議題傳遞給目標市場的潛在患者。有效可用的策略聯盟夥伴，包括：同業有不同科別的院所，異業有網路媒體、臉書、電視、平面媒體、企業福委會等。不論是那一種策略聯盟夥伴，重要的是在合作模式，及合法（醫療法、刑法、民法、消費者保護法、公平交易法等）且快速有效的把醫療行銷議題，傳達給目標市場的閱聽眾（潛在患者）。

掌握了醫療行銷內外部的關鍵資源後，接著就是將這些關鍵資源進行有效整合，這是醫療行銷部門主管主要的工作之一，因此醫療行銷主管要「知人善用、找出目標市場機會所在、釐清避開政策威脅、深度調查研究分析潛在醫療需求、能集思廣益創造行銷議題、藉由好的策略聯盟夥伴、發揮團隊效益快速達陣」，進而產生醫療行銷的綜效，成爲醫療行銷話題王。

行銷策略關鍵資源

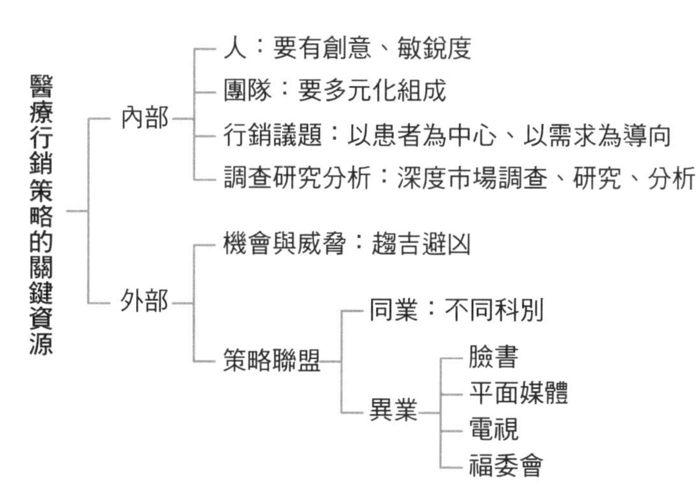

以患者為中心，以需求為導向的行銷策略

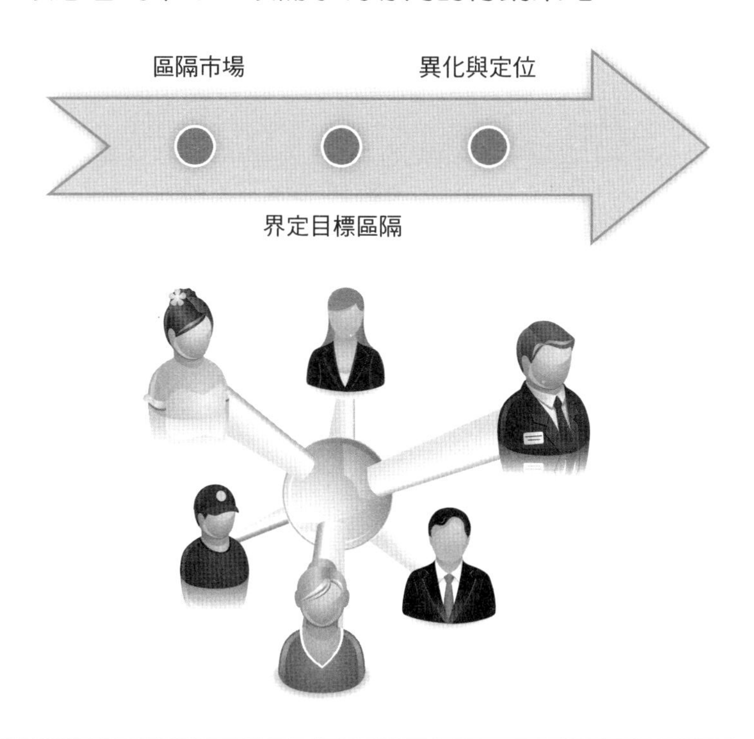

8-3 如何發展獨特的醫療行銷策略

醫保（社保）或是自費醫療要如何在過度競爭的市場中勝出。重要的關鍵之一，取決於醫療院所的醫療行銷策略是否可以吸引新患者（NP）就醫，及留住既有患者（OP）的回診。

如何發展獨特的醫療行銷策略

醫療行銷策略是醫療院所以患者爲中心，並以滿足患者需求爲導向，依據患者經驗、產業環境（PESTEL）分析、醫療產業生態（五力）分析、醫療院所（SWOT）分析、市場調查、市場研究等分析，推估市場顯性需求及隱性需求，經由醫療院所內部的「醫療服務（產品）、價格（自費醫療）策略、通路策略、促銷策略」等，進而發展出各項醫療行銷活動，提供滿足患者需求的醫療及服務，並可實現醫療院所長期經營。

發展醫療行銷策略要件

醫療行銷策略要有效，是基於「以患者爲中心，滿足患者需求爲導向，爲患者創造價值」的前提下，擬訂醫療行銷策略五個要件：

1. **產業環境分析**：經由醫療產業環境的PESTEL分析，尤其須著重在「社會，經濟、法律」環境的分析，由此可更了解「醫療院所所處的經營狀況，以及可更了解大環境下民眾的生活習性」。
2. **產業生態分析**：針對所處的醫療產業生態進行五力分析，就現有競爭者的威脅、潛在競爭者的威脅、替代性威脅、供應商的議價、患者（自費醫療）議價等進行分析，找出「經營之道」。
3. **3C分析**：好的醫療行銷策略，也須先行對「主要競爭者、次要競爭者、患者、及醫療院所自身」進行分析，因爲知己知彼，才能百戰不殆。3C分析，有助於了解如何「將有限的醫療行銷資源，投入什麼地方」。
4. **醫療院所SWOT分析**：整合3C分析在SWOT進行分析，及擬訂SO、ST、WO、WT的經營策略。主要是要找出醫療院經營的「目標市場」所在。
5. **醫療行銷資源**：在擬訂醫療行銷策略前，要先了解有多少資源，沒有資源不會有好策略產生。因此要了解醫療行銷的「預算、人、跨部門資源、高層支持」等資源，其中又以高層的支持最爲重要。

經由這五要件的分析及整合，才更能發展出獨特的醫療行銷策略。

醫療行銷7P策略

醫療行銷是否有有效？有賴於醫療行銷策略7P的擬訂與進行，因而創造三贏的局面。醫療行銷7P，指的是「醫療（產品product）、自費醫療價格（price）、通路（place）、促銷（promotion）、公關（PR）、行銷人員（people）、行銷專案（project）」，這7個P的策略擬訂。

醫療行銷只要在「以患者爲中心，滿足患者需求爲導向，爲患者創造價值」的前提下，並在「前置分析做得紮實，有適切的醫療行銷資源配合」，醫療行銷策略就更具「獨特性」。

擬訂醫療行銷策略五要件

1. 產業環境分析
2. 產業生態分析
3. 3C分析
4. 醫療院所SWOT分析
5. 醫療行銷資源

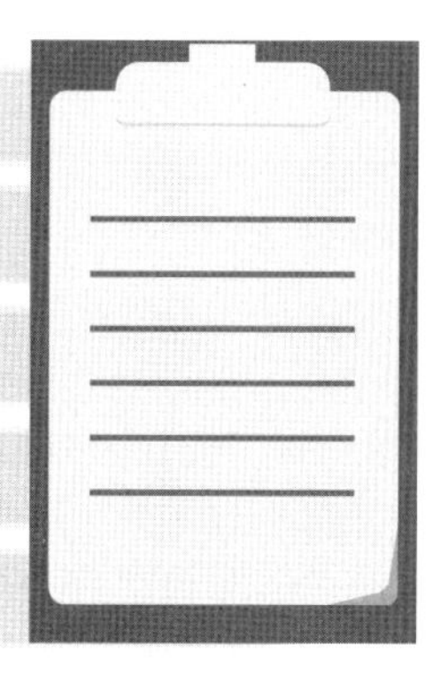

醫療產業環境分析

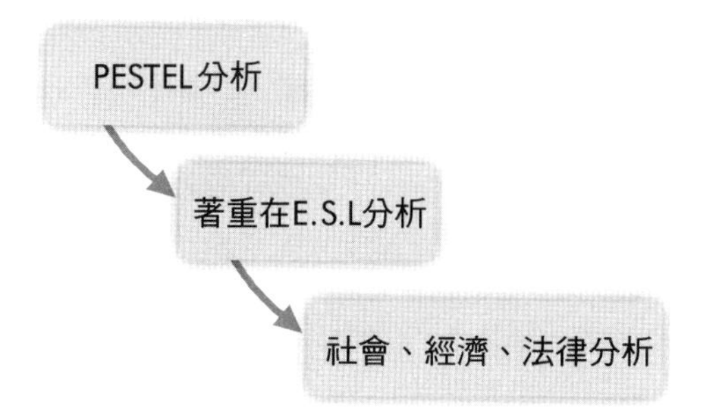

醫療行銷7P策略

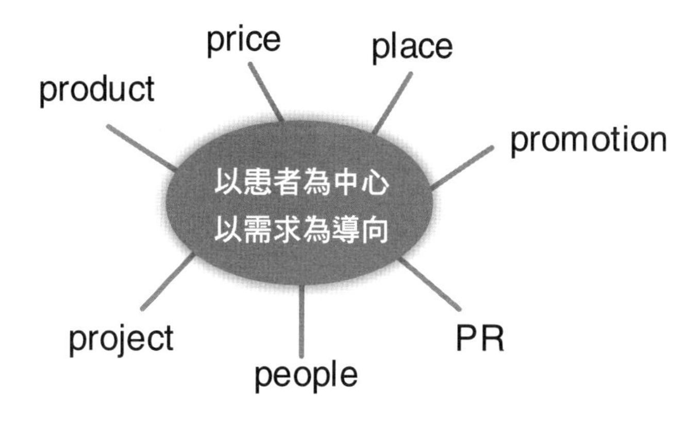

8-4 醫療行銷STP策略

醫保（社保）或是自費醫療院所經營最主要是在創造「價值」的過程，而如何更有效地創造「價值」？有賴於醫療行銷的策略規劃與執行，其中又以醫療行銷的「STP策略」最爲主要。

醫療行銷 STP 策略

醫療行銷是基於如何有效創造價值爲前提，因此應用醫療行銷的STP策略，針對正確的患者，建立正確的關係，進而精準地創造價值。醫療行銷STP策略，指的是透過「明確市場區隔（Segmentation）→選擇目標市場（Targeting）→找出鮮明的定位（Positioning）」之過程，集中所有醫療行銷資源，聚焦在會願意到醫療院所就醫的新患者（NP）、及願意再回診的既有患者（OP）、相關利益關係人。醫療行銷STP策略有：

1. S（明確市場區隔）：不論是在社會保險醫療市場或是自費醫療市場，經由醫療院所內部的患者關係管理系統，進行患者大數據（BIG DATA）分析患者就醫（社會保險醫療、自費醫療）類型與就醫（醫療需求、回診）習性，並推估未來醫療供給及需求趨勢，進而在社會保險醫療及自費醫療進行明確的市場區隔。有了明確的市場區隔，對於患者而言，可更清楚了解醫療院所提供的醫療服務爲何，便於患者選擇。
2. T（選擇目標市場）：在明確的市場區隔後，醫療院所在有限的醫療資源下，依醫療服務模式及患者屬性，必須選定目標市場，爲此醫療院所才能爲患者創造更有效益的價值。選擇目標市場的用意，在於醫療院所必須善用資源，將資源投注並滿足目標市場的需求。如經明確市場區隔後，在健檢醫療市場中，只做高端的健檢醫療，這就是一種所謂的「選擇目標市場」。選擇目標市場可用的三種策略，分別是：「差異化策略、集中化策略、低成本策略」。
3. P（找出鮮明定位）：所謂「鮮明定位」，是醫療院所爲了滿足患者的醫療需求及心理預期而做的一種定位。此種鮮明定位，將有別於其他競爭者，而更具競爭優勢，因此醫療院所在進行「鮮明定位」時，於「經營理念、醫療技術、醫生團隊、服務特色、全程關懷」等項目，都可有其鮮明定位，不僅可與主要競爭者有所差異及區別，也更具競爭優勢；此外，有鮮明的定位，亦可獲得患者青睞，進而就醫求診。

醫療行銷的STP策略關鍵

醫療院所經營，是在一種「相對性、動態性」的環境中變化，因此STP策略的擬訂，也須不定期檢視，唯有在多關注外在醫療政策、經濟所得、社會文化、醫療科技及醫療供需等變化，及善用內部患者關係管理系統的分析與推估，才能更精準地擬訂滿足需求、創造價值的STP策略。

有效區隔五要件

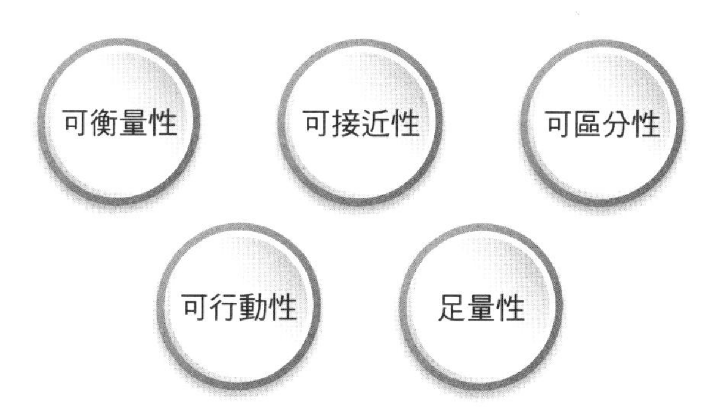

評估市場區隔

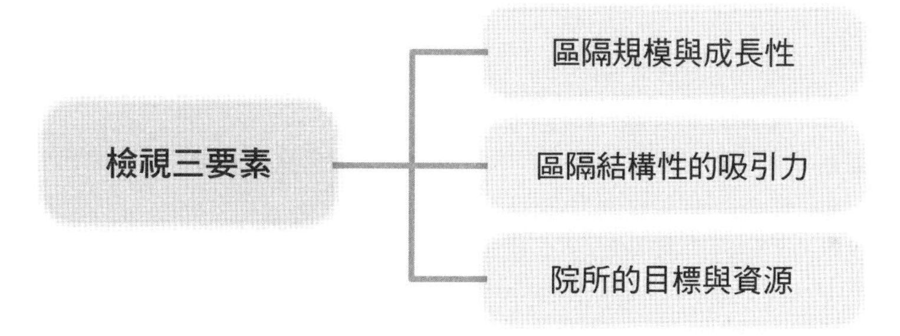

目標市場行銷策略

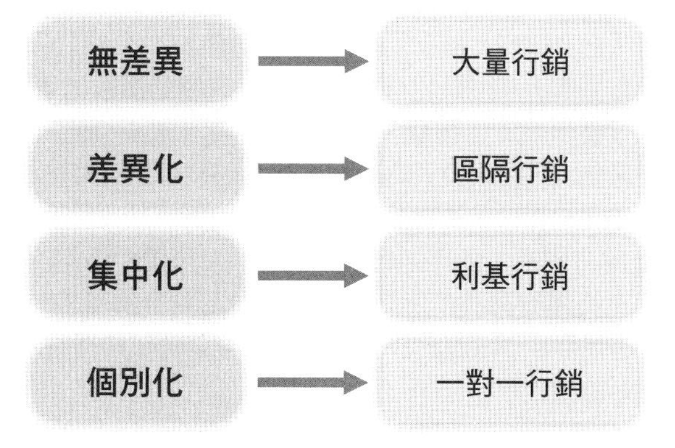

8-5 差異化醫療行銷

差異化醫療行銷（Differentiated Medical Marketing），意指在STP分析及策略擬訂後，在選定的目標市場中根據患者需求，經由行銷定位與傳播，讓品牌更具獨特價值與形象識別，建立醫療院所品牌差異與競爭優勢。

差異化醫療行銷關鍵

差異化醫療行銷，是爲了滿足不同醫療市場，不同患者的多樣性醫療需求，而採取的醫療行銷策略。差異化醫療行銷關鍵在於，積極有效的找出醫療（社保醫療、自費醫療）市場的機會及威脅，選定目標市場，挖掘患者未被滿足的醫療需求，並用有別於主要競爭者的差異化醫療行銷，吸引患者就醫回診，予以滿足患者多樣性的醫療需求。

差異化醫療行銷策略

不論是醫保（社保）或是自費醫療，在醫療及服務同質性愈來愈高的情況下，尋求差異化醫療行銷，已成了醫療院所經營與發展的必備做法。差異化醫療行銷必須要具備：與主要競爭者有鮮明不同的差異之處，且是不容易替代或抄襲摸仿。此外，須有是能客製化滿足患者多樣性醫療需求，並創造患者所需的價值。

可用的差異化醫療行銷策略，包括：

1. **醫療差異化**：以強化有別於競爭者的「醫療技術、醫療設備、醫療環境、醫藥醫材」等差異化醫療行銷策略訴求。
2. **人員差異化**：「醫護人員及團隊，現場服務人員及團隊」都是差異化醫療行銷訴求所在；人及團隊是醫療院所長期發展及永續經營的核心關鍵，更須從人員及團隊，進行差異化醫療行銷策略擬訂。
3. **服務差異化**：好的服務最容易引起患者的共鳴，因此服務要有特色，才能讓患者留下美好印象，對醫療院所品牌及形象才會有正面評價。可從「即時、主動、雙向、專屬、客製化」等服務，進行差異化醫療行銷策略擬訂。
4. **形象差異化**：不僅有大醫院小診所的形象之別，需由患者更有感的形象著手，可由患者經驗進行調查研究分析，找出哪些是患者最有感的形象，如「醫療技術、醫療品質、醫生團隊、醫護團隊、醫療服務、醫療環境、醫療設備」等。由於形象差異化的訴求須花心思包裝，更須投入時間在差異化醫療行銷策略擬訂上。
5. **通路差異化**：醫療院所經營，不再是單一靠患者主動上門就醫問診，在過度競爭的醫療市場，更須借力使借，由不同的通路渠道，吸引患者關注，讓患者在有醫療需求時，會決定至此醫療院所。所以通路差異化須以可創造1＋1＞2的通路特性，作爲首選的策略聯盟夥伴，並從中擬訂通路差異化醫療行銷策略。

差異化醫療行銷優缺點

差異化醫療行銷的優點在於，提升醫療院所的品牌能見度及競爭力，加速患者信賴及就醫回診；但缺點則有：醫療行銷成本過高、擬訂策略時間過長。

創造價值模式

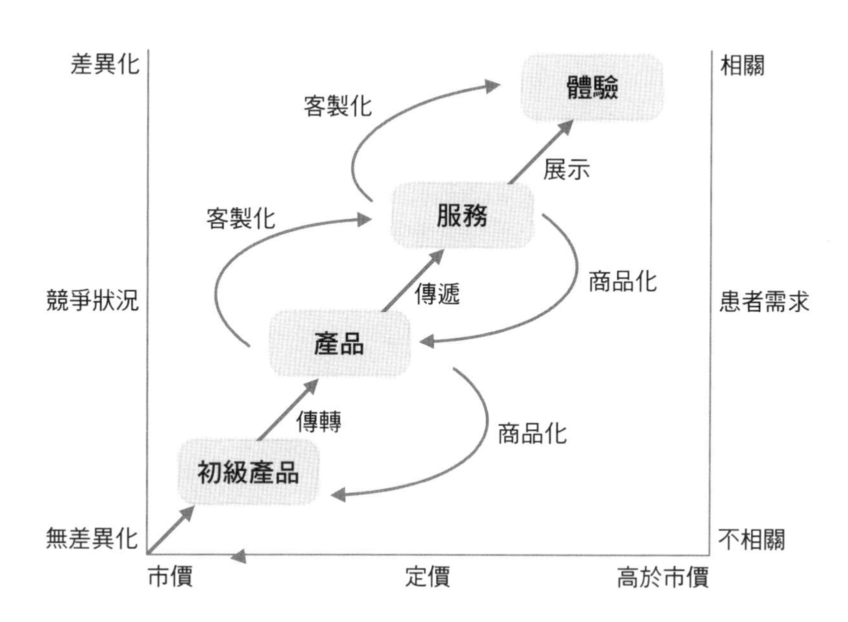

差異化策略

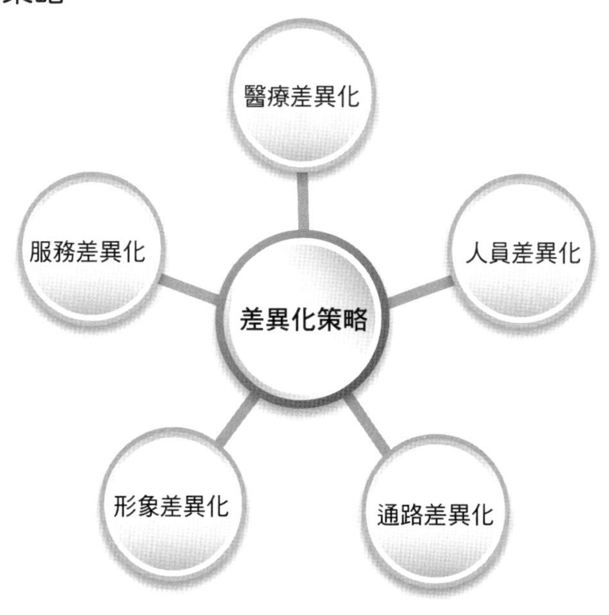

8-6 「領導者」的醫療行銷策略

在特定（如：休旅車SUV）市場經營中，依市占率會呈現出的經營狀態有幾種：市場的第一名謂之「領導者」、第二名、第三名的「挑戰者」、追隨在後的「追隨者」及不以競爭為目標的「利基者」，這四種經營類型在市場中都有其經營的行銷策略。

醫療市場中的經營類型

不論是醫保（社保）或是自費醫療院所經營在特定的醫療（如：重症醫療、植牙、抗衰老、中醫減肥）市場中，依「就診量」排名，可分為第一名「領導者」、第二、第三名的「挑戰者」、追隨在後的「追隨者」及不以競爭為目標的「利基者」。不同的經營類型，有其不同經營的行銷策略。

領導者的特點

醫療市場中的領導者，在市場中所具有的特點有：

1. 在醫療價格變動、醫療技術上，都具有市場主導性及影響力。
2. 在此特定醫療市場中的領導者，將會成為其他醫療院所挑戰、模仿或躲避的對象。
3. 領導者地位是在競爭中形成，而非固定不變。

維持「領導者」的經營策略

1. 擴大需求：可採行的方法有：（1）發掘新患者。（2）開拓醫療新用途。（3）增加患者回診量。
2. 保持市場就醫回診量：領導者為了避免競爭者的挑戰，最好的做法就是不斷地在醫療技術或服務面創新，藉此壯大實力。再者就是找出競爭者劣勢，主動出擊。另是防堵競爭者瓜分市場的防禦做法，可採用的六種防禦：（1）陣地防禦。（2）側翼防禦。（3）先發制人防禦。（4）反制防禦。（5）機動防禦。（6）緊縮防禦。

藉由「領導者品牌」優勢，維持「第一」的醫療行銷策略

在特定醫療市場中的第一名「領導者」，具領導地位、有舉足輕重的影響力。領導者有「品牌加持效益」，維持「第一」的醫療行銷策略，包括：

1. 創造議題性的「公關活動」，拉近與新患者（NP）的關係，以及增加既有患者（OP）的黏著度。
2. 善用既有患者（OP）口耳相傳的「口碑行銷」，擴大市場廣度與深度。
3. 將品牌及行銷資源投注在「一對一行銷」上，提高患者的「終點價值及貢獻度」。
4. 以患者為中心，滿足患者需求為導向，多採用「體驗行銷」增進就醫回診。
5. 善用借力使力的「策略聯盟」夥伴關係，增進與目標市場中的潛在患者的「互動行銷」，創造潛在患者的就醫機會。

經由上述「領導者品牌」優勢的醫療行銷策略應用，必可增加患者（OP、NP）的「就醫、回診」量，讓醫療院所可維持「市場第一」的「領導者」地位。

市場中的排名

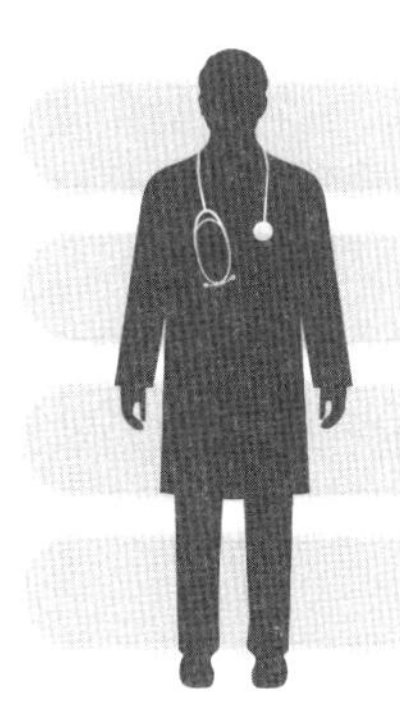

第一名的「領導者」

第二、三名的「挑戰者」

其他的「追隨者」

處於不競爭的「利基者」

領導者的特性

1. 具有主導性
2. 成為其他醫療院所的挑戰、模仿對象
3. 沒有永遠的「領導者」(第一名)

領導者的醫療行銷策略

1. 有議題性的公關活動
2. 從「CRM」到「1 2 1」行為
3. 創造話題，成為「口碑行銷」
4. 經營「體驗行銷」
5. 策略聯盟有助「互動行銷」

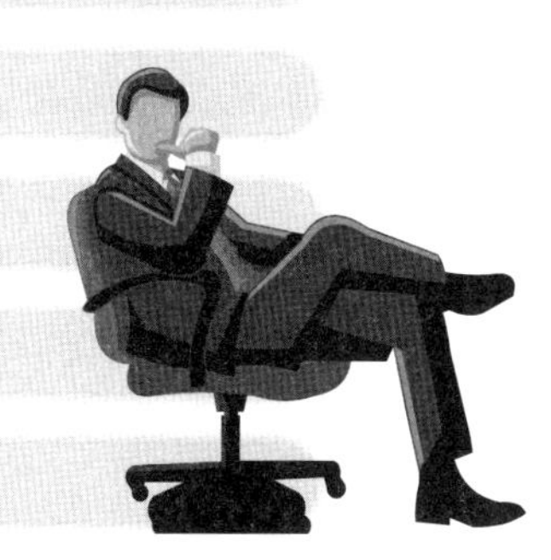

8-7 「挑戰者」的醫療行銷策略

市場挑戰者（Market Challenger），指的是在特定醫療市場中相對於領導者而言，位處第二、第三及之後名次的，都可統稱之。挑戰者都期望可以挑戰成功，成爲市場中的第一名，成爲領導者。此外，挑戰者也會隨時面臨到旗鼓相當的競爭者，以及較弱勢競爭者的挑戰與競爭威脅。

確定挑戰者經營目標及挑戰對象

在特定醫療市場中挑戰者的經營目標，總是會設定爲提高就診量及收益率。不論是醫保（社保）或是自費醫療的挑戰者在擬訂明確的經營目標後，接著要確定「誰」是主要的競爭者。

1. **挑戰市場第一的領導者**：這是挑戰者最想成就的事，當挑戰成功，將可成爲市場中的第一，變身成爲領導者。但在挑戰第一名前，先須具備以下三要素：（1）具有持久性的競爭優勢，如醫療技術或是創新優勢等。（2）在其他方面可以抵銷領導者的既有優勢。（3）具有防範領導者反擊的策略。具此三要素後，再挑戰領導者時，才有勝算可言。
2. **阻擋實力相當的競爭者**：善用行銷優勢，找到機會點吸納實力相當競爭者的患者，以增加新患者（NP）。此種做法，對其領導者將會造成某種程度的威脅，甚至有機會因此而改變自身在市場中的地位。
3. **防堵實力較弱的競爭者**：最好的防堵就是，在最佳時機併購實力較弱的競爭者，藉此提升自身競爭力及增加患者量。

挑戰者的醫療行銷策略

在市場中的挑戰者想出奇致勝，可採取的醫療行銷策略有：

1. **品牌策略**：強化醫護團隊及醫療品牌，藉此吸引更多新患者就醫及既有患者回診量。
2. **醫療技術差異化策略**：採用醫療技術差異化特性，拉大與領導者間的區隔，藉此吸引新患者就醫及既有患者回診量。
3. **醫療技術創新策略**：除了醫療技術差異化外，還可藉由醫療技術創新，來吸引並增加更多的患者就醫回診量。
4. **降低經營成本策略**：做好患者服務及患者關係管理，必可降低經營成本，其中更可降低可觀的行銷成本，使其更具競爭優勢。節省下來的成本，可用於醫療研發及提升醫療服務。
5. **提升全程醫療服務行銷策略**：醫療服務不是就醫當下，而是從就醫前就開始服務，到就醫結束後的術後照顧，都是需要高度專業的服務，這就是所謂的「全程醫療（就醫前、中、後）服務」，應將此「全程醫療服務」轉化成「行銷議題」，傳播給更多潛在患者，讓患者（OP、NP）廣而周告。

挑戰者可經由上述醫療行銷策略的應用，藉此增加患者（OP、NP）就醫回診量及增加收益率，進而挑戰市場領導者，成爲新的市場領導者。

挑戰者、挑戰目標及對象

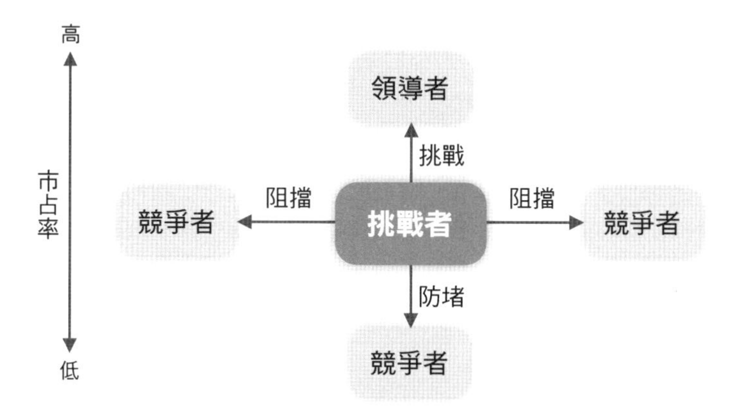

挑戰者策略

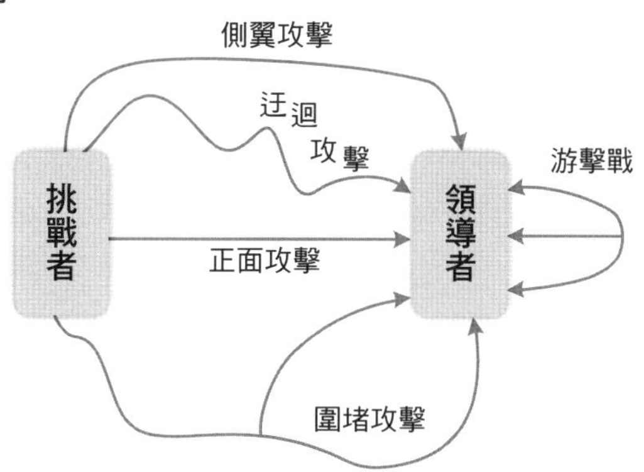

挑戰者的醫療行銷策略

1. 深化品牌價值
2. 拉大醫療技術差異化
3. 創新的醫療技術
4. 降低經營成本
5. 提升醫療服務品質

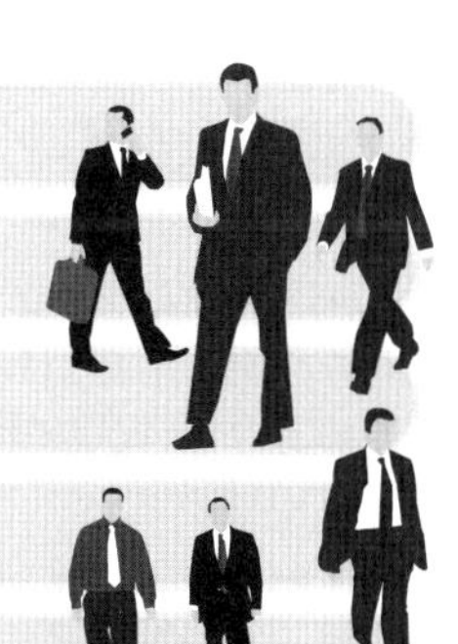

8-8 「追隨者」的醫療行銷策略

在一個特定醫療（如：重症醫療、植牙、抗衰老、中醫減肥）市場中，總會有一些安於次要地位、不參與挑戰的醫療院所，稱為「市場追隨者（Market Follower）」。

追隨者的特性

市場中追隨者最主要的特性，在於不以挑戰求上位而安於次要地位，處於此狀態下追求可能多得的收益，不論是醫保（社保）或是自費醫療，在特定醫療市場中，多數具有屬於同質性高的醫療服務、形象差異化小、自費醫療價格波動大等特性，因此多數醫療院所會選擇成為市場追隨者的策略。追隨者要穩定既有的目標市場，保有既有的患者，並努力開拓新患者，提防同屬追隨者的挑戰與競爭。

追隨者的經營策略

1. **緊密追隨**：在於仿效和採低調策略來維持經營成效。
2. **距離追隨**：適度與領導者保持一定的特色差異（距離），保有一定的經營市場。
3. **選擇追隨**：不緊隨、同時也有獨特創新的「追隨與創新」並行，能維持市場經營成效。

追隨者的行銷策略

市場中的追隨者多數安於現狀，為了維持與競爭者的恐怖平衡，既可在醫療市場中維持組織績效，又不因競爭而被淘汰離開市場，因此可採取的行銷策略有：

1. **緊密追隨者（closer）的行銷策略**：追隨者可以盡其可能的抄襲領導者的醫療品牌、名稱與形象，一切酷似領導者，藉由追隨領導者，而維持醫療院所在市場中央的經營績效。
2. **模仿者（imitator）的行銷策略**：追隨者可以效法領導者醫療服務及醫療行銷的做法，但在某些方面仍保有一定的差異性，如醫療服務、醫療行銷廣告、訂價等行銷策略。
3. **適應者（adapter）的行銷策略**：追隨者除了提供的醫療服務及醫療行銷等都跟領導者相似外，還會加上一些自身的創意及改善的醫療行銷策略，以此吸引市場中的患者。

追隨者的行銷策略新思維

不論是上述何種行銷策略，最主要的行銷策略思維在於，以領導者所做所為為範本，當領導者有，追隨者也一定要有，在自費醫療訂價上也一定會比領導者低5%～10%，在此行銷思維發想下，擬訂可行的行銷策略，來吸引同一市場中的患者。

此外，為求長期經營發展，規避同為追隨者的挑戰與競爭，在行銷策略思維上除了要追隨領導者外，也需要有些許特獨的差異化行銷策略，才能有鮮明差異與同為追隨者的醫療院所進行區隔，如此才能吸引同一市場中的患者就醫回診。

好的追隨者行銷策略，除了可以追隨領導者外，更應有些許差異，以區隔出與同為追隨者的不同，立於不敗之地，追求長期發展與經營。

追隨者策略

- 緊密追隨：仿效與低調
- 距離追隨：保持一定差異化
- 選擇追隨：獨特創新

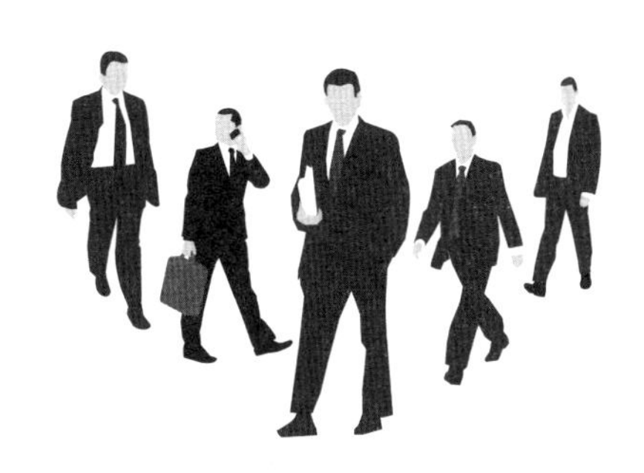

追隨者行銷策略

緊密追隨者的行銷策略

90%抄襲領導的品牌，形象為主要的行銷策略

模仿者的行銷策略

80%模仿領導者＋20%差異化的行銷策略

適應者的行銷策略

40%模仿領導者＋60%自創的行銷策略

＋知識補充站

追隨者的行銷策略新思維

1. 人有、我有
2. 人高（價）、我低（價）
3. 差異化區隔市場

8-9 「利基者」的醫療行銷策略

在一個特定的醫療市場中，總有領導者、挑戰者、追隨者等不在意，或是忽略、需求尚未得到滿足、有獲利基礎的小市場，以此作爲經營的目標市場，謂之「利基市場」，在此市場的醫療院所，稱爲「利基者」。

利基市場的類型

不論是醫保（社保）或是自費醫之利基者，依不同的市場特性，可經營的利基市場類型有：

1. **自然利基市場**：由於領導者不想經營的市場，自然形成「狹縫地帶」，成了一種自然利基市場。
2. **協同利基市場**：當領導者委由其他醫療院所進行一種協同的經營模式，這種協同關係爲醫療院所提供了生存空間，即爲協同利基市場。
3. **專利利基市場**：在擁有專利且應用專利的智財權保護下，形成有利於醫療院所經營的專利利基市場。
4. **潛在利基市場**：當醫療需求只能局部滿足，或是未完全充分滿足，這種還未被滿足的潛在醫療需求，即爲潛在利基市場。
5. **替代利基市場**：當領導者未能完全滿足需求，而此未被滿足的部分是「可被取而代之」的市場機會，以此爲目標市場的經營，稱之爲替代利基市場。

利基者經營任務

利基者在經營時的四大任務有：「1. 創造利基。2. 擴展利基。3. 保護利基。4. 分散風險。」落實此四大任務，才有助於在利基市場的長期發展。

利基者的經營策略（Market-niche Strategy）

利基者爲了在特定的醫療市場中求生存，只專注經營「利基市場」的策略思維爲：

1. **避實擊虛**：不與領導者、挑戰者、追隨者硬碰硬的直接競爭，而是選擇被忽視、或是需求尚未得到滿足，而有獲利基礎的市場。
2. **局部優勢**：集中所有資源在被忽視的醫療市場，並在此範圍內，相對於領導者更具經營優勢，而成爲第一。在這個局部形成相對於強大者的優勢，努力成爲第一。
3. **集中化原則**：利基者會集中所有的資源在利基市場，重點經營。

利基者的經營策略思維，最主要是在於先占有一個利基市場後，再以「見縫插針、無中生有、取而代之」等方式進入另一個利基市場，利用品牌、醫療行銷、不斷創新與服務等吸引更多的患者（NP、OP）就醫回診，進而實現經營策略。

利基者醫療行銷策略（Niche Marketing Strategy）

利基者的醫療行銷策略思維，只專注在利基市場的四大任務（1. 創造利基。2. 擴展利基。3. 保護利基。4. 分散風險。）特性著手，藉由醫療行銷，吸引更多患者（NP、OP）就醫回診，主要可採用的醫療行銷策略有：

1. **差異化醫療**：強調高專業且差異化的醫療團隊、醫療技術等行銷訴求。
2. **高端服務**：在此利基市場中，訴求只爲高端患者提供醫療服務。

利基市場類型

- 自然利基市場（自然形成）
- 協同利基市場（配合領導者而成）
- 專利利基市場（因專利而形成）
- 潛在利基市場（未滿足需求而形成）

利基者的經營策略

- 避實擊虛 → 趁虛而入
- 局部優勢 → 獨特優勢差異化
- 集中化原則 → 聚焦經營

利基者的醫療行銷策略

- 創造利基 → 從無到有
- 擴展利基 → 把餅做大
- 保護利基 → 拉長市場競爭
- 分散風險 → 降低成本

8-10 「市場滲透」經營的醫療行銷策略

醫保（社保）或是自費醫療市場都會隨著「時間、醫療科技，醫療技術及患者需求」改變，而市場也會跟著改變。醫療行銷必須因應不同的醫療市場經營模式，擬訂專屬的醫療行銷策略。

四種不同的醫療市場類型

醫療院所經營可依據「市場」及「產品」之不同，延伸出四種不同類型的醫療市場，包括「市場滲透、新產品開發、新市場開發、多角化經營」。這四種不同市場類型也需有相應的「醫療行銷策略」配合，才可提升「市場競爭力」，增加患者（NP、OP）就醫回診量。

醫療市場滲透經營

市場滲透經營模式，是指「既有的產品在既有的醫療市場」中，逐步滲透拓展經營，可以經由「增加產品功能、擴大產品用途、拓展醫療行銷通路、降低醫療、醫藥、醫材成本、集中資源優勢」等經營方案，利用既有的產品滲透既有市場，讓使用此醫療產品的患者增加。

常被用來作爲市場滲透經營的有「成本領先、差異化、集中化」三種有競爭力策略，「成本領先」是經由成本控制，降低醫療經營成本，提升競爭力；「差異化」是醫療院所如何引用有別於競爭者的經營手法（如從醫療產品、院所品牌、醫療服務、醫療行銷）提升競爭力；而「集中化」則是集中醫療院所資源形成專業優勢，提升競爭力。市場滲透經營的風險最小，所需投入的資源最少，以患者需求導向，因應在不同階段的產品生命週期，是一種最直接實現醫療院所價值的經營方式。

市場滲透經營

在對內外環境分析後，可經由以下三種方式進行市場滲透經營：

1. 吸引現有產品的潛在患者，增加新患者就醫量。
2. 刺激現在患者的潛在需求，增加既有患者回診。
3. 改善產品特性，增加患者（NP、OP）就醫回診。

醫療行銷策略

要讓市場滲透經營更有效，除要充分了解內外部資源條件及3C分析，擬訂市場滲透經營方案外，更要有醫療行銷的配合，藉由醫療行銷來吸引閱聽眾（潛在患者）及既有患者（NP、OP），增加自費醫療就醫回診量。可採行的醫療行銷策略有：

1. 強化「醫療產品特性」，找出產品「新訴求（亮點）」。
2. 喚醒隱性需求轉成顯性需求，進而促使患者（NP、OP）就醫回診。
3. 形塑醫療品牌及院所品牌價值，誘導患者（NP、OP）就醫回診。
4. 「舊瓶新裝」的行銷訴求，吸引患者（NP、OP）就醫回診。

對的醫療行銷策略及執行方案，才能深化市場滲透經營。

市場滲透

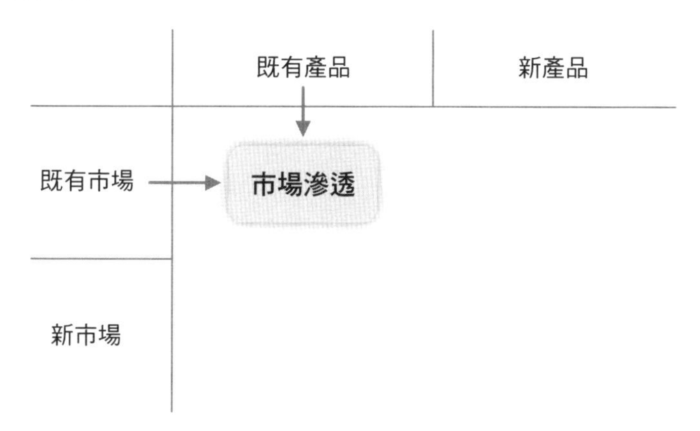

市場滲透經營策略

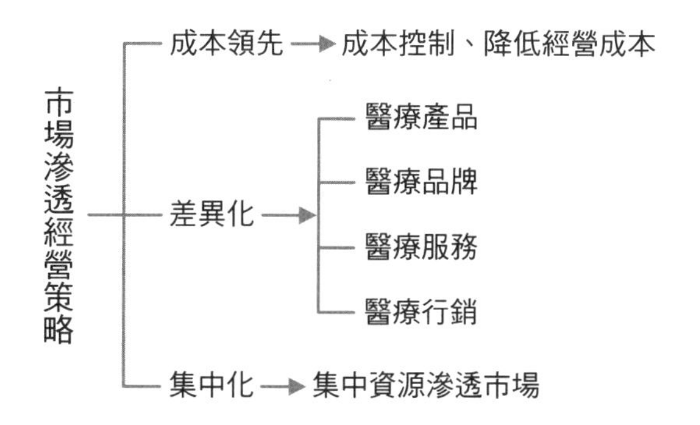

市場滲透經營模式的醫療行銷策略

1. 強化產品特性或新亮點
2. 刺激隱性需求轉成顯性需求
3. 創造品牌價值
4. 舊瓶新裝的行銷訴求

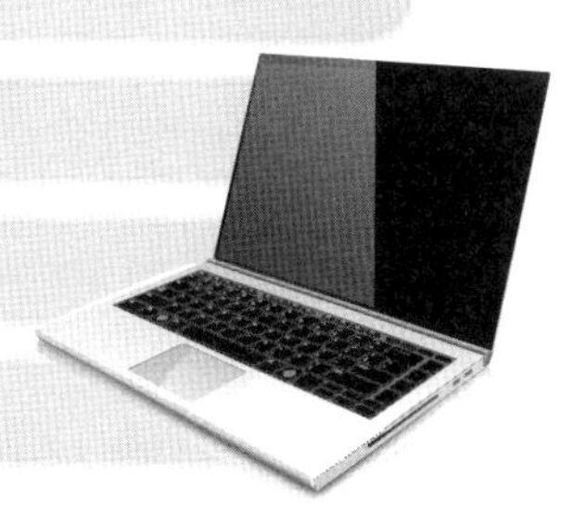

8-11 「新產品開發」經營的醫療行銷策略

第二種醫療市場經營類型——「新產品開發」經營類型

醫保（社保）或是自費醫療在「既有的醫療市場」中導入「新的醫療產品」，稱爲「新產品開發」的經營模式，此類型經營模式，主要是誘發患者新的醫療需求，用高品質的醫療產品，增加患者（NP、OP）就醫回診量。

導入新產品開發經營類型的四種策略

1. **創新型策略**：醫療院所專注在醫療技術、醫材科技的創新研發，在既有醫療市場中，引進新穎創新的醫療產品，成爲市場競爭中具領導地位的產品開發經營者，最好的創新型開發策略，可著重在「專利」保護，以強化創新型開發的競爭價值。
2. **追隨型策略**：此種策略並不是在既有的醫療市場中，搶先推出創新研發的新醫療產品，而是因爲醫療院所具有較高的應變及追隨能力，以追隨市場領導者的方式，推出相近於創新者的醫療產品爲主，藉此在市場中占有一席之地。
3. **替代型策略**：當醫療院所可應用的資源有限時，可運用替代性的醫療產品，導入既有的醫療市場中。
4. **混合型策略**：醫療院所另外混合上述三種策略，運用在既有的醫療市場，藉此增加患者（NP、OP）就醫回診量。

醫療院所可依內部可用資源多寡及醫療技術研發能力不同，採用不同的產品開發經營類型策略。

新產品開發始於

1. 從「**患者需求**」出發：以患者需求爲導向，用新的醫療產品來滿足既有市場中，患者既有的醫療需求、潛在的醫療需求、隱性的醫療需求。
2. 從「**產品功能**」出發：相對於舊有產品，因應患者需求經由創新研發，挖掘醫療產品的新功能、新用途等，推出高品質的新醫療產品，用來滿足既有患者需求。
3. 從「**新產品競爭力**」出發：藉由「新產品競爭力」的提升，增加在既有市場的患者就醫療回診量。

醫療行銷策略

爲了讓產品開發經營更有績效，可多善加應用醫療行銷來增加患者就醫回診量，醫療行銷策略有：

1. 增加新產品在醫療市場中的能見度及親近性，吸引既有市場閱聽眾（潛在患者）及患者的好奇心，進而增加就醫回診量。
2. 找出新醫療產品的新訴求，經醫療行銷溝通，吸引既有市場閱聽眾（潛在患者）及患者的好感度，進而增加就醫回診量。
3. 推出產品線，以新舊產品差異來滿足既有市場中不同預算的患者需求，使得就醫回診量增加。

新產品開發

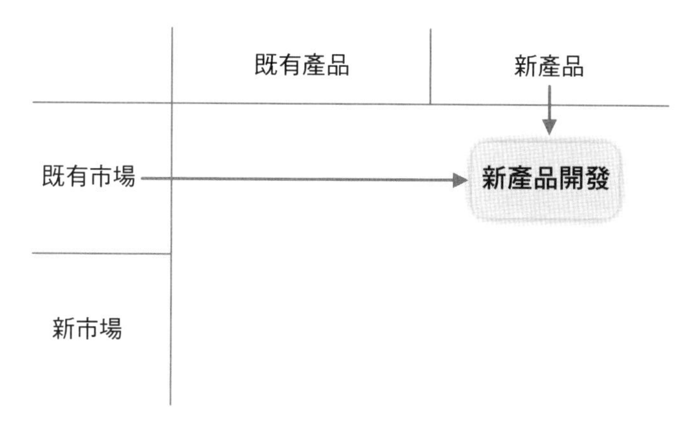

新產品開發

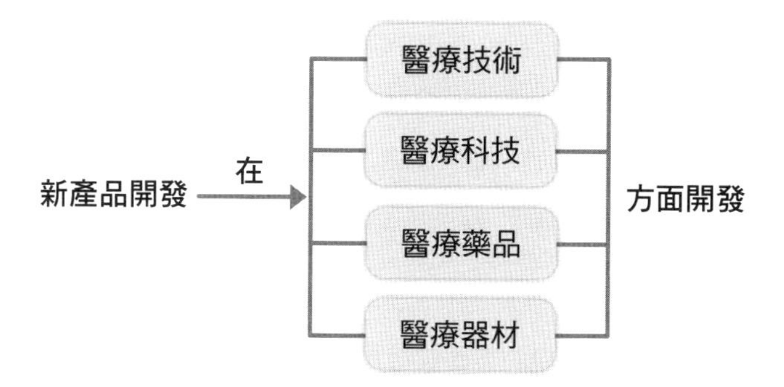

新產品開發策略

1. 創新型策略：以「專利」強化優勢
2. 追隨型策略：追隨領導者
3. 替代型策略：應用替代性醫療產品
4. 混合型策略：混合以上三種策略

8-12 「新市場開發」經營的醫療行銷策略

醫療院所在醫療市場中，以「既有的醫療產品」開拓「新的醫療市場」之經營模式，稱爲「新市場開發」，其實是當一種既有的醫療產品，在既有醫療市場已經沒有進一步滲透機會時，就必須設法開拓新的醫療市場，可分爲採用區域性的市場開發、國際市場開發等，再藉由醫療行銷策略及執行方案以提升患者就醫療回診量。

落實新市場開發的途徑

不論是醫保（社保）或是自費醫療院所應用既有醫療產品擴大新的醫療市場，增加新患者就醫量的方法，即是應用既有醫療產品開發新的目標市場，包括：

1. 開拓「同屬性醫療的目標市場」，即同爲一級「目標市場的A，轉而開拓到同屬性的B目標市場」，如從「臺北」目標市場轉而開拓「臺中」的目標市場。
2. 從「一線城市」轉而開拓「二線城市」的目標市場，如從「臺北」目標市場轉而開拓「宜蘭」的目標市場。
3. 從國內市場開拓國際市場，如自費植牙醫療，從原本國內市場轉而開拓菲律賓市場。

採用新市場開發經營模式時機

當醫療院所有以下狀況時，可採取新市場開發經營策略，如：

1. 醫療院所在既有的醫療市場已有成功經驗，有助市場開發經營。
2. 存有未被滿足醫療之新目標市場。
3. 醫療院所有足夠的內外資源及長期發展策略。
4. 醫療院所有發展品牌連鎖計畫。
5. 醫療院所有全球化國際化發展時。

新市場開發經營方法

醫療院所施行新市場開發經營的方法包括：

1. 醫療院所得以將既有醫療產品，開拓到醫療市場未被滿足的新目標患者。
2. 在新的醫療市場開拓，誘發新的潛在患者就醫，擴大新醫療市場的就醫回診量。

醫療行銷策略

新市場開發經營，實屬開拓新的醫療市場，所以要有的好醫療行銷策略，才能提升市場開發經營的成效，因此在醫療行銷策略上，須有：

1. 先廣後深的行銷訴求策略：在新的醫療市場，使用「先廣後深的行銷訴求」，可讓廣大的閱聽眾（潛在患者）認識醫療院所後，了解醫療服務價值。
2. 借力使力的醫療行銷策略：借用在既有醫療市場的成功經驗，在新的目標市場中，以「衛健講座、社區公關」的方式，拉近與閱聽眾（潛在患者）之間的距離，建立信賴的患者關係。
3. 雙向互動式醫療行銷溝通：這是獲取新的醫療目標市場中潛在患者需求的最佳方式，經由需求調查，可讓醫療行銷打動人心，增加新患者的就醫量。

新市場開發

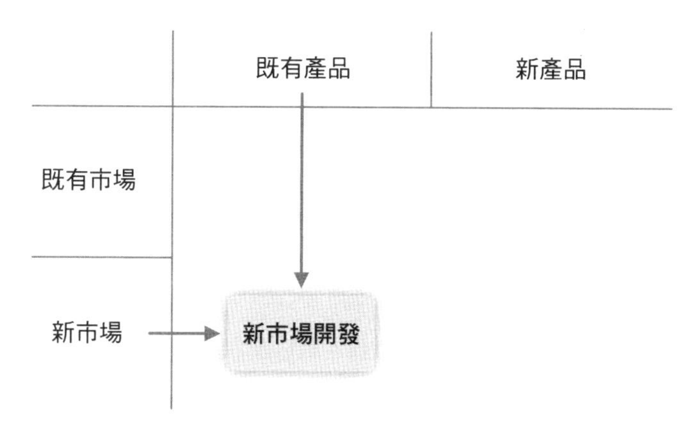

新市場開發途徑

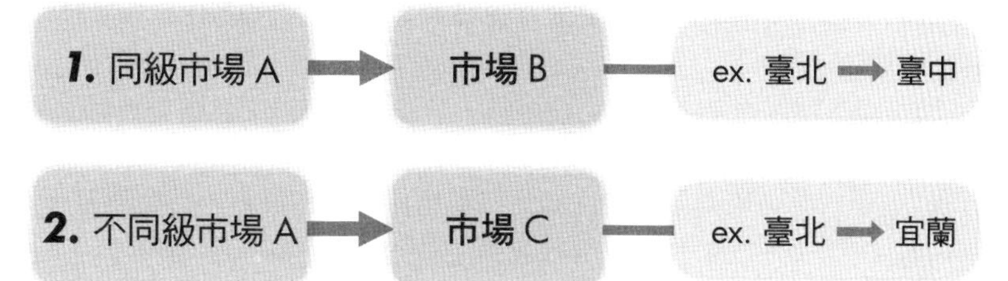

新市場開發經營的醫療行銷策略

1. 先求廣再求深的行銷訴求
2. 善用既有經驗借力使力行銷
3. 用雙向互動醫療行銷溝通

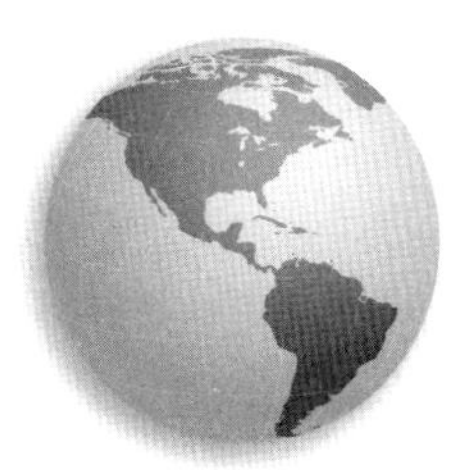

8-13 「多角化」經營的醫療行銷策略

不論是醫保（社保）或是自費醫療院所因應長期發展所需，也要用「新的醫療產品」在「新的醫療市場」中經營，這種經營類型稱之爲「多角化」經營。

當醫療院所經由內外部分析後，儘量拓展產品線或品類，跨足到新的市場，擴大醫療院所經營及市場範圍，充分發揮所長，利用內外部資源整合，提高經營績效，朝向「長期發展、國際化發展、品牌連鎖發展」，走向「多角化經營」。

多角化經營的特性

醫療院所在多角化經營時，具有以下特性：

1. 醫療院所多角化經營是一種具有「長期發展、成長發展」的特性。
2. 醫療院所在多角化經營是「經營能力」與「市場機會」的組合。

因此多角化經營是醫療院所在既有經營型態下，增加市場或產業差異性產品的一種成長方式。

多角化經營的好處

醫療院所採取多角化經營，具有以下好處：

1. 分散經營風險：因應醫療市場的不確定性、多變性、過度競爭，使得醫療院所採取多角化經營，藉以分散經營風險，提高經營安全性；如醫療院所多角化經營跨足到自費醫療藥品的經營。
2. 開拓新興市場：隨著市場需求、科技崛起，有助於醫療院所多角化經營，朝向新興市場發展；在原有經營基礎上向新興市場發展，可減輕原有市場的競爭壓力，從原有市場轉移到新興市場發展，如從植牙自費醫療市場轉移到自費醫療醫材（植體）代理。
3. 促進原市場發展：多角化經營過程，亦可促進原有市場的發展及在原有市場更具競爭力；如醫材植體的代理，可因此多角化經營取得更低的成本，使得在原有的自費醫療市場更具競爭力。

多角化經營的型態

醫療院所依所擁有的內部資源及外部機會，可採行的多角化經營型態，包括：

1. 垂直多角化經營：在核心優勢下，可向上游發展或是向下游發展；如向上游的醫材發展或是向下游的自費醫療服務（如醫院向下多角化經營基層醫療診所）發展。
2. 水平多角化經營：如原經營A自費醫療，可水平多角化經營B自費醫療市場；如原經營牙醫自費醫療，可多角化經營增加美容醫學自費醫療。
3. 混合多角化經營：醫療院所因應患者新的需求，跨足非相關領域的多角化經營。

醫療行銷策略

醫療行銷策略須依據不同多角化經營的需求，善用既有的內部資源，擬訂行銷訴求，充分與多角化經營的市場閱聽眾進行有效且互動式溝通，才能有助於多角化經營的品牌能見度。

多角化經營

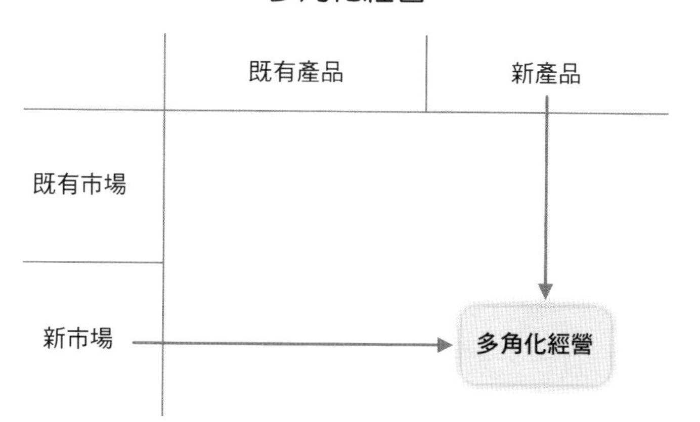

多角化經營特性

- 具「長期、成長」發展
- 經營能力＋市場機會

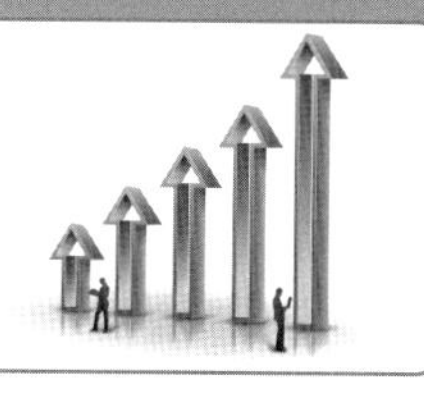

多角化經營好處

- 分散風險
- 開拓新興市場
- 促進原市場發展互動溝通

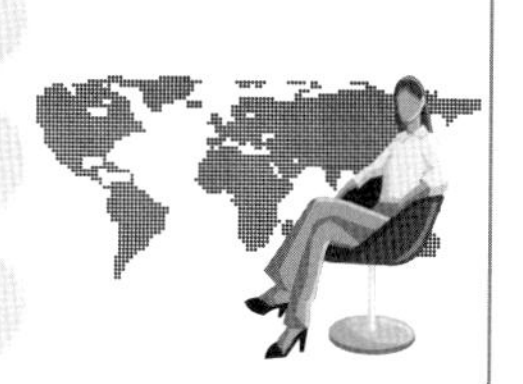

多角化經營的醫療行銷策略

- 善用資源
- 互動溝通

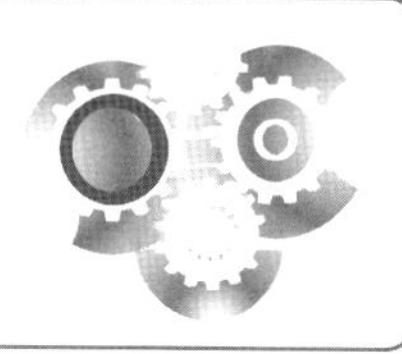

8-14 擬訂醫療行銷年度計畫

一年之計在於春，這句話應該要改成一年之計在於「冬」了；不論是醫保（社保）或是自費醫療院所都應該在一年的第四季，開始為明年的經營擬訂年度經營計畫，其中醫療行銷年度計畫更為重要。

醫療行銷年度計畫的目的

醫療行銷年度計畫，是醫療院所經營年度的重要計畫之一。最好可以在每年的第四季，開始進行醫療行銷年度計畫的擬訂與修正。唯有一個具可行性的醫療行銷計畫在執行後，才能增加「既有患者（OP）的回診與新患者（NP）的就醫求診」，進而提升「患者滿意度及就醫忠誠度」，這些都是擬訂與執行醫療行銷年度計畫的目的所在。

醫療行銷年度計畫十大步驟

俗話說「好的開始就是成功的一半」，因此要有系統性思考及策略性的擬訂醫療行銷年度計畫，才是成功的開始。擬訂醫療行銷年度計畫包含十大步驟：

1. **行銷問題分析**：在醫療院所經營目標的前提下，醫療行銷部門應就醫療行銷目標與現況之間的落差（GAP），進行醫療行銷問題分析，找出關鍵的行銷問題所在（如：醫療院所品牌知名度不高）。
2. **年度目標**：欲解決醫療行銷問題（如：提升醫療院所品牌知名度），而設立的年度醫療行銷目標，並將此年度醫療行銷目標，劃分為以「季、月、專案為單位的目標」。如此有助行銷計畫的執行與提升目標達成率。
3. **3C分析**：3C分析是行銷年度計畫中很重要的分析之一，了解「主要競爭者的競爭優劣、醫療院所本身競爭優劣、患者需求所在」，才能「知已知彼、百戰不殆」。
4. **SWOT分析與策略**：整合3C分析要素，再進行SWOT分析，並從中找出SWOT策略。
5. **STP分析與策略**：在醫療院所經營年度目的下，進行「明確市場區隔→選擇目標市場→找出鮮明定位」之STP分析與策略擬訂。
6. **行銷策略**：依「醫療經營理念、使命、願景」，基於設定的目標市場及預期滿足患者需求，擬訂出可行的行銷策略，藉以吸引患者（OP、NP）就醫與回診。
7. **成效評估**：就行銷計畫（專案）進行可行性成效評估，並從中找出可能存在的問題，予以擬訂解決方案。
8. **預算編列**：以預期執行的行銷計畫與成效為前提，用「自費醫療（銷售）預測法、費用估算法或損益平衡分析法」，向經營管理高層（Top Management Team）爭取最佳年度預算。
9. **執行控制**：根據行銷目標（年、季、月、專案）型式落實執行，並就目標值、預期成效及行銷預算，進行檢核與控制。
10. **回饋改善**：必須以「每月、每季、專案型態」會議進行討論與回饋，才有助於年度計畫的修正與改善，進而提升目標的達成率。

醫療行銷要有效，始於有可行性的醫療行銷年度計畫。

醫療行銷年度計畫流程

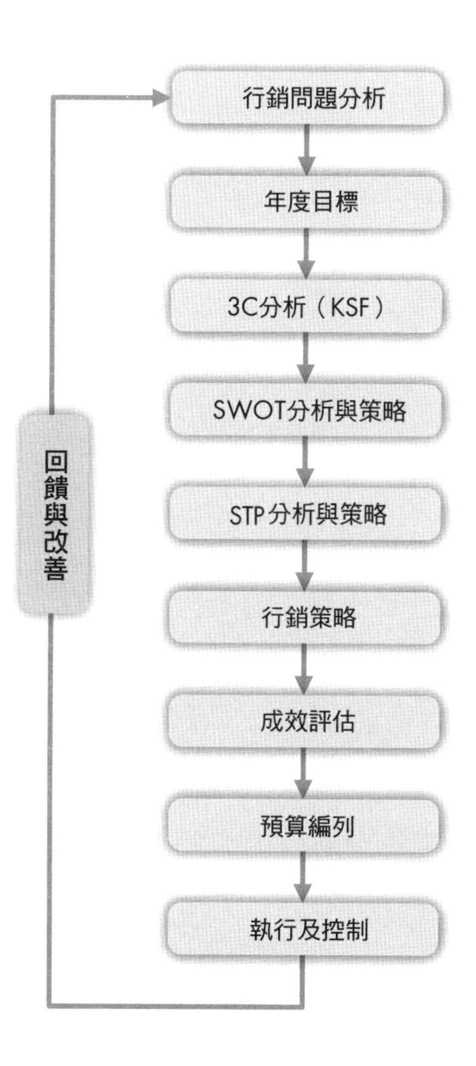
行銷問題分析
年度目標
3C分析（KSF）
SWOT分析與策略
STP分析與策略
行銷策略
成效評估
預算編列
執行及控制
回饋與改善

NOTE

第 9 章
醫療行銷組合策略

9-1　醫療行銷3.0新思維

9-2　醫療行銷11Ps

9-3　醫療行銷6Cs

9-4　醫療行銷4Vs及4Rs

9-5　醫療行銷11Ps策略——政策力、調查研究、實體環境、人策略

9-6　醫療行銷11Ps策略——產品（Product）策略

9-7　醫療行銷11Ps策略——價格（Price）策略

9-8　醫療行銷11Ps策略——推廣（Promotion）策略

9-9　醫療行銷11Ps策略——通路（Place）策略

9-10　醫療行銷11Ps策略——公關策略、流程策略、專案策略

9-11　醫療行銷——醫療廣告（Medical Advertising）策略

9-12　醫療行銷——官網、臉書

9-1 醫療行銷3.0新思維

不論是醫保（社保）或是自費醫療產業，皆受到高度的「政策管制、醫療法規範、公益性」，以及患者對醫療行銷觀感的影響，使得醫療行銷不及科技業行銷來得豐富與直接，因此醫療產業在醫療行銷應用上，更應謹慎小心。若醫療行銷過度商業化，容易引起閱聽眾（潛在患者）及患者的反感，更可能因不當的醫療行銷及廣告觸犯醫療法與相關法律（刑法、民法、消費者保護法、公平交易法）而受罰。

醫療行銷1.0

早期的醫療供給，受到「社會公益性、醫療政策、社會保險補助」等影響，醫療供給屬於「社會保險（健保、醫保）」醫療供給型態。醫療供給是在一種「供不應求」的狀況下，只要有好的醫護團隊、醫療技術就可以經營醫療院所；更因受限於「高度醫療公益性」的關係，醫療院所不太會重視醫療行銷，只會強調「有好的醫療技術」即可，然而「醫療技術」從醫療行銷的觀點而言，可算是在醫療行銷中的「產品」。在此高度醫療公益性的醫療行銷思維下，只會強調「醫療技術（產品）」，謂之「醫療行銷1.0」。

醫療行銷2.0

在「社會變遷、醫療政策、社會保險補助」的改變下，醫療產業也隨之愈來愈競爭，醫療院所經營愈來愈不容易。醫療院所開始從「社會保險（健保、醫保）醫療」補助爲出發，更會主動提醒患者需要定期回診，也開始意識到醫療行銷的重視性，從「患者」的角度思考醫療行銷，謂之「醫療行銷2.0」。

醫療行銷3.0

隨著民眾想要可以活得「更健康、更美麗、更長壽」，在社會保險福利外，願意自行付費獲取更好的醫療服務，醫療院所也紛紛爲此提供「自費醫療」服務。醫療院所的經營更是競爭激烈，不少醫療院所也因過度競爭，導致經營不善而退出市場。因此，醫療院所開始廣爲應用醫療行銷，來經營與患者的關係，創造三贏的局面。在此強調的是創造「價值」，爲「患者、員工、醫療院所」三方面創造有價值的醫療行銷，謂之「醫療行銷3.0」。

醫療行銷3.0新思維

醫療產業在「自費醫療」服務趨勢下，「醫療行銷3.0」的新思維，在於如何創造三贏「價值」，成了醫療行銷所關注的焦點。醫療行銷3.0不是爲了行銷而行銷，更不應太商業化的行銷；而是以患者爲中心，以滿足患者需求爲導向，以創造患者在醫療及非醫療層面的價值。最高的醫療行銷境界是，「不用行銷的手段，而達到醫療行銷的目的」，這便是醫療行銷3.0所追求的境界。

醫療行銷 1.0

受公益性、政策、健保補助開拓新興市場

主要以社保（健保、醫保）醫療為主

行銷著重醫療技術

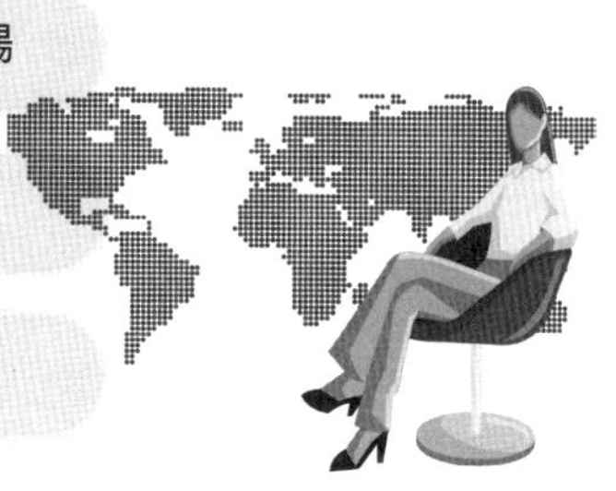

醫療行銷 2.0

基於社保補助

主動提醒回診

行銷著重患者

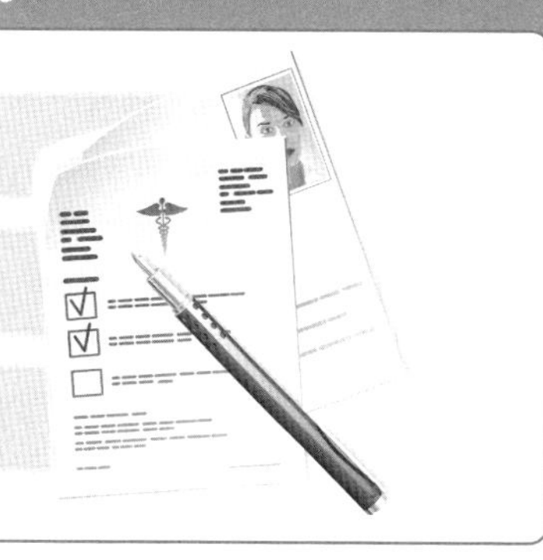

醫療行銷 3.0

受社保總額限制、點值下降影響

因過度競爭、自費醫療興起

行銷著重創造三贏「價值」

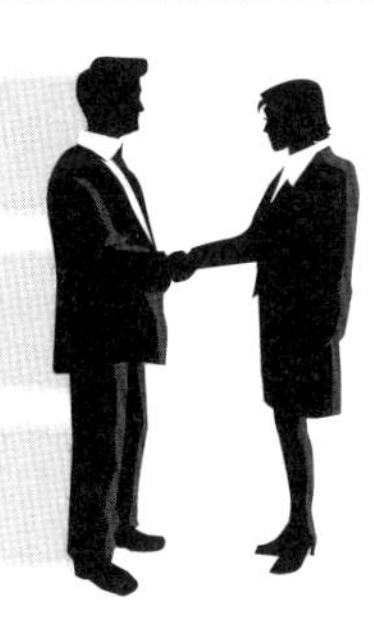

9-2 醫療行銷11Ps

醫療產業的獨特性，不像其他產業行銷富有彈性及可操作性；因此要有好的醫療行銷，就必須遵循醫療行銷11Ps組合思維，才能擬訂有效的醫療行銷方案。

醫療行銷11Ps

1. 政策力（Power）：醫療行銷須符合並遵守政府政策（醫療政策、社會保險政策）及相關法律（醫療法、民刑法、消費者保護法、公平交易法）等規範。
2. 調查研究（Probe）：市場調研是醫療行銷發想與醫療行銷點子的源頭，市場調研做的好，醫療行銷才能出奇致勝。
3. 實體環境（Physical evidence）：醫療行銷須考量醫療及服務的環境，並將此特色傳播出去，吸引更多的閱聽者（潛在患者）注意，拉近與潛在患者的關係（距離）。
4. 人員（People）：「人」是醫療行銷的核心，在內部最主要的是要有思緒敏捷，極富創意能力的行銷人，並建置具不同專長的醫療行銷團隊；在外部要找出「誰」是最主要的「閱聽者（潛在患者）」，並了解需求是什麼。
5. 產品（Product）：醫療行銷中的產品，指的是「醫療、醫生、醫療團隊、醫療服務」。掌握了產品特性與價值所在，才能吸引更多閱聽者（潛在患者）的關注，提升知名度累積品牌價值。
6. 價格（Price）：由於受醫療政策及社會保險（健保、醫保）福利的影響，價格只能著重在自費醫療的訂價策略上，有效的價格策略，始於三方（競爭者、患者、自身）因素的考量。
7. 推廣（Promotion）：任何的推廣都必須符合醫療政策及法律規範，推廣的核心在於與閱聽者（潛在患者）達到有效的互動及溝通，目的在於提升品牌知名度與形象。
8. 通路（Place）：最佳的醫療行銷是可以借力使力的策略聯盟夥伴，在同業可以找不同科別爲通路，在異業可以找上下垂直整合的夥伴爲通路，好的通路策略可降低與閱聽者（潛在患者）溝通的成本。
9. 公關（Public Relations）：公共關係是要主動與主要的利益關係人建立友善且良好的「夥伴關係」。此外也要居安思危，建立預防性的危機處理機制，防患未然。
10. 流程（Process）：強化以滿足患者醫療需求，且著重在「就醫前、中、後」的醫療服務流程，可爲患者帶來什麼樣的價值，即爲醫療行銷訴求。
11. 專案（Project）：在醫療行銷年度計畫下，可採用專案管理制來進行。如此有助於醫療行銷的權責劃分、落實執行，及追蹤控管。

務必合乎法律勿太商業化

不論是醫保（社保）或是自費醫療行銷的「11Ps組合」，最主要是由外而內的思考與整合資源，進而擬訂出最佳的醫療行銷方案，吸引更多的閱聽者（潛在患者）關注，以提升品牌知名度，增加患者（NP、OP）就醫回診量。切記不宜有太商業化的醫療行銷做法，這樣只會產生負面觀感及觸法受罰。

醫療行銷11P

1. 政策力（Power）：符合「政策、法律」
2. 調查研究（Probe）：找出新的行銷創意
3. 實體環境（Physical evidence）：「醫療、服務」實體環境
4. 人員（People）：找對的人，才能做對的事
5. 產品（Product）：強化產品特性及創造價值
6. 價格（Price）：從3C分析，找出定價
7. 推廣（Promotion）：互動雙向溝通，推廣品牌
8. 通路（Place）：借力使力的策略聯盟
9. 公關（Public Relations）：利益關係人PR
10. 流程（Process）：以患者為導向的流程
11. 專案（Project）：專案管理，提升效益

醫療行銷11Ps組合

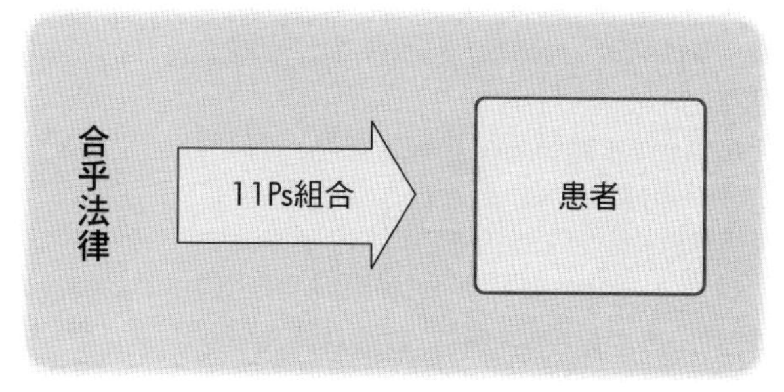

9-3 醫療行銷6Cs

醫療行銷11Ps是從醫療院所的角度思考行銷，隨著醫保（社保）或是自費醫療市場愈來愈競爭，在醫療行銷中，唯有以滿足患者需求及創造價值爲出發點的醫療行銷，才能獲得青睞。除了要有好的醫療行銷11Ps的規劃外，更需要以患者爲出發點的「6Cs思維」。

醫療行銷4Ps與4Cs的互補性

醫療行銷雖有11Ps，但其中有4個P會與6Cs中的4個C之間，具有強烈的互補性效果。分別是：

1. **從產品（Production）轉變成患者（Client）為導向**：在充分了解患者需求及期望下，才給予患者所需產品（醫生、醫療技術、醫療設備、醫療服務）的供給。
2. **從價格（Price）轉變為成本（Cost）**：主要是了解患者要滿足需求及期望，所願意付出的成本後，再進行自費醫療的訂價。
3. **從通路（Place）轉變到方便（Convenience）**：從患者的便利性爲思考，再行建立通路規劃，當患者感到便利，通路的效果才會更顯著。
4. **從推廣（Promotion）轉變到溝通（Communication）**：充分的與閱聽眾（潛在患者）及患者進行雙方互動性的溝通，推廣才會更有效果。

4Ps與4Cs之間的互補性，是起於從原本一切以醫療院所爲首的醫療行銷思維模式，轉而從患者立場爲醫療行銷思維模式。

醫療行銷6Cs

醫療行銷的6Cs，主要出發點還是在於以患者爲中心的思維。

1. **患者（Client）**：找出目標市場中的目標患者群，經由市場調研了解需求及預想期望後，醫療院所所提供的產品（醫生、醫療技術、醫療設備、醫療服務）才能超越患者期望，創造價值。以此爲最佳醫療行銷議題。
2. **成本（Cost）**：不僅要考量醫療院所經營成本，更重要的是，要考量並了解患者就醫所願付出的醫療成本後，所擬訂的價格若可低於患者的心理價格，且醫療院所亦可獲利，爲最佳的訂價策略。此外也須注意到患者的無形（等待時間、搜尋、精神、體力）等成本。
3. **溝通（Communication）**：醫療院所需提供的是，有充分且雙向互動的溝通渠道及機會，有效的醫療行銷溝通可提升閱聽眾（潛在患者）的認同感，另可增加患者（NP、OP）的就醫回診。
4. **便利（Convenience）**：提供閱聽眾（潛在患者）及患者便利的醫療行銷、醫療訊息取得。更重要的是，提供患者有便利的就醫回診環境。
5. **選擇（Choose）**：必須考量到患者就醫選擇性，當愈了解需求及充分滿足需求，愈可降低患者改變就醫的選擇性。
6. **市場變化（Change）**：隨著競爭激烈，必須時時從患者的角度看醫療市場的變化，愈了解市場變化及需求所在，愈不易被競爭所淘汰。

傳統行銷vs.醫療行銷

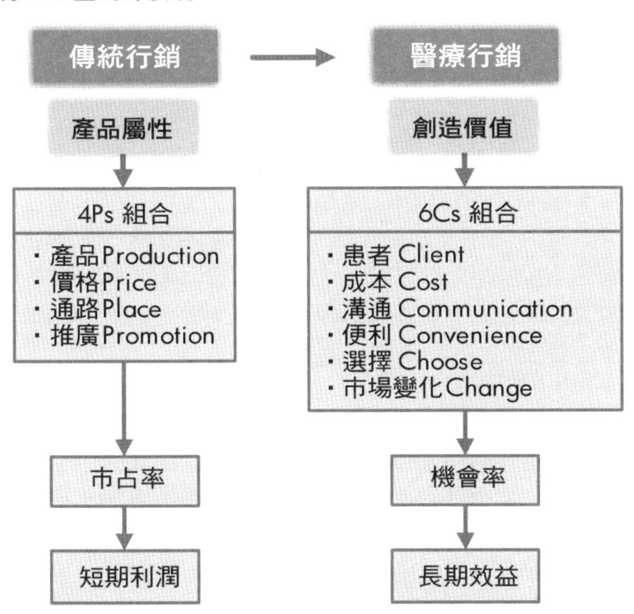

醫療行銷6Cs

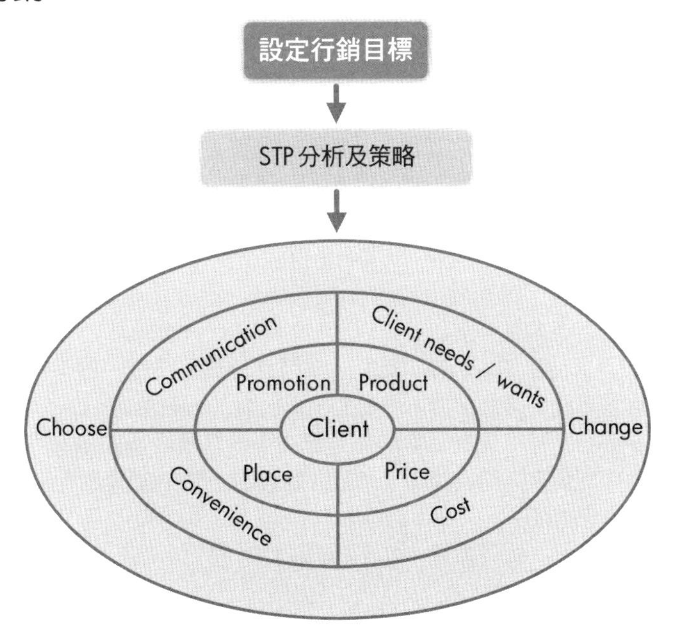

9-4 醫療行銷4Vs及4Rs

從患者的角度思考除有6Cs外，另外就是4Vs及4Rs，這些都是從患者及競爭角度爲出發點，思考醫療行銷議題。醫保（社保）或是醫療行銷眞的要有效果，必須由外而內的建構醫療行銷議題，再予以執行。

醫療行銷4Vs

從患者角度思考的醫療行銷4Vs，分別是：

1. 多樣性（Versatility）：不論是必要性醫療或是自費性醫療，醫療院所須了解患者需求所在，因應不同患者的需求，提供多樣性的醫療服務，藉以滿足不同患者的多樣需求與期望。因此須先思考患者需求的多樣性，再思考如何提供多樣性的醫療服務。
2. 價值（Value）：患者所期待的是，永遠可以付出比心理價格更低的費用，獲取更高的醫療服務，這是一種價值的創造。醫療院所除了基本的醫療價值創造外，更須創造附加價值，藉此超乎患者的預期心理，進而增加患者滿意度及忠誠度。
3. 差異化（Variation）：患者要的不僅是「多樣性的的價值創造」，更想獲取的是具有「差化且便利的醫療服務」。除讓患者有便利性，且有差異化的通路選擇，另外要將差異化呈現在就醫前、中、後的便利性，還有就是要提供客製化差異的醫療服務。這都將是醫療行銷須加以思考，如何凸顯與競爭者不同的差異化之處。
4. 共鳴（Vibration）：推廣促銷，不僅是單向的，需要雙向互動性的溝通，多了解需求及傾聽患者的聲音，才能提供滿足患者所需的醫療服務，如此與患者才會產生共鳴。有共鳴（認同）的患者，才能增加就醫回診量，提升患者滿意度與忠誠度。

醫療行銷4Rs

從第三個角度「市場競爭」思考醫療行銷4Rs，分別是：

1. 關係（Relation）：從競爭的角度思考，患者的就醫選擇性是多元的，除了產品（醫療）具有優勢外，須與患者建立雙向緊密互動溝通的醫患關係，方可增加患者就醫回診量，提高滿意度及忠誠度，助於長期發展。
2. 反饋（Respond）：在競爭激烈的市場中，醫療行銷最重要的是，站在患者角度思考，能優於競爭者更即時傾聽患者的需求與期望，建立「高效的反饋模式」，即時快速地反饋滿足患者需求。
3. 回報（Return）：醫療行銷需要由外而內，從「通路策略聯盟、競爭者、患者」進行情報蒐集及回報系統，藉此掌握市場動態，擬訂最佳行銷策略。
4. 關聯（Relevancy）：善用拉近患者關係，建立雙向互動溝通網絡的「關聯性」醫療行銷，可增加與閱聽眾（潛在患者）及患者黏著面，有高度溝通及高關聯，才能提升患者滿意度及忠誠度。

可再加上另一個R——風險控管（Risk Control），將更有助於醫療行銷的控管與成效呈現。

以患者為中心的4Vs行銷

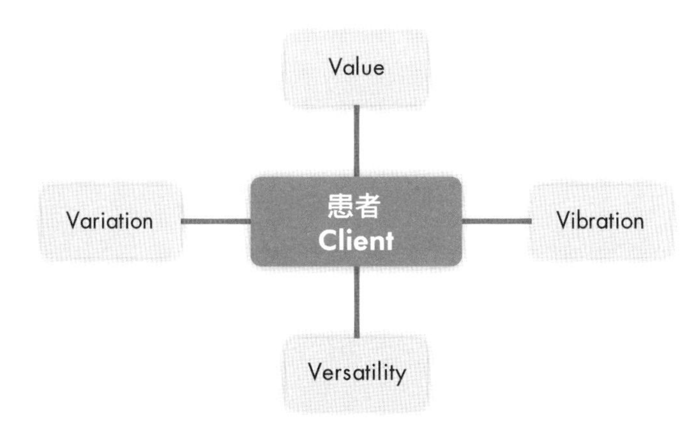

以患者為中心的4Ps、4Cs、4Vs、4Rs之間的關係

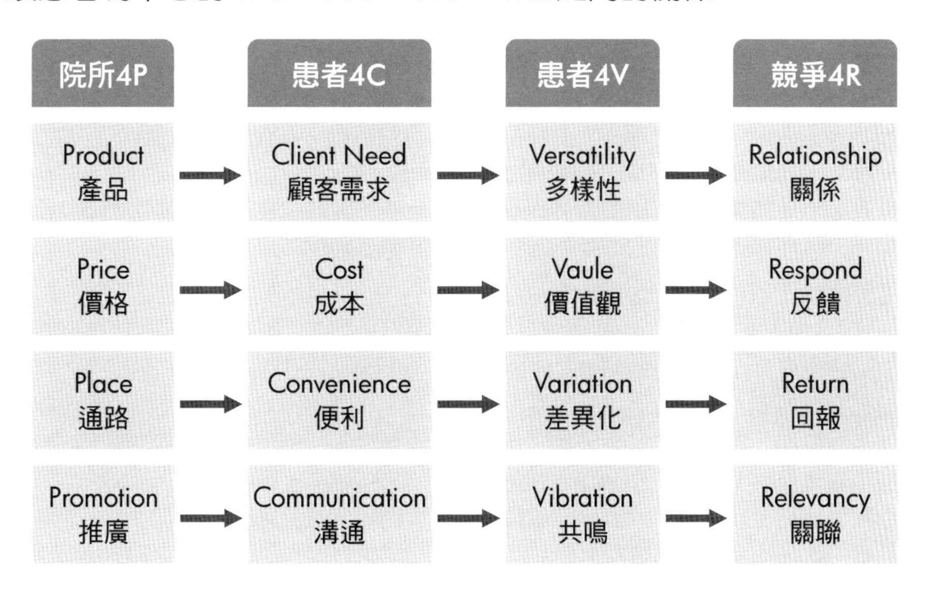

9-5 醫療行銷11Ps策略
——政策力、調查研究、實體環境、人策略

何謂策略？係指運用有限的資源及有效的方法，達到預期的目標，稱之爲策略。醫保（社保）或是自費醫療行銷可以從11Ps策略擬訂開始。前四個P的策略分別是：

政策力（Power）策略

意指如何運用有限的資源及有效的方法，達到政策力策略的目的，可以在第一時間掌握政府政策（醫療政策、社會保險醫療政策略）的方向，以利醫療院所經營及醫療行銷執行。可從以下幾個構面規劃政策力策略，包括：

1. **主管機關**：成爲主管機關的諮詢員，是最有助於了解政策力的策略。
2. **立法機關公聽會**：經由參與立法機關所舉辦相關立法公聽會，也可提升政策力的策略。
3. **其他**：如參與「醫師公會、醫學會、醫藥公會、醫材公會」等擔任政策委員會的委員，都是有助於掌握、了解、影響政策力的策略做法。

調查研究（Probe）策略

主要策略是著重在市場調查研究爲主，以下三種市場調查研究爲核心的策略有：

1. **目標市場閱聽眾調研策略**：找出在目標市場中的主要閱聽眾（潛在患者）是誰、了解他們的生活型態、就醫習性、在社會醫療的需求、在自費醫療需求等。
2. **主要競爭者、次要競爭者的調研策略**：在目標市場中，除了要對閱聽眾（潛在患者）進行調研策略外，更要對主要、次要競爭者進行調查研究，務必就主要、次要競爭者，徹底了解在目標市場的經營（社會保險醫療、自費醫療）模式、在醫療行銷模式、其患者來源、醫療服務模式等。
3. **既有患者、新患者的調研策略**：著重在既有、新患者的就醫療回診習性、顯性醫療需求、隱性醫療需求、推薦潛在患者口耳相傳意願的調研。

實體環境（Physical Evidence）策略

爲了改善患者（NP、OP）就醫回診最常碰到的「三長二短」經驗，可從患者醫療服務流程中最常使用的三大實體環境策略進行，包括：

1. **服務環境策略**：從最常使用的環境，如「大廳、等待區、其他公共空間」等實體環境改善開始，提供一個以使用者爲導向的友善環境。
2. **醫療環境策略**：「診間、手術室」的環境策略，應以溫暖爲訴求。
3. **院所外環境策略**：醫療院所外部環境，有「大門區、急診區、停車區」等，都應以提供一個快速便捷的環境爲主。

人員（People）

用人策略主要是滿足行銷需求而找人及建置團隊，以找「有創意、具整合」的人才爲優先。

醫療行銷11Ps的前四個P策略，主要是從外部需求思考，唯有「知彼知己」，才能「百戰不殆」。

政策力（power）策略

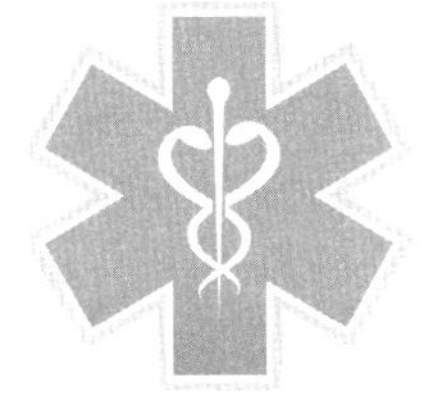

- 主管機關
- 立法公聽會
- 醫學會、醫師公會等

調查研究（probe）策略

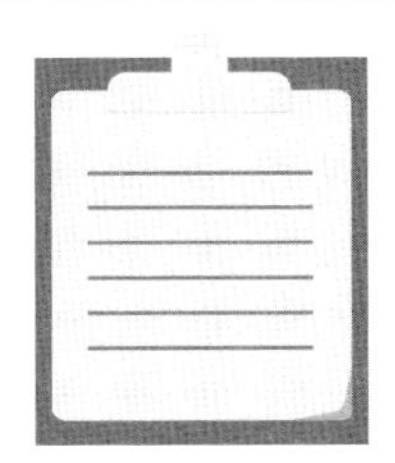

- 目標市場閱聽眾調查研究
- 主要、次要競爭者調查研究
- 既有患者、新患者調查研究

實體環境（physical evidence）策略

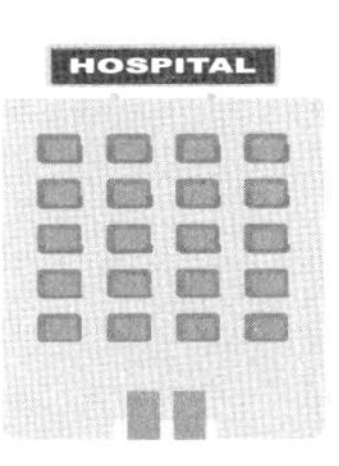

- 服務環境（大廳、等待區）
- 醫療環境（診間、手術室）
- 院所外環境（大門、停車區）

人員（people）策略

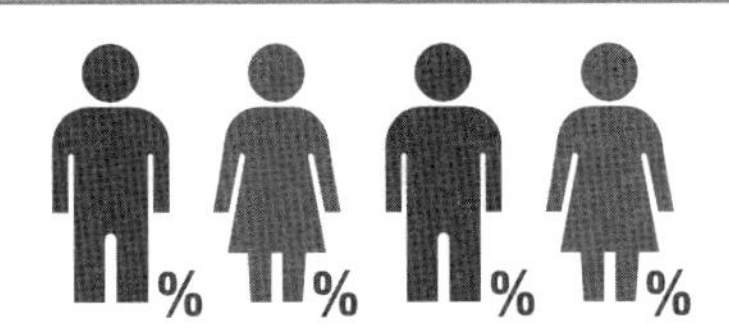

- 創意力的人才
- 整合力的人才

9-6 醫療行銷11Ps策略
——產品（Product）策略

醫保（社保）或是自費醫療行銷11Ps的第五個P是產品策略。一般而言，「產品（Product）」是用來滿足消費者需求和欲望的有形體或無形體。產品可分爲五個層次，第一層次是「核心產品」，指產品的核心利益。第二層次是「基本產品」，指產品的形式態樣。第三層次是「期望產品」，指期望的屬性和條件。第四層次是「附加產品」，即產品包含的附加服務和利益。第五層次是「潛在產品」，指該產品未來可能的發展。

醫療產品（Medical Product）

醫療產業不同於一般產業，有著受高度的政策管制及具高度公益的特性，醫療院所爲了「解除患者健康問題」而提供的醫療行爲，謂之醫療產品。廣義來說，可分爲「有形的醫療產品」及「無形的醫療產品」。有形的醫療產品，如「醫生、醫護團隊、醫藥、醫材」等；無形的醫療產品，如「醫療技術、醫療診斷」等。

醫療產品策略（Medical Product Strategy）

在目標市場中有效管理與持續推出，具有顯著競爭力及可持續提供優質的醫療產品組合，讓就醫回診的患者得以滿足需求的做法，稱爲醫療產品策略。

不同醫療市場的產品策略

醫療產業的經營型態分爲「社會保險（健保、醫保）醫療、自費醫療」二大類型，社會保險醫療受制於醫療政策及社會保險補助，在醫療產品供給上也受侷限，以符合基本需求產品策略；而在自費醫療市場因是患者自行付費，所以醫療產品更具多樣性及選擇性。

產品生命週期不同而有不同的產品策略

從產品從投入到退出市場的過程，稱爲產品生命週期，該過程經歷了產品的「導入期、成長期、成熟期和衰退期」四個階段。自費醫療市場中的產品策略包括：

1. **導入期產品策略**：在患者對產品不熟悉尙未接受下，產品使用率（銷售量）增長緩慢，市場競爭少。主要產品策略有：加強產品的宣傳、以舊帶新的方法提升產品能見度。
2. **成長期產品策略**：市場逐步接受該產品，同類產品的競爭者開始進入市場。主要產品策略有：（1）擴大目標市場，積極開拓新患者。（2）宣傳重點從建立產品知名度轉向院所、商標的宣傳，使對該產品產生好印象、好感度和使用偏愛。
3. **成熟期產品策略**：處在產品普及且日趨標準化及競爭激烈時，主要產品策略有：（1）穩定目標市場，使患者「忠於」此產品。（2）增加產品線使產品多樣性。（3）加強就醫回診後的服務及新產品研發。
4. **衰退期產品策略**：處於產品的使用率和利潤率銳減狀態，產品價格顯著下降。主要的產品策略：應即時汰舊換新。

滿足患者需求的產品層次

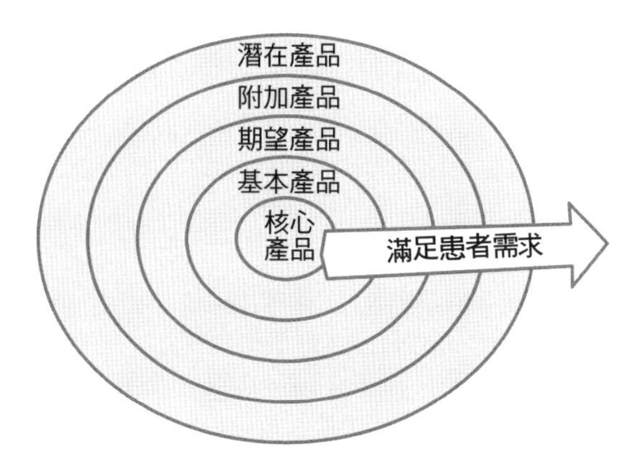

醫療產品
- 有形：「醫生、團隊、醫藥、醫材」
- 無形：「醫療技術、醫療診斷」

不同醫療市場的產品策略
- 社保醫療：符合基本需求產品
- 自費醫療：超越期望產品

自費醫療市場中不同產品週期的產品策略

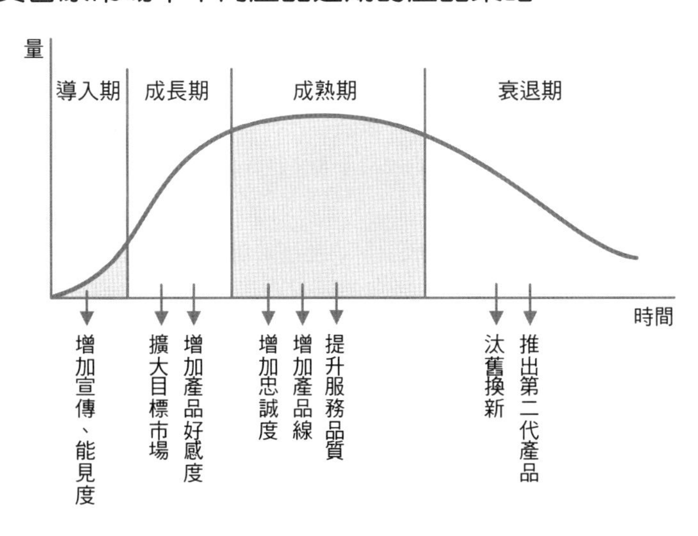

9-7 醫療行銷11Ps——價格(Price)策略

醫療行銷11Ps的第六個P是「價格策略」。

在社會保險醫療下，因受到政策及社會保險補助，除掛號費外，自付額(價格或訂價)則是由主管機關訂定，因此醫療院所對於價格及訂價的態度趨於低調或是冷處理；然而爲了長期發展，醫療院所也紛紛投入自費醫療市場的經營，對於價格及訂價則需用更科學化的方法訂定，不可用毫無根據的方式訂價。

價格訂定

價格或是訂價策略是訂定一個讓患者採用自費醫療時，所願意負擔的價格；在就醫行爲中，非價格因素也是患者會考量。然而價格仍是決定自費醫療被使用量及收益多寡的最重要因素。在經營過程中，價格是唯一可以產生醫療收入的因素，其他因素多數屬於成本項目，因此，價格是呈現醫療行銷效果和收益的最佳方式。

訂價前的三大問題

在擬訂訂價策略前，須考量的三大問題，第一個是，對於新的自費醫療項目如何訂價？第二個問題，是隨著自費醫療(產品)生命週期不同，如何有效調整價格以創造市場機會？第三個問題是，如何面對競爭者的價格波動而做出因應的價格策略？

自費醫療的訂價流程及策略

在新自費醫療訂價時，應注意的訂價流程及策略：

1. **訂價策略目的**：以「滿足需求」及「實現院所收益與長期發展」爲目的。
2. **確定市場需求**：自費醫療市場需求會隨價格波動而變動，須了解市場需求對價格變動的反應(需求的價格彈性)而訂定。
3. **估算成本**：必須涵蓋經營上所有的固定成本、變動成本及承擔風險的一個公允報酬。
4. **選擇訂價方法**：根據「市場需求、經營成本、競爭狀況」的調查研究結果，擬訂訂價策略。訂價方法主要包括「成本導向、競爭導向和顧客導向」三種類型。
5. **決定最終訂價**：決定前，必須考量是否符合「訂價政策及形象、政策及法律規範、患者預期心理、具競爭性」等，檢核後再行決定最終價格。

「專利」有助訂價策略

經研發「申請專利」，藉由專利保護乃是最佳訂價策略之一，在專利保護下的訂價，可高於競爭者訂價，在短期內具有更高的收益；因此「專利」保護不僅在於醫療行銷具有獨特性、話題性，更可拉大競爭距離、具競爭優勢；此外，在訂價策略上的應用，更可訂較高的價格，而有更高的收益性。

醫療訂價

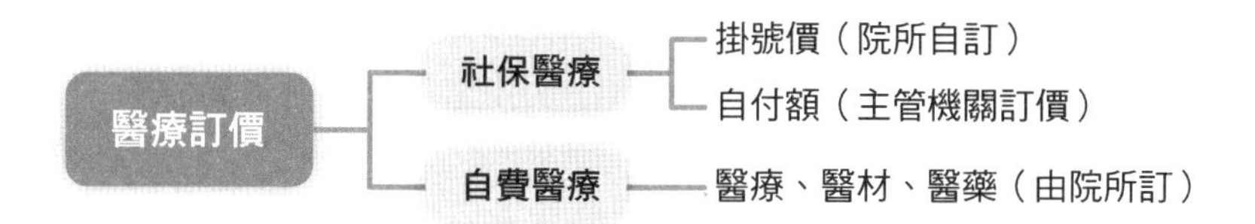

訂價前的思考

1. 新自費醫療如何訂價？
2. 不同自費醫療（產品）生命週期的訂價？
3. 相對競爭者，如何調整訂價？

自費醫療訂價流程及策略圖

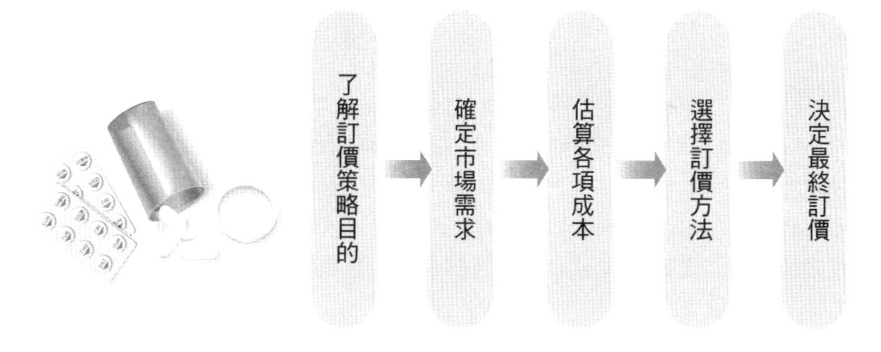

專利有利訂價

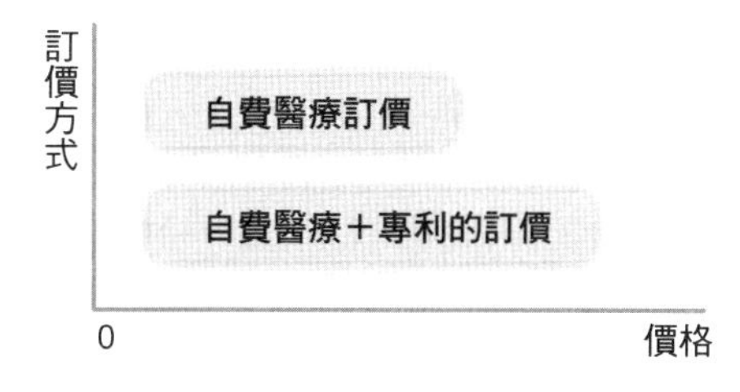

9-8 醫療行銷11Ps策略——推廣(Promotion)策略

醫療行銷11Ps的第七個P是「推廣策略」

推廣(Promotion)

不論是醫保(社保)或是自費醫療都需要「推廣」。推廣意指的是利用各種有效的溝通工具及方法,讓閱聽眾(潛在患者)及患者(NP、OP)可以更加了解與關注「醫療及服務」,期望藉此推廣方式誘發閱聽眾(潛在患者)及患者的醫療需求,進而促使採取就醫行爲。

推廣任務

須達到:「1.告知(Inform)。2.說服(Persuade)。3.提醒(Remind)」等三項任務。

推廣反應層級模式

閱聽眾(潛在患者)及患者(NP、OP)所經歷的各種反應過程稱之爲推廣「反應層級模式」,其中又以AIDA(Attention, Interest, Desire, and Action)模式著稱。

1. 注意(Attention):經有效果溝通,引起閱聽眾(潛在患者)及患者的「注意」。
2. 興趣(Interest):誘導閱聽眾(潛在患者)及患者的「興趣」。
3. 慾望(Desire):誘發閱聽眾(潛在患者)及患者的隱性需求,轉而成爲顯性需求,致使爲了滿足醫療需求而有就醫回診的欲望。
4. 行動(Action):最後期望閱聽眾(潛在患者)及患者產生動機採取就醫「行動」。

藉此「AIDA模式」應用在醫療推廣中,進而提高醫療行銷效果。

推廣的效益

醫療推廣最主要期望達到的目的,包括:

1. **傳達信息**:藉由推廣,將信息(如醫療理念、醫療技術、醫療服務、品牌形象)傳播給目標市場中的閱聽眾(潛在患者)及患者。
2. **創造需求**:經由推廣誘發或創造閱聽眾(潛在患者);讓患者的隱性需求變成顯性需求。
3. **凸顯價值**:推廣時,更要強化凸顯「價值而非價格」,提升競爭力。
4. **蒐集情報**:不論用什麼樣的推廣方式與閱聽眾(潛在患者)及患者進行溝通,也需要蒐集情報,有助後續的調整及改善。

推廣組合

推廣組合最主要有「廣告、公關、人員推廣、其他推廣」四大類型。

擬訂推廣策略須考慮因素

須考量的因素有「自費醫療類型、醫療(產品)生命週期階段、目標市場特徵、反應層級的階段、購買決策的類型、可運用的預算與推廣工具所需成本、推力與拉力策略」等因素。在醫療市場中,基於政策法規的限制,需要謹慎地使用推廣行銷工具。

醫療推廣金字塔

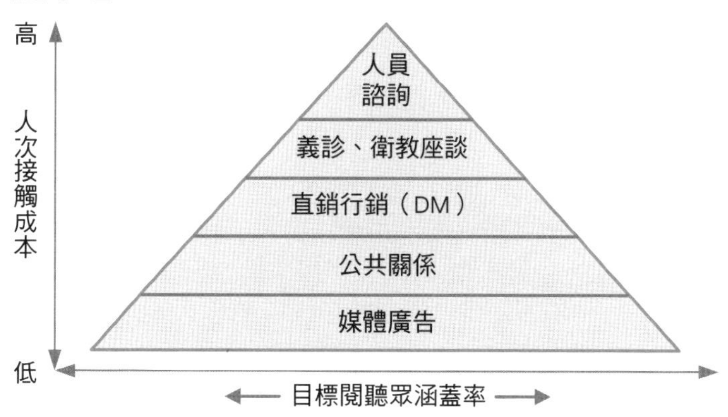

醫療推廣效果衡量

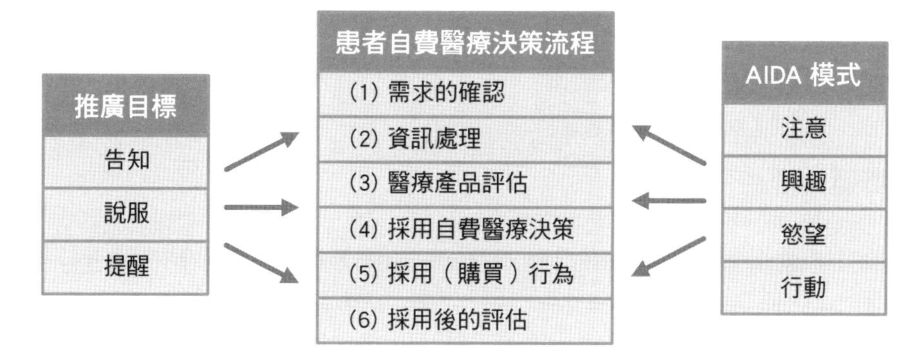

醫療推廣組合要素特性

	醫療廣告	醫療公關	推薦	人員諮詢
溝通模式	間接與非人員	通常是間接與非人員	通常是間接與非人員	直接與面對面
接觸大量閱聽眾的速度	快	通常較快的	快	慢
溝通人員對狀況的控制力	低	中	中	高
回饋速度	延遲的	延遲的	不一定	立即的
訊息流向	單向	多數單向	多數單向	雙向
訊息內容的控制力	有	無	有	有
訊息彈性	所有閱聽眾的訊息一樣	對訊息無直接控制力	對不同的目標閱聽眾傳遞相同訊息	根據潛在患者設計

9-9 醫療行銷11Ps策略——通路（Place）策略

醫療行銷11Ps的第八個P是「通路策略」。

通路（Place）

醫療院所在社會保險（健保、醫保）醫療經營模式下，由於受限政策及法律規範，以及在社會保險補助下是以提供必要性醫療爲主，所以鮮少有通路的思維及建置。但自費醫療市場崛起後，在過度競爭下，又以提供非必要性醫療爲主，爲擴大能接觸到全球自費醫療患者，因此採用借力使力的「通路」概念及布建，由此孕育而生。

如醫療院所經營發展「醫療觀光」這種自費醫療，就是應用「通路」的方式，才能擴大接觸到潛在的全球醫療觀光客。

通路功能與目的

在自費醫療市場可經通路的運作，由通路直接與自費醫療的潛在患者達成締結（約），如醫療觀光就可經由在美國的旅行社，與潛在醫療觀光客締結套裝合約，入院後再由醫療院所提供醫療觀光的服務。將自費醫療（如醫療觀光）經「通路推廣、情報蒐集、締結（約）、交付款項後，將合約所有權轉移」給患者，這就是通路功能。另外，通路目的還在於提高效用及附加價值。

建置通路步驟及策略

不論是醫保（社保）或是自費醫療市場要經營「通路」，須考慮的步驟及策略有：

1. **擬訂策略**：先確定在自費醫療市場的經營及行銷整體策略，並擬訂相關經營及行銷方案。
2. **分析市場**：一、分析就「目標市場」，進行「市場形式、潛在患者規模、市場的地理集中度、套裝醫療訂單大小、法規、環境特性」等分析；二、分析是就具潛力的「通路」，進行「可提供什麼樣服務、是否合格及願意合作可行性、醫療院所與通路的經營理念是否吻合」等；三、競爭者分析。
3. **評選通路**：因應不同的醫療市場，經市場調研後，評估所需「通路的長、寬、深度」及服務項目後，再評選決定合格的通路，後續提供完善的通路訓練及行銷資源，並協助導入目標市場。
4. **通路目標**：協助訂定通路「經營目標（如一年要幾張醫療觀光客合約）」，並定期追蹤檢核，落實狀況及改善。

通路運作策略

因應不同醫療市場的通路屬性，醫療行銷部門在通路運作上，可採不同的策略：1.推式策略VS.拉式策略路；2.直接通路VS.間接通路；3.實體通路VS.虛擬通路；4.直營通路VS.經銷通路；5.單一通路VS.多重通路。

不論何種通路策略，都因回歸經營理念及如何滿足需求，進而創造多贏的價值。

醫療行銷通路階層

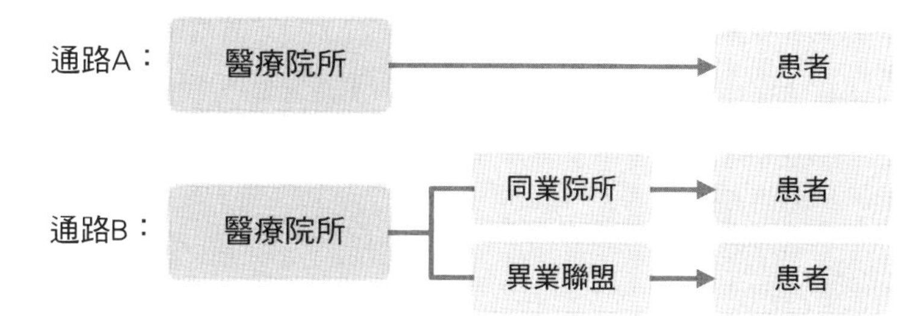

醫療行銷通路管理流程

篩選通路成員 → 訓練通路成員 → 評估通路成員 → 調查通路運作模式

多重通路系統

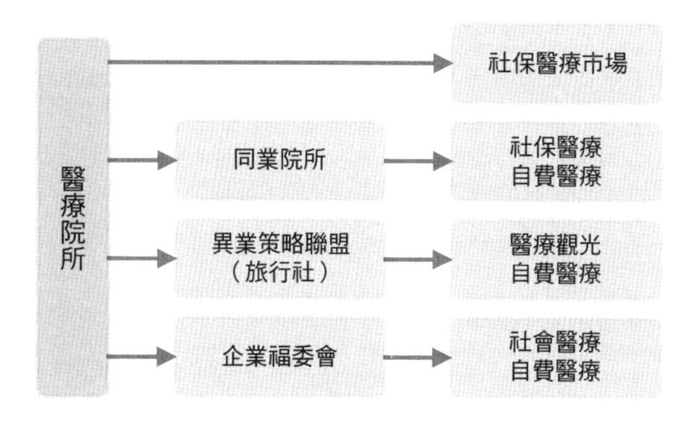

9-10 醫療行銷11Ps策略
——公關策略、流程策略、專案策略

醫療行銷11Ps的最後三個P，分別是「公關策略、流程策略、專案策略」策略。

醫療公關（Medical Public Relations）策略

醫療公關是在醫療行銷中，與利益關係人建立「良好關係、醫療形象、品牌」等最佳的策略之一。依據不同利益關係人的需求，醫保（社保）或是自費醫療公關策略規劃與執行應著重在：

1. **整體形象提升**：藉由醫療公關（公關報導、公關活動、公關座談會等）策略規劃與執行，提升醫療院所整體的品牌形象。
2. **雙向互動溝通**：就「醫療理念、醫療訴求、醫療技術、醫療服務」等與不同的利益關係人，進行雙向互動的溝通，拉近與利益關係人之間的距離，增加黏著度。
3. **互惠互利關係**：先以「利他再利己」的醫療公關策略，達到與利益關係人之間「互信、互惠、互利」的「價值創造」關係。
4. **真誠真實呈現**：長期的醫療公關策略發展與執行，一切都是以「眞誠、眞實」呈現爲上策，唯有如此才能打動人心。
5. **危機預防與處理**：危機處理機制建置、預防與處理等，是醫療公關首要任務之一。

流程（Process）策略

從患者就醫「前、中、後」三大流程，進行流程策略規劃與執行，著重在「如何創造最佳效益及最大價值」爲出發點，找出「最短的、最具經濟效益」的流程路徑：

1. **在就醫前**：不論是「官網、臉書、電話、電子郵件」等流程，都應先經由市場調查研究，了解閱聽眾（潛在患者）及患者的喜好、使用習性，再行規劃就醫前服務介面的使用流程。另外可多應用圖解、圖示流程呈現，讓使用者便於使用，都可增加就醫前服務介面的被使用性。
2. **在就醫中**：就「醫療流程」進行執行前的流程說明及溝通，如此可讓患者及家屬了解醫療流程，降低患者的不安全感，增進醫患關係，以利醫療流程的執行。
3. **就醫後**：以醫（術）後照顧關懷服務爲出發點，建置定期及不定期醫（術）後服務追蹤的流程，並予以落實管控。

專案（Project）策略

任何的醫療行銷及活動，都應以專案方式呈現、執行及控管。應著重在：

1. **專案管理要素**：有「範疇、時間、成本、品質、組織，資源、溝通、議題、變更、風險」等十個項目的資源整合。
2. **專案管理流程**：從一開始的「提案、啓動、計畫、執行、控管到結案」的管理。

專案策略規劃得好，管控成效就顯著，因此專案是最佳的醫療行銷管理工具之一。

醫療公關策略範疇

目標	院所經營情境		
	平時情境	危機情境	公關操作
形象	形象建立	形象修護	形象管理
關係目標	關係建立	關係修護	關係管理
公關操作	環境管理	危機管理	

醫療行銷著重在就醫前中後流程策略

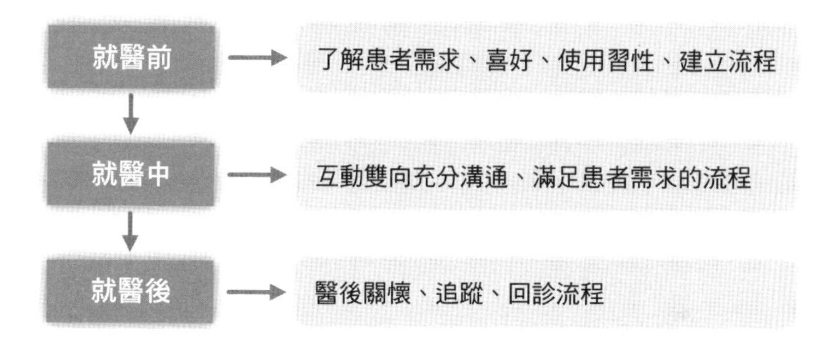

醫療行銷專案管理方法

定義	需求、實現、目標、效益
組織	醫療行銷專案團隊
計畫	範疇、時間、成本、品質、資源、溝通、風險
控管	工作、交付、進度、議題、變更、資訊、文件、風險
產出	醫療行銷、服務、結果
解決	醫療行銷專案問題或需求
達到	醫療行銷專案目標與效益

9-11 醫療行銷——醫療廣告策略

什麼是廣告

所謂的「廣告（Advertising）」，指的是為了達到某一行銷目的，使用「費用贊助」，經由特定媒體廣為向閱聽眾傳遞信息，稱之為廣告。廣告即是「廣而告知」。

廣告的本質

廣告是一種「付費」的大眾傳播。廣告本質是廣告主將產品訊息傳達給閱聽眾的手段和技巧，並且有助於產品的銷售。

廣告的目的

最主要的「目的」是經由信息的傳播，改變閱聽眾對所廣告的「產品、事件、品牌、形象」之態度，並誘發閱聽眾採取行動購買產品，使廣告主獲利。

廣告的特性

廣告宗旨是將商品信息傳播到閱聽眾群體，從而促進商品銷售。其特性有：

1. **傳播性**：廣告是一種傳播平臺，由廣告主將產品信息傳遞給目標市場中的閱聽眾。
2. **說服性**：廣告是一種有計畫且連續的傳播活動，是具有說服性、目的性的行為。
3. **價值性**：廣告使媒體、廣告主獲利外，閱聽眾因廣告獲取有用信息而產生價值。

廣告的類型

由於分類標準不同，看待問題的角度也不同，導致廣告的種類眾多，如：

1. 以「**傳播媒體**」**分類**：隨著新媒介不斷增加，有愈來愈多廣告類型，如「報紙、雜誌、電視、電影、廣播、網路、戶外、店頭POP、大樓外牆、公車車廂、捷運車廂、車站、郵件」廣告等。
2. 以「**廣告目的**」**分類**：產品廣告、形象廣告、品牌廣告、觀念廣告等。
3. 以「**廣告傳播範圍**」**分類**：國際性廣告、國內性廣告、區域性廣告、地區性廣告等。
4. 以「**廣告閱聽眾**」**分類**：B2C的消費性廣告、B2B的企業廣告。
5. 以「**廣告主**」**分類**：商業性廣告、公益性廣告。

醫療廣告策略（Medical Advertising Strategy）

不論是醫保（社保）或是自費醫療在醫療經營受制於「醫療政策、醫療法、社會觀感」的影響，但在高度競爭下，有愈來愈多的醫療院所採用「醫療廣告」，藉以達到醫療行銷的目的。醫療廣告策略應著重在：

1. **醫療廣告目的**：以提升「醫療品牌、醫療形象」為「目的」的非商業性廣告。
2. **醫療廣告訴求**：訴求重點有二：以「醫療專業、醫療服務、醫療流程」等醫療價值為訴求，或是以「醫療品牌、醫療形象」為主的感性訴求。
3. **醫療廣告預算**：依行銷年度計畫編列預算，可由小預算的媒體廣告開始。
4. **醫療廣告媒體**：可選擇「網路、廣播」等，容易與閱聽眾雙方互動的媒體為佳。

好的醫療廣告會打動人心、產生共鳴，進而提升品牌形象及增加就醫回診效益。

各種廣告類型比較

廣告媒體類型	優點	缺點
報紙	時效、普及、可信度、涵蓋面廣、快速回應市場變化	印刷品質較差、廣告壽命短、年輕客層接受度低
雜誌	印刷精美、讀者區隔、廣告壽命較長	無法快速回應市場變化、僅能接觸部分目標顧客
廣播	低成本、快速回應市場變化、邊收聽邊做事	聽眾不一定注意收聽、無法展示產品、廣告壽命甚短
電視	具聲音影像、可展現高創意、可在短期間接觸大量顧客	昂貴、高干擾
戶外廣告	低成本、高重複展露、低干擾	受地區限制、廣告創意發揮受限
網際網路	高選擇性、互動機會、低成本、全球性、整合廣告與購買行為	僅限於上網人口、可信度較低

醫療廣告相關規範

允許刊登的內容	不允許的廣告方式
醫療機構基本資料 （名稱、地址電話及交通路線）	利用採訪報導 公開祕方或假借他人名義宣傳
診察科別和時間，醫師學經歷、證書字號	「首創」、「唯一」、「永不復發」等誇大字句
健保特約標示	違背醫學倫理
開業、歇（復）業之時間	文章宣傳未完整說明風險
疾病名稱，診療、檢查（驗）項目	標榜成癮藥物戒治或性器官、性能力之治療
醫療儀器或技術	以不正當方式宣傳，或無法積極證明廣告內容
收費情形	違反收費標準

9-12 醫療行銷——網路行銷（官網、臉書）

除了醫療行銷11Ps外，還有醫療廣告策略、網路行銷策略。在網路行銷時，務必在「合法」的前提下執行，網路行銷中又以「官網、臉書」爲策略重點。

官網策略

在過度競爭下，官網已成醫療行銷必備醫療行銷工具之一，官網的經營及行銷，不再只是在於院所形象層次，更應提升到醫療行銷的層次。因此官網策略應著重在：

1. **專業呈現**：只呈現「醫生、醫護團隊、醫療理念、醫療服務、醫療衛教、就醫前中後流程、回診術後照顧須知」等醫療專業。
2. **多圖少字**：網路使用習性是當沒吸引力時，必然會快速離開此網站，爲符合網路特性「8秒理論」，可「多點圖示、少點文字」，或是可多點「動態視覺」如flash或影片呈現，才可引起注意、留著「網民」。
3. **少術照**：由於「術前術後照」屬「病歷」不得公布，除非者患者同意，不能擅自在網路、媒體刊登照片，否則將侵害患者隱私。即使用在學術發表，亦可依刑法洩漏業務祕密罪，最重可處一年徒刑，還會吃上民事官司。
4. **少商業化**：不要貼一些「療程、次數、價格、買幾送幾」等內容，這些醫療廣告可能因觸法而受罰，更可能成了被拿來比價的對照，不但不會吸引閱聽眾（潛在患者）及患者，更可能因此而有流失既有患者之虞。
5. **服務導向**：多點雙向互動溝通的介面（平臺），如健康衛教、預約掛號、健康自我評量等。可提升使用者的黏著度，拉近與醫療院所的距離，進而增加就醫回診量。

臉書策略

多數醫療院所除了官網外，還會在臉書上成立專屬的「粉絲團（社團）」，因此在臉書策略規劃與執行上，應著重在：

1. **不要為讚而讚**：少用廣告方式來增加按讚人數，粉絲團的經營核心「在質在深度」。「有內容有深度」的粉絲團，自然會引起共鳴而得到臉友按讚。
2. **經營內容分享**：因應時事多貼點豐富有內容、有深度的醫療專業文章或資源，吸引臉友閱讀按讚，並將分享給更多臉友知道，這就是一種最佳的「口耳相傳（口碑行銷）」的「網路醫療行銷」。
3. **多點主動互動**：可因應時事主動設計「醫療衛教相關議題」，引發臉友討論及互動溝通（不涉及醫療法規範），進而形成一種有效的議題行銷及傳播。
4. **勿商業化廣告**：不要貼療程商業廣告，回歸醫療專業爲訴求。
5. **引發正面回饋**：唯有醫療專業得到認同，才會有正面評價及回饋。

其他網路行銷策略

其如關鍵字行銷、SEO。在策略規劃與執行時，應著重在「有特定醫療議題及有足夠預算」下施行之。

當能夠將上述策略規劃與落實執行，才是網路行銷上策。

官網策略

1. 專業為訴求
2. 多圖少字
3. 少點術前、術後照
4. 少商業化
5. 以服務為導向

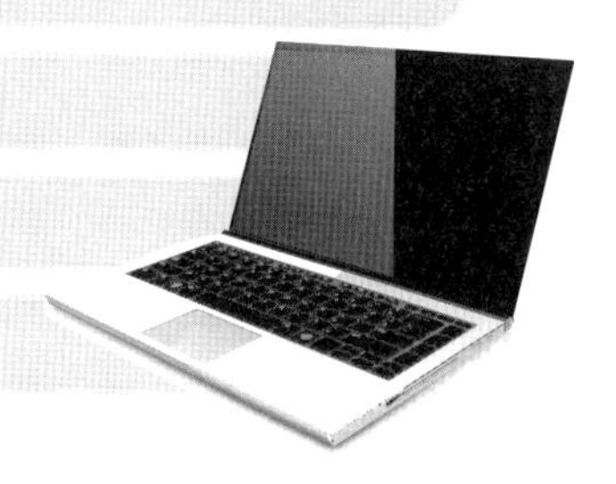

臉書策略

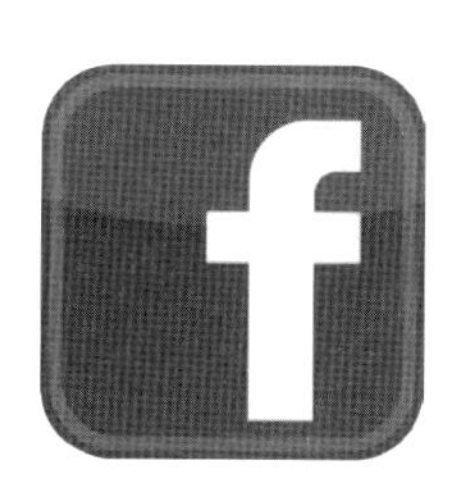

1. 不要為讚而讚
2. 經營內容分享
3. 多點主動互動
4. 勿商業化廣告
5. 引發正面回饋

醫院及醫師不能上網做的宣傳

1. 透過問答及咨詢，招徠醫療業務
2. 折扣、分期付款、贈送免費兌換券
3. 內容不能與事實不符或無法證明真實性
4. 強調最高級及排名，像國內首例、診治病患最多等
5. 標榜國內尚未核准使用的醫療技術等，違背醫學倫理

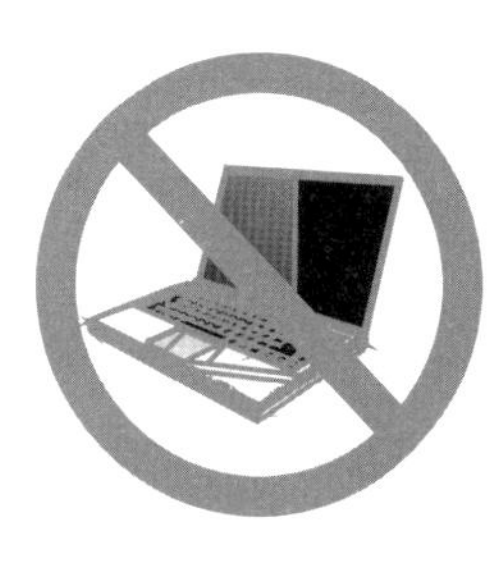

NOTE

第 10 章
醫療行銷公關

10-1 虛實整合行銷

10-2 事件行銷

10-3 議題行銷

10-4 一對一行銷

10-5 內部公關

10-6 外部公關

10-7 社區公關

10-8 政府公關

10-9 危機處理與危機公關

10-1 虛實整合行銷

不論是醫保（社保）或是自費醫療行銷，隨著目標市場閱聽眾接觸媒體屬性趨於電子化及網路化，所以在醫療行銷的應用除了實體行銷，也必須整合虛擬行銷，因此，「虛實整合行銷」已成爲醫療行銷的新趨勢。

虛實整合行銷

傳統的醫療行銷是「閱聽眾請注意」，而虛實整合行銷是「請注意閱聽眾」，是非常不同的思考角度；虛實整合行銷是一種整合傳播（Integrated Marketing Communications），指的是醫療院所在合於「法律規範」下，將各種傳播方式綜合善加使用，包括虛擬實體的「廣告、與患者直接溝通、活動推廣、公共關係」等傳播方式，使得「院所品牌、醫療產品、醫療服務」的整合傳播達到更明確、連續、一致和提升的效果，促使閱聽眾（潛在患者）與患者就醫回診，並維持患者滿意度及忠誠度。

虛實整合行銷的好處

醫療院所善用策略性虛實整合行銷的好處有：

1. **傳播訊息一致性，獲得利益關係人青睞**：應用策略性整合傳播訊息一致性，傳播給利益關係人（閱聽眾、潛在患者、患者、內外部利益關係人），除可避免訊息混淆不清產生困惑外，更可因一致性訊息的傳播，而獲得利益關係人青睞，提升利益關係人的滿意度及忠誠度。
2. **策略整合傳播，降低行銷成本，發揮綜效**：策略性整合傳播工具可以使「院所品牌、醫療產品、醫療服務」的訊息一致性，除可降低醫療行銷成本，更可以達到虛實整合行銷的綜效。

虛實整合行銷策略

虛實整合行銷是一種行銷訴求及其傳播方式整合性的應用，著重在以下策略性的思考：

1. **行銷議題訴求**：依循當年度的醫療行銷主軸，分季節性以專案爲單位，經由市場調查研究，了解目標市場需求，設計出高效的行銷議題及行銷訴求。
2. **了解閱聽眾是誰**：要精準打動人心，就必須充分了解目標市場的閱聽眾習性及潛在需求，如此才可提升虛實整合行銷效益。
3. **整合行銷訊息**：在擬訂行銷議題及行銷訴求後，須以閱聽眾可理解的語言及話題性，整合行銷訊息。並以此一致性行銷訊息，應用於虛實整合行銷傳播工具。
4. **雙向互動溝通**：使行銷議題及行銷訴求發酵，可善用虛擬（官網、臉書、社群、PTT討論區）傳播工具與閱聽眾進行雙向互動溝通。
5. **慎選傳播工具**：傳播工具的選擇，在於是否可以讓行銷議題及行銷訴求達到最佳綜效，因此在媒體（傳播工具）的選擇上，要以互補性、延續性爲考量。

除了上述的策略思考外，還有就是要有效的控管成本，這才是最佳的虛實整合行銷策略。

建立醫療（院所）品牌權益的虛實整合行銷

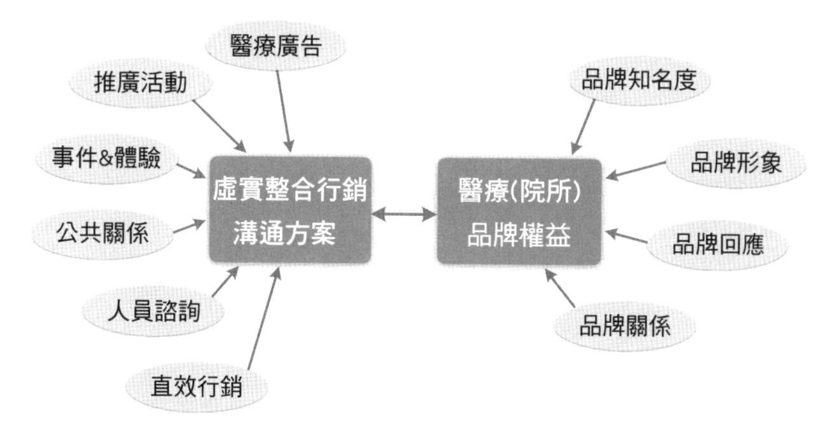

醫療行銷傳播溝通模式

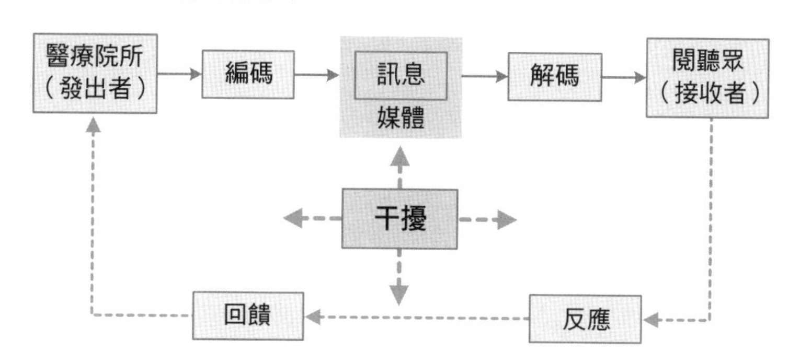

有效醫療行銷溝通流程

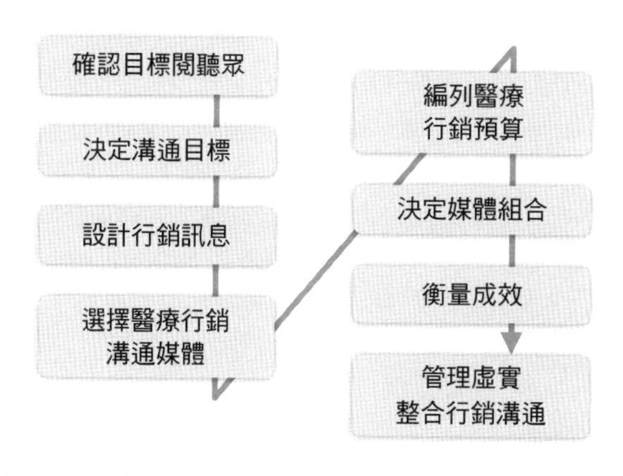

10-2 事件行銷

什麼行銷方式是醫療院所最不花錢，又最具有話題性、容易與閱聽眾（潛在患者）、患者進行互動溝通的醫療行銷方法？

事件行銷

事件行銷（Event Marketing）是指醫療院所利用內部資源，以社會大眾所關注議題與創意性「活動或事件」，因而吸引媒體的報導與閱聽眾（潛在患者）或患者的參與，進而達到提升醫療院所品牌、形象，以及促進患者（NP、OP）就醫回診的目的。

醫保（社保）或是自費醫療的事件行銷的操作方法，主要可分爲「藉勢」和「造勢」兩種。「藉勢」，就是藉由參與社會大眾所關注的話題，將醫療院所帶入此議題（話題）中，藉此引起媒體和大眾的關注；而「造勢」則是醫療院所經由內部創造出具策略性的議題，並企劃出富有創意話題的事件或活動，引起媒體或者大眾關注。這二種都有助於提升醫療院所的品牌、形象，或是喚起潛在患者及患者（NP，OP）就醫回診。

事件行銷方法

事件行銷是一種最具「**互動性、參與性、話題性**」的醫療行銷方式，事件行銷工具有：

1. **代言效應**：因應社會所關注議題，由醫療院所內醫護人員成爲代言人，藉由醫護人員的代言，結合社會所關注的議題，成爲新聞媒體採訪報導焦點的事件行銷。
2. **賽事贊助**：可贊助患者病友的運動比賽，藉此提升醫療院所的品牌形象。
3. **公益行銷**：投注在社會大眾所關注的醫療保健議題上，進行公益事件活動，藉以達到醫療行銷傳播效果。
4. **製造焦點**：創造社會大眾所關注的醫療保健話題（如：水怎麼樣喝才健康），成爲新聞媒體採訪報導焦點。
5. **危機處理**：需要有危機預防機制、處理因應流程及能力，當面對危機、處理得宜時，可帶來正面評價且可提升品牌形象。
6. **事件整合**：即時整合各種社會所關注的事件，進行有效的整合傳播。

經由「藉勢」或「造勢」，讓醫保（社保）或是自費醫療院所品牌形象可處於新聞媒體高關注的狀態。

事件行銷好處

採用事件行銷的好處有：1.受眾面廣、凸顯議題性強，在短時間內能使信息傳播達到最大、最優的效果。2.相對於其他醫療行銷方式，事件行銷的運作執行成本低。3.風險低，可行性高。4.維繫與新聞媒體、利益關係人的公關效果。

事件行銷的後續

事件行銷除了事件當下，可以獲得新聞媒體好評及閱聽眾（潛在患者）迴響外，更重要的是，要延續事件議題性，讓更多的閱聽眾及患者能在「官網、臉書、網路社群、PTT討論區」有更多的互動與溝通，成爲下一波新聞媒體關注的議題與焦點，創造再次採訪的機會。

事件行銷策略＆流程

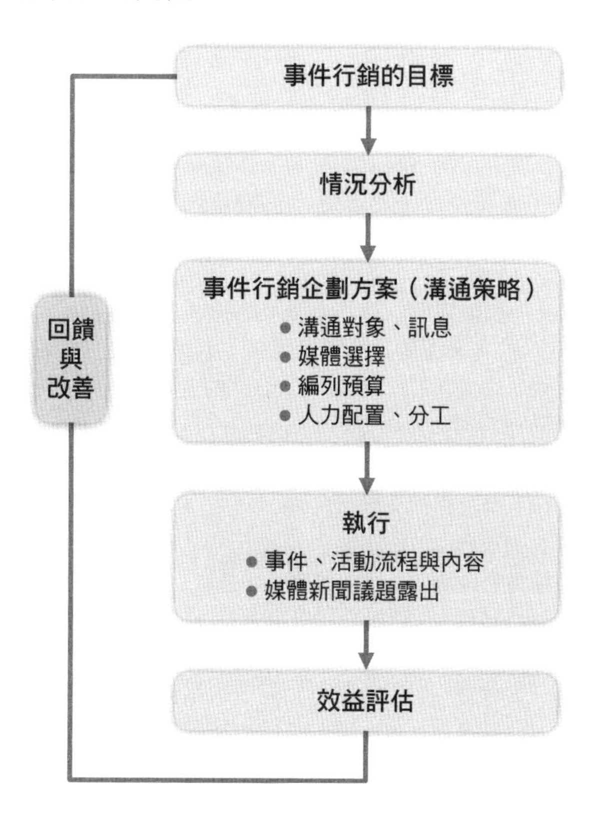

事件行銷方法

1 代言效應
2 賽事贊助
3 公益行銷
4 製造話題焦點
5 危機處理
6 事件整合
NEWS

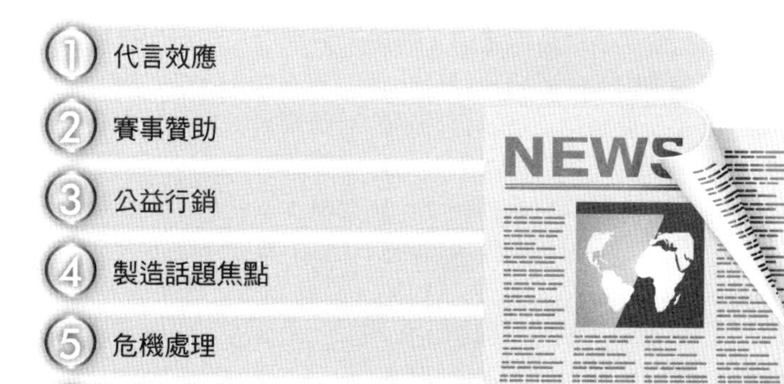

10-3 議題行銷

醫療行銷也須關注社會大眾所關心的時事議題與脈動，從而擬訂行銷議題及進行醫療行銷。

議題行銷（Cause-Related Marketing）

議題行銷是結合「既有」眾所矚目的社會公眾議題，或是「自行創造」的社會關注的公眾議題，再經由虛實整合行銷傳播，引發閱聽眾（潛在患者）或患者關注及討論，藉此有助於增加院所品牌形象、知名度、促進患者就醫療回診量。

醫保（社保）或是自費醫療的「議題行銷」是一種將「就醫回診」與「社會公益」結合在一起的行銷方法，如就醫回診就捐助某某醫療基金會，藉以整合成「正面」社會公眾議題的行銷方式，引發閱聽眾（潛在患者）或患者的互動及參與，產生共鳴與認同，進而創造三贏（醫療院所、患者、公益團體）價值，更可達到提升品牌形象、知名度及就醫回診量。

議題行銷的成功關鍵因素

議題行銷要能成功，須掌握三大關鍵因素：

1. **議題行銷的「社會顯著性」**：此議題對目標市場中的閱聽眾所關注的重要程度。關心程度愈高的社會公眾議題，愈容易產生共鳴。
2. **議題行銷的「活動持續性」**：活動持續時間長短。活動持續時間愈長，愈容易深入目標市場閱聽眾，發揮並擴大影響層面及效果。
3. **議題行銷的「第三方保證」**：活動要有公開徵信措施，藉由第三方（如律師驗證）公開徵信的活動，容易贏得社會大眾的信任，且可引來更多人響應。

議題行銷要能掌握關鍵三因素，不僅容易引起共鳴，對品牌形象也會有正面評價。

議題行銷準則

議題行銷須注意五大準則：

1. **掌握議題與資源**：不論是結合「既有」或是「創造」，都應掌握關注在「正面」而非「負面」的社會顯著性公眾議題，同時更要掌握及善用、應用內外部資源的議題行銷，才能引起共鳴。
2. **完善的配套方案**：要有第三方執行保證的活動機制，才是具有公信力及可信度的相關完善配套方案。
3. **有活動品牌名稱**：在議題行銷活動上，也要賦予議題活動的品牌名稱，除可與院所既有的品牌相呼應，更可提高議題行銷的社會顯著性。
4. **創造情感的連結**：議題行銷是與閱聽眾（潛在患者）或患者搏感情的最佳時機，因爲直接的情感連結，顯得更簡潔、更親切、更有力，更容易產生共鳴，也可強化患者關係的經營與管理。
5. **鼓勵溝通與參與**：議題行銷的焦點在於議題及溝通，所以要運用虛實整合的方式，引導並鼓勵閱聽眾（潛在患者）或患者的參與及互動性的溝通。

掌握三大關鍵要素及遵循五大準則的議題行銷，必可提升議題行銷的成效。

議題行銷

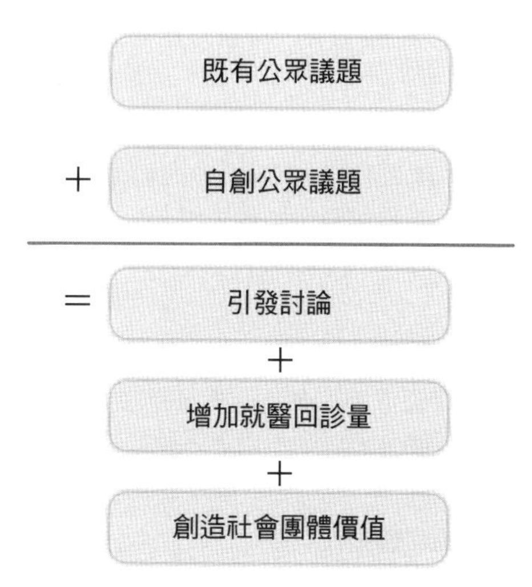

議題行銷成功關鍵

1. 社會顯著性
2. 活動持續性
3. 第三方保證

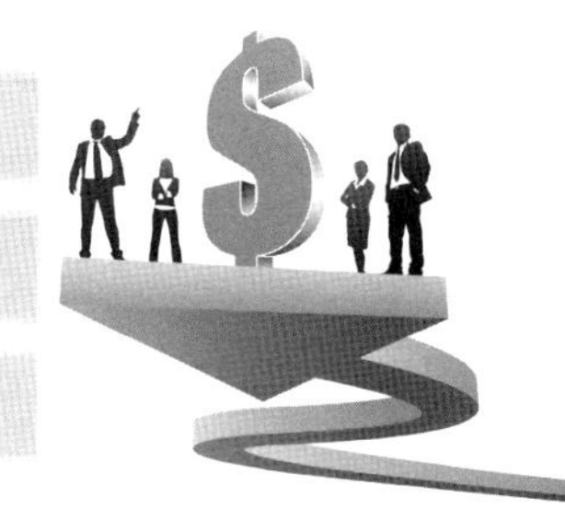

議題行銷五大準則

1. 掌握議題與資源
2. 完善的配套方案
3. 有活動品牌名稱
4. 創造情感連結
5. 鼓勵溝通與參與

10-4 一對一行銷

醫保（社保）或是自費醫療行銷最直接的行銷方式，首推「一對一行銷」。

一對一行銷

醫療院所針對個別的閱聽眾（潛在患者）或患者，提供客製化專屬的行銷方式，稱之為「一對一行銷」。是一種患者關係管理（CRM）的策略，一對一行銷做得好，可拉大與競爭者之間的距離，更具醫療行銷競爭優勢，且可強化患者關係經營及患者關係管理（CRM）的效益。

一對一行銷目標

一對一行銷是以患者為中心，以患者需求為導向的行銷方式，醫療院所採用一對一行銷的短期目標，在於提高醫療行銷推廣活動及患者終生關係的價值，長期目標在於提升醫療院所整體的患者滿意度及忠誠度，為患者創造最大的終生價值。

一對一行銷執行步驟

醫療院所執行一對一行銷的步驟是：

1. **依據溝通偏好分類**：依據不同的溝通偏好類型，將目標市場中的閱聽眾（潛在患者）或患者分類，如此有助於後續的互動及順暢的溝通。
2. **建立互動溝通模式**：因應不同閱聽眾（潛在患者）或患者的溝通類型及醫療需求，建立客製化的互動溝通模式，並就此一對一行銷互動溝通過程中，重要的各種需求都應加以記錄，以供後續就醫回診參考。
3. **推廣促進就醫回診**：藉由提供專屬客製化互動與溝通的一對一行銷，可達到有效醫療行銷推廣，進而促使閱聽眾（潛在患者）或患者就醫回診。
4. **有回饋機制與改善**：務必建立一套一對一行銷回饋機制，從每一次的一對一行銷中，找出市場需求趨勢、情報蒐集及閱聽眾（潛在患者）或患者對醫療院所的優缺點評價建議，再經歸納分析，擬訂改善方案，有助提升後續一對一行銷的執行。

一對一行銷用在醫保（社保）或是自費醫療市場，將更具顯著醫療行銷效果，及更緊密的患者關係與管理效益。

一對一行銷策略

基於患者關係經營及患者關係管理（CRM），與個別閱聽眾（潛在患者）或患者建立專屬客製化互動溝通模式，記錄生活習性、各種需求及喜好等，且提供即時一對一的互動溝通，讓閱聽眾（潛在患者）或患者感受到賓至如歸之感，成為競爭者不可取代的一對一行銷策略。

誰是一對一行銷高手

在醫療院所內，人人都可成為一對一行銷高手，只要有心、有熱忱、具同理心樂於助人，都可成為最佳的一對一行銷高手，可為醫療行銷盡一分力，達到醫療行銷推廣及促進閱聽眾（潛在患者）或患者就醫回診。

大眾行銷與一對一行銷比較

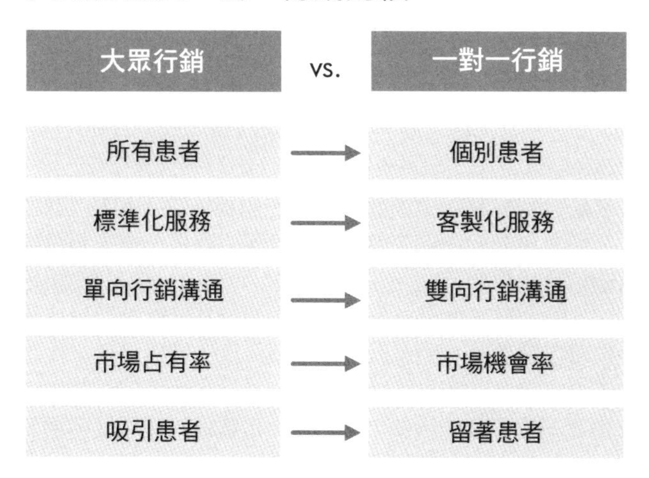

從CRM到一對一行銷

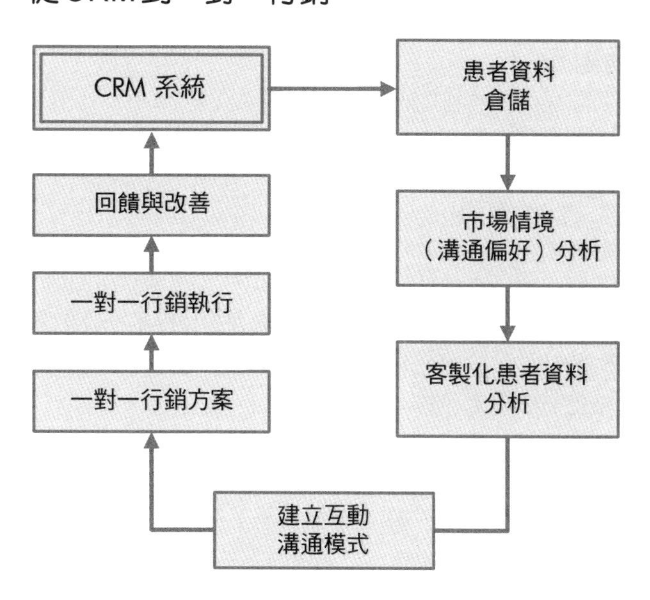

10-5 內部公關

公共關係是從事醫療院所的信息傳播溝通、關係協調、品牌形象管理，提升信任度等運作；公共關係又可分爲外部公關及內部公關，內部公關做得好，將有助於外部公關的推行。

內部公關

醫保（社保）或是自費醫療將公共關係運用在組織內部，稱爲「內部公關」，又可分爲橫向的內部公關及縱向的內部公關；橫向內部公關是一種強調跨部門間的員工關係；縱向內部公關則是組織內部上下層級間的員工關係。由於醫療院所經營的核心關鍵在於「人才」，是一群高度專業人士所組成，需高度跨部門專業分工及高度聯繫的工作。組織內部員工關係是否相處融洽、團結合作、目標一致，決定著醫療院所能否充滿活力、能否具有競爭優勢和發展潛力。上述都有賴內部公關的協助，促使組織運作更爲順暢。因此建立良好的內部公共關係，是醫療院所開展各類對外公共關係活動的基石。

內部公關目標

「建立和諧的員工關係，凝聚員工向心力、激發員工工作潛能、提升員工工作士氣、增加員工與患者的友善關係」等，都是內部公關所追求的目標。

內部公關溝通對象

內部公關溝通對象是內部的利益關係人，這些利益關係人有：

1. **個別員工**：不論是資深或資淺員工，都是內部公關所關注及溝通對象。
2. **員工團體**：隨著醫療院所組織規模擴大，「員工社團」或是員工所組成的「工會團體」，也是內部公關溝通對象。
3. **股東**：股東能影響未來經營動向，因此內部公關的主要溝通對象是「股東」。
4. **領導人**：醫療院所主要經營階層領導人的領導風格，將會是引領員工工作表現，及醫療院所經營成效的關鍵，內部公關第四類的溝通對象就是經營階層的「領導人」。

內部公關主要重點

不論是橫向或是縱向的內部公關，最主要的內部公關工作內容有：

1. **關懷協調員工物質利益**：爲員工薪資合理化提供決策訊息、爲員工福利待遇改善提供建議、爲關懷改善員工工作條件、工作環境及工作安全。
2. **重視員工精神層面需求**：經由公關活動提升員工在組織中的地位、增強工作責任感、提高自信心、凝聚向心力。
3. **協助落實醫療經營理念**：藉內部公關傳達醫療經營理念，進而落實在臨床工作中。

內部公關係活動方式

醫療院所在內部公關可採用的運作方式有：內部刊物（實體紙本版或網路版）、公關公布欄、內部廣播系統、員工手冊、公關座談會、公關意見箱（實體跟網路意見信箱）、公關活動或比賽（爬山或保齡球比賽）等，都是內部公關可採用的方式。

廣告與公關比較

	廣告	公關
對訊息的主控權	強	弱
交涉的部門	媒體的廣告部門	媒體的新聞部門
付費與否	高	無或較低
曝光焦點	產品	組織
媒體關係	媒體有求於廣告	公關有求於媒體
傳播手法	自我宣揚	創造新聞或議題

內部公關構面

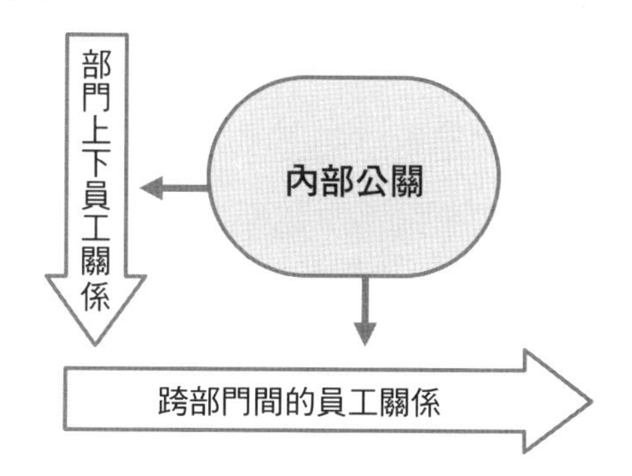

內部公關溝通對象

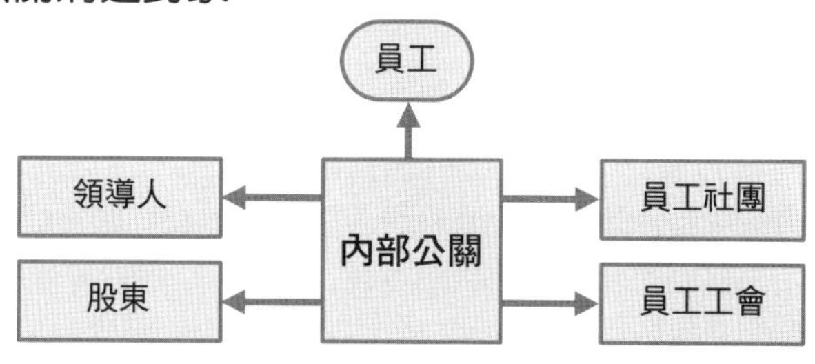

內部公關三大要點

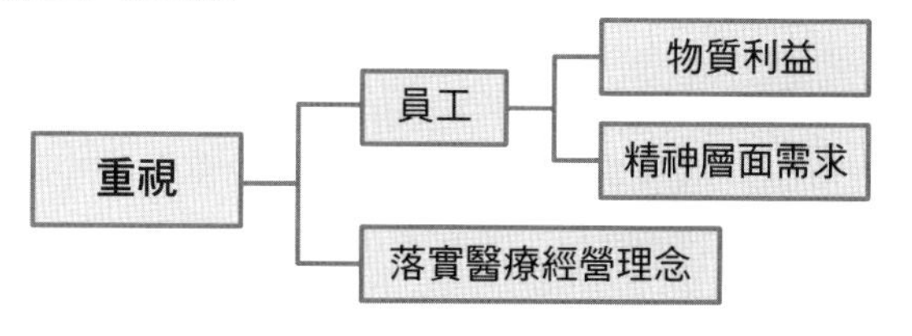

10-6 外部公關

不論是醫保（社保）或是自費醫療對於外部利益關係人，建立及維繫良好關係，進而提升品牌形象、知名度、增進患者關係、促進就醫回診量、成爲友善社區醫療院所等，稱之爲醫療院所的外部公關。

外部公關類型

依外部利益關係人不同，外部公關可分爲：閱聽眾（潛在患者）公關、患者公關、社區公關、政府公關、媒體公關、危機公關、競爭者公關、供應鏈公關等。

閱聽眾（潛在患者）公關

針對目標市場的閱聽眾也須從事外部公關。與閱聽眾建立良好的互動溝通平臺、不但有助於提升品牌知名度，還能進而使成爲新患者就醫。

患者公關

以患者爲中心，以滿足患者需求爲導向，是醫療院經營的第一條準則，因此在患者公關操作上，須先了解患者需求類型，經由患者所熟悉最容易接觸的溝通方式（口頭溝通、患者園地刊物、各類廣告、患者座談會、衛教專題演講），贏得患者的信賴，提升品牌、形象、知名度的認同感，達成公關目標，並促進患者就醫回診量。

社區公關

透過社區醫療關懷、義診、衛教講座、參與社區醫療議題等方式，與所在地的社區（民眾、機關、學校、商店等）建立良好互動，營造友善醫療院所的形象。

政府公關

醫療院所的經營主要受限於政府政策及法律規範，因此須經常分析醫療政策與法律、參與政策立法公聽會、支持相關醫療政策議題，促進與政府主管機關、醫學會、相關公會等良好關係。

媒體公關

由於媒體具有「成也蕭何、敗也蕭何」的特性，因此應善加應用新聞媒體。須先了解各家新聞媒體的風格、特性及議題動向，在新聞媒體公關策略上，要具「議題主導性」，提供新聞媒體想要的醫療新聞議題及見解，引發新聞媒體的採訪報導。而與新聞媒體之間的關係要有「三要四不」原則，三要是指：「要以禮相待、要以誠相待、要平等相待」；四不是指：「不要無理干涉、不要以『利』相交、不要急功近利、不要雜亂無序」。

危機公關

危機的預防與處理，更是外部公關另一個重要關鍵，能有效做到事先預防危機發生，就可避免不必要的損失及災害；當危機處理時，更要主動積極面對，勇於承擔，與警調司法單位配合，善用新聞媒體平衡報導，取得患者認同及安心。

競爭者公關

在競爭者公關上，應採取開放競爭，積極合作的關係。

外部公關的「WHATS」原則

1. 全員公關（Whole Company Public Relations）
2. 誠實為上策（Honesty as Best Policy）
3. 言行一致（Action Concurrent with Words）
4. 雙向傳播（Two-Way Communication）
5. 對等溝通（Symmetrical Communication）

醫療院所外部公關

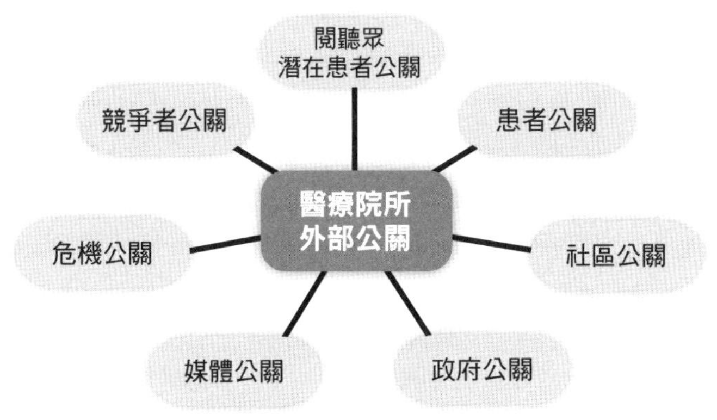

影響醫療院所外部公共關係因素

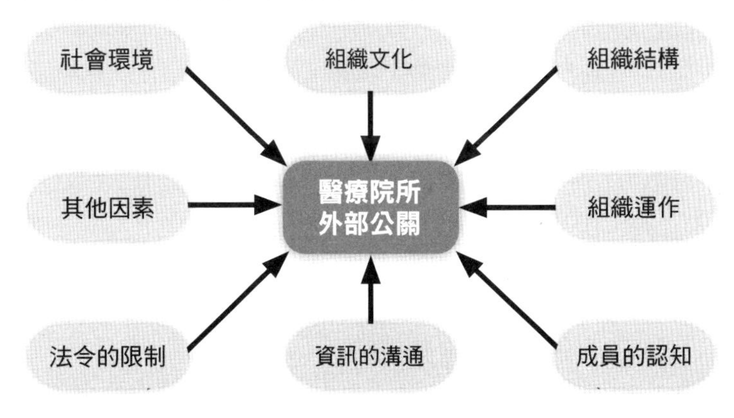

10-7 社區公關

醫保（社保）或是自費醫療行銷在公關應用上，可分為內部公關及外部公關二大類。而在眾多的外部公關中，社區公關的落實與執行更為重要。

社區公關

醫療院所的社區公關，在於跟社區內的公司行號、工廠、政府機關、各類學校、商店、旅館、公益事業單位及社區民眾的良好互動關係。社區公關對醫療院所的影響非常重大，要成為社區友善醫療院所，就必須著重在社區公關的經營；社區公關的經營，除了醫療院所所在地的社區外，也可以依社區醫療服務供應量及醫療服務範疇，將附近的其他社區也納入公關經營的範圍。

社區公關做法

醫療院所最主要是提供醫療服務，因應社區內不同的對象，社區公關內容也會有所不同，如：

1. **社區民眾**：主要訴求為社區民眾提供社區醫療服務網，以醫療義診、衛教講座等方式，提升社區內民眾的醫療知識、衛教保健、用藥觀念及提供即時就醫回診服務，促進成為「健康社區」的形象。
2. **社區環境**：醫療院所也須為社區環保盡一份心力，除了倡導安全有效用藥，勿囤積藥品外；還要融入社區自然環境，提倡以「人、醫療、環保」為訴求的環保議題，並加以落實。
3. **社區內的政府機關**：除了主管機關外，在社區內的相關政府單位，也都需要加強雙向互動與溝通，進而建立強而有力的醫療協助通報網，更可主動參與配合地區內的政府單位，辦理相關醫療保健講座及義診，提供多元的社區醫療服務機會。
4. **社區內的公益團體**：結合社區內相關的公益團體，主動提供長期有議題性的醫療服務（如義診、講座）等，協助公益團隊為社區盡一份心力。
5. **社區內的公司行號**：可主要出擊為社區內的公司行號提供員工「職場健康講座與義診」，成為公司行號專屬「特約門診」的醫療院所。

社區公關的成功關鍵因素

醫療院所要做好社區公關，須化被動為主動，更要掌握以下七大關鍵要素：1. 主動打好鄰里關係；2. 保持與社區有暢通的互動溝通管道及訊息管理；3. 為社區擬訂長期的醫療保健議題，邀請社區民眾參與；4. 成為社區內友善醫療院所的口碑；5. 為社區環保議題盡一份心力；6. 提供醫療資源主動參與社區內各項活動；7. 最終要做到提升社區健康指數，使社區成為最健康的社區。

醫療院所的社區公關，要先找出社區內的意見領袖，藉由與意見領袖的互動溝通，為社區擬訂專屬醫療服務議題，編列社區公關預算，再依社區內不同對象的需求，提供社區服務（義診、保健講座、社區醫療保健刊物）資源，提升社區公關效益，促進就醫回診量。

社區公關經營範圍

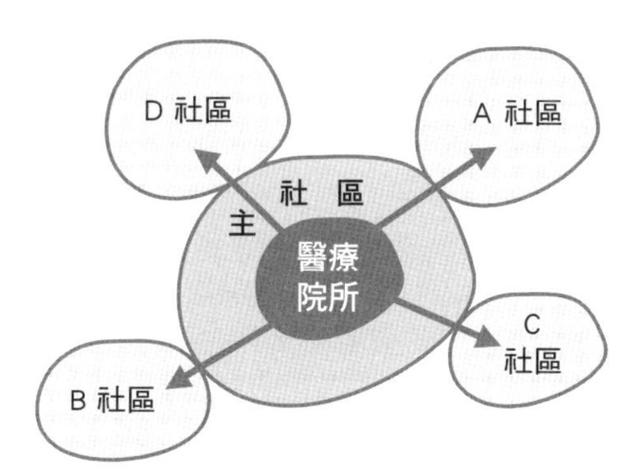

社區公關做法

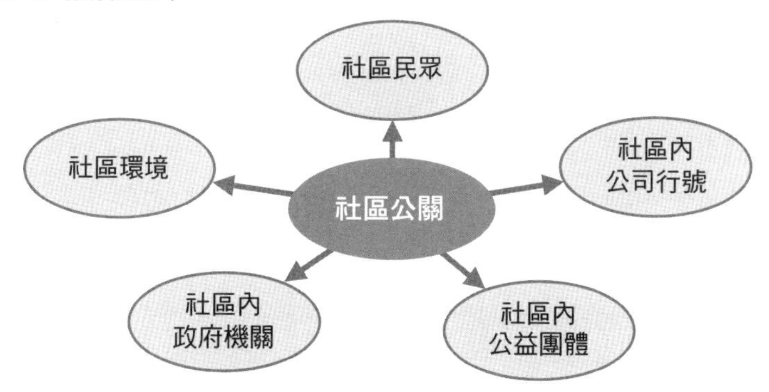

社區公關七大成功關鍵

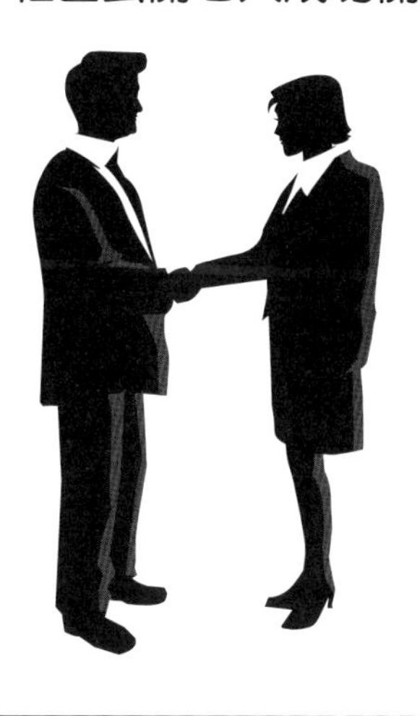

1. 鄰里關係
2. 溝通管道與訊息管理
3. 醫療保健議題
4. 友善好口碑
5. 為環保盡一份心力
6. 主動參與社區事務與活動
7. 提升社區健康指數

10-8 政府公關

政府公關是醫保（社保）或是自費醫療非常重要的外部公關之一，不論是中央政府或是社區政府，都需要做好各級政府主管機關的政府公關，如此可即時掌握政府政策動向；做好政府公關，更有助於醫療院所擬訂長期經營策略及發展。

政府公關

醫療院所經由正式溝通管道或是非正式溝通管道，主動積極參與互動有效溝通，將醫療院所經營困境及所需協助的問題，與相關政府機關溝通，期望政府未來可經由政策法律的改善，提升醫療院所的經營環境及提升民眾醫療權益；且從政府公關中，也可得知政府政策及法律規範方向，以利政策法令遵循。

政府公關做法

醫療院所在進行政府公關前，需先行了解哪些各級政府主管機關，是最主要進行政府公關的對象，再擬訂相應的政府公關策略，可運用以下五種政府公關操作方式執行：

1. **政策法令分析**：針對各級政府主管機關所頒布的相關政策及法令，進行經常性的分析，並與各級政府主管機關進行互動溝通及回饋；醫療院所可相應擬訂未來經營的因應對策。
2. **參與立法公聽會**：主動積極參與各項醫療政策法案立法公聽會，經由主動參與及溝通，可將醫療政策引導至較爲開放的立法方向，如此有助於醫療院所經營及民眾就醫權。
3. **參與政府聯誼會**：以醫療院所高階主管爲代表，主動參與由政府所舉辦的醫療產業相關聯誼會，藉由聯誼會的非正式溝通管道，與各級政府主管機關進行醫療政策法令規範的互動溝通及意見交流，除可與同業交流互動，更可與政府相關部門保持良好互動溝通關係。
4. **參與政府醫療公益**：主動加入政府在國內外臨時性或救災性的醫療公益活動與宣傳推廣，藉此可與主管機關保持良好關係，並可樹立醫療院所公益形象。
5. **支持落實政策法令**：當政府政策頒布後，應主動積極配合落實政策施行，並予以宣導，讓就醫民眾得以配合政策，如支持施打預防性疫苗的政府政策施行及宣導。

對於各級政府主管機關都應保持敏銳的洞察力，了解各級政府的醫療政策及法令走向與規範，擬訂相應的政府公關策略，再依需求採用有效的政府公關操作方法，如此才可達到好的政府公關成效。

政府公關關鍵

醫療院所在經營政府公關最主要的關鍵，在於與各級政府主管機關保持**良好互動溝通關係**，並對政府擬訂醫療政策**具有影響力**，讓醫療院所經營趨於更開放更自主，同時爲民眾謀求更好的醫療福祉。

政府公關做法

1. 政策政令分析
2. 參與立法公聽會
3. 參與政府聯誼會
4. 參與政府醫療公益
5. 支持落實政策法令

政府公關關鍵

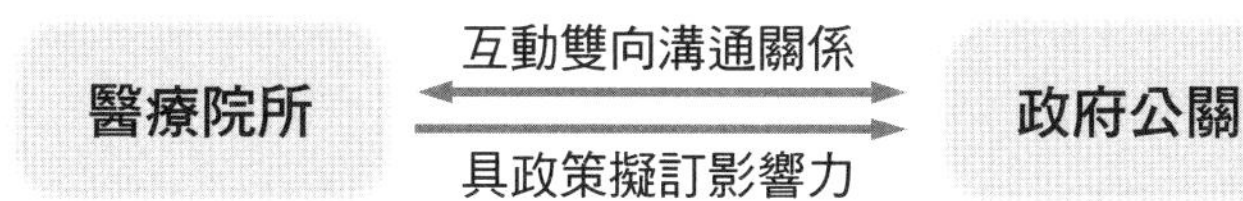

政府公關範圍

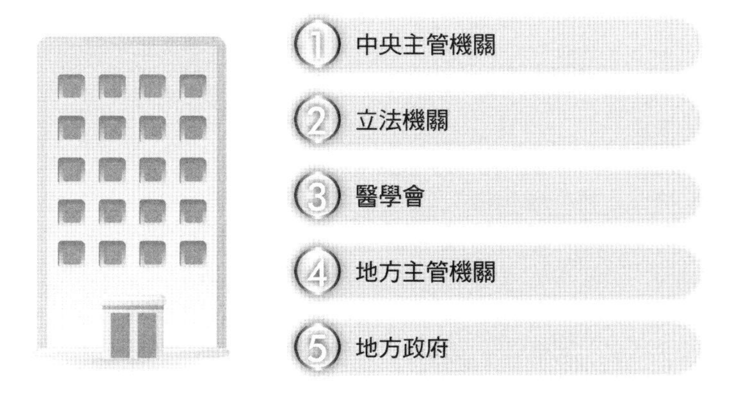

10-9 危機處理與危機公關

在市場競爭、患者意識抬頭後，醫療院所經營風險也隨之增加。不論是醫保（社保）或是自費醫療，當有不當醫療行爲、不當醫療廣告、不當醫患溝通時，就很容易成爲訴願（客訴）或是醫療糾紛，再經由新聞媒體報導後，成爲眾所周知的負面新聞事件。這些原本可預防、可妥善處理的狀況若沒有處理好，將對經營產生重大影響。因此醫療院所須建立日常經營的「危機預防、危機處理、危機公關」。

危機處理的基本原則

醫療院所當有危機發生時，應以有系統性的處理原則妥善加以處理，才能獲得社會大眾的諒解和信，贏回信譽及形象。危機處理原則爲七要：「要主動、要積極、要即時、要冷靜、要理智、要負責、要善後」。

危機處理步驟

除要謹守危機處理原則外，更要依循危機處理4大步驟：

1. **界定危機**：以危機的「起因」及「影響範圍」，釐清界定危機的範圍。
2. **評量危機**：以危機「影響面」及「可能性」二個要素，評量危機狀態。
3. **解決危機**：有4種因應對策，分別是「避開、轉移、減緩、接受」危機。
4. **控制危機**：持續檢視危機的動態變化，需要重新檢視策略與行動，保持戒備即時因應，避免失控惡化。

危機公關SOP

1. **危機預警通報系統**：醫療院所應建置「危機預警通報系統」，隨時過濾與掌握可疑的人、事、物，即時了解與判斷是否爲危機事件。
2. **成立危機處理指揮中心**：若判斷屬危機事件，應由高階主管主導「危機處理指揮中心」，隨時掌握危機事件演變與擬訂因應對策，即時設立「危機處理服務專線」，回應社會大眾、新聞媒體所關心的事項。
3. **外部溝通一致**：應由發言人主動且統一發言。對媒體發言應表現負責的態度，並說明處理危機事件的立場與方案。與社會大眾溝通時，也應本著良知，展現重視患者權益的院所形象。
4. **即時發布新聞稿、刊登聲明稿及召開記者會**：爲因應危機事件不同階段的變化，須主動發布新聞稿及刊登聲明稿，必要時也可開記者會說明眞相，讓媒體與社會大眾了解醫療院所的因應態度及事件處理的進度，藉此取得認同與信任。
5. **不忘內部溝通**：高階主管須即時向員工說明危機處理的立場及態度，讓員工可以安心工作，並避免員工任意對外發言造成不必要的誤解，讓有心人士有機可乘。
6. **擬訂抑止損失計畫**：危機事件必然造成有形、無形的損失，應儘快評估損失，並擬訂抑止損失計畫。
7. **平時多演練危機處理SOP**：平時即應建置危機處理SOP手冊，並藉由教育訓練提升員工危機意識。

「十種危機」可能重創醫療院所的「危機型態」

1. 解僱／組織縮編
2. 員工士氣低落
3. 過勞工作與傷害
4. 歧視／騷擾案
5. 媒體負面報導
6. 醫療訴訟
7. 謠言中傷
8. 財務狀況比預期偏低
9. 天然災害
10. 醫療院所成為被併購的對象

讓危機損害降至最低有哪些「必要成本」

1. 罰金或罰則
2. 訴訟費
3. 危機管理／公關顧問費
4. 媒體資訊費
5. 印製資訊手冊費
6. 會議時間成本及電話網路費
7. 廣告費

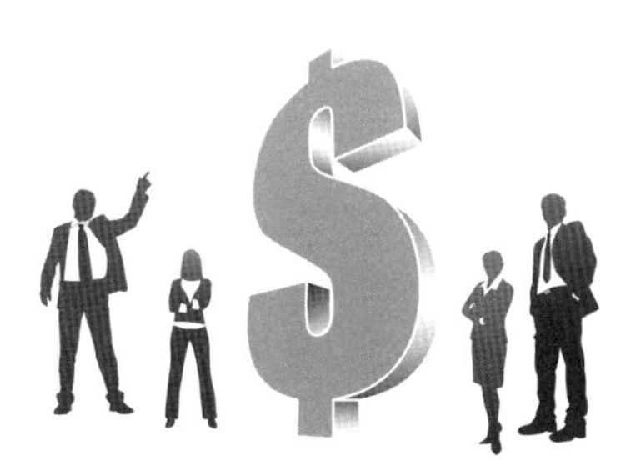

危機處理原則七要

1. 要主動
2. 要積極
3. 要即時
4. 要冷靜
5. 要理智
6. 要負責
7. 要善後

危機公關 SOP

1. 危機預警通報系統
2. 成立危機處理指揮中心
3. 外部溝通一致
4. 即時發布新聞稿、聲明稿及召開記者會
5. 不忘內部溝通
6. 抑止損失計畫
7. 多演練危機處理 SOP

NOTE

第11章
打造醫療品牌

11-1　360°醫療院所品牌管理

11-2　國際認證助品牌一臂之力——JCI認證

11-3　國際認證助品牌一臂之力——ISO/IWA1認證

11-4　醫療（院所）品牌定位

11-5　醫療（院所）品牌權益

11-6　品牌權益衡量模式

11-7　醫療（院所）品牌資產

11-8　醫療（院所）品牌鑑價

11-9　醫療（院所）品牌權益發展——商標

11-10　醫療（院所）品牌權益發展——著作

11-11　醫療（院所）品牌權益發展——專利

11-12　醫療（院所）品牌權益發展——智慧財產

11-1 360°醫療院所品牌管理

不論是醫保（社保）或是自費醫療的長期經營，最終期目標就是要走向醫療院所品牌連鎖發展經營。因此醫療院所的品牌發展及品牌經營管理，應該愈早開始愈好。醫療院所品牌經營管理，需要從所有「利益關係人」的角度思考品牌發展與經營管理，謂之醫療院所的「360° 品牌管理」。

醫療院所 360° 品牌管理

什麼是醫療院所品牌？是一種錯綜複雜的象徵，是醫療（院所）品牌「屬性、名稱、包裝、價格、歷史、信譽，廣告方式」的無形總稱。「品牌管理」是就醫療院所對於「醫療、產品、服務」的品牌，綜合運用醫療院所內部資源，經由有效的經營，來實現醫療院所品牌策略目標的過程。

醫療產品（醫生、醫療技術、醫材、醫藥）很容易被競爭者模仿及取代，但醫療院所的品牌是獨一無二的；醫療院所品牌更是喚起患者（NP、OP）重複就醫回診的原始動力。成功的醫療（院所）品牌能持久不墜，醫療院所品牌的價值也將長期影響醫療院所經營。

360° 品牌管理步驟

醫療院所的品牌經營及管理，不只是單一面向的思維，必須從「利益關係人」的角度思考品牌發展及品牌經營管理。「360° 品牌管理」的步驟有：

1. **了解所有內外部利益關係人**：不是只顧及患者對品牌的觀感，而是需要了解內外部所有利益關係人（患者、員工、政府、媒體、同業、股東、社區、供應商等）對醫療院所品牌的觀感及品牌需求。
2. **清楚所處的市場位置（地位）**：除了要了解利益關係人，更要清楚了解醫療院所在市場中所處的位置（領導者、挑戰者、追隨者、利基者）。再經由利益關係人進行市場調查，了解利益關係人對品牌「知名度」的影響。
3. **有效 3C 分析擬訂品牌策略**：進行「3C 分析」了解「患者、競爭者、自身」的處境及威脅，進而擬訂相應的品牌經營策略。
4. **擬訂品牌經營管理方案**：就醫療院所的品牌經營管理，擬訂「短、中、長期」的品牌經營管理方案並編列預算，從中評估找出可執行的行動方案。
5. **落實及檢核品牌執行方案**：因應品牌經營管理所需，落實「短、中、長期」的執行方案，另須定期或不定期進行利益關係人品牌好感度的調查、研究及回饋，並就執行方案進行成效檢核。

360° 的醫療院所品牌經營管理，最終是期望醫療院所可以在過度競爭的醫療市場中，經由以利益關係人的角度爲出發點的品牌「建置、發展、經營、管理」，進而促使醫療院所脫穎而出；長期的 360° 品牌經營管理，可提升醫療院所的「品牌知名度」及累積「品牌價值」。

產品與品牌關係

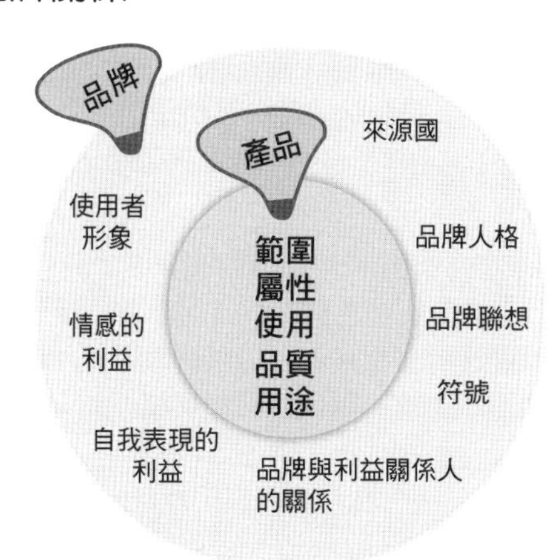

360° 品牌管理

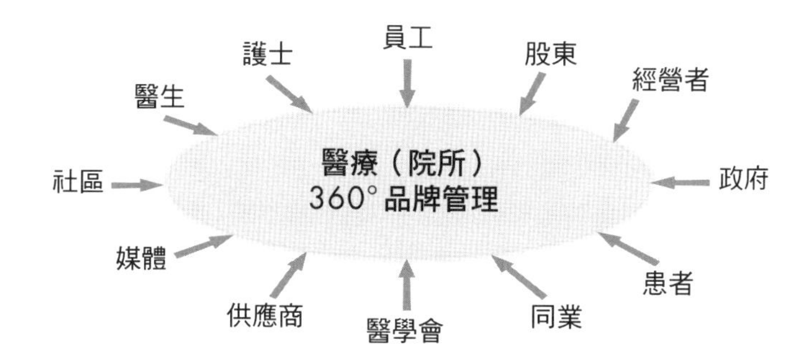

360° 品牌管理步驟

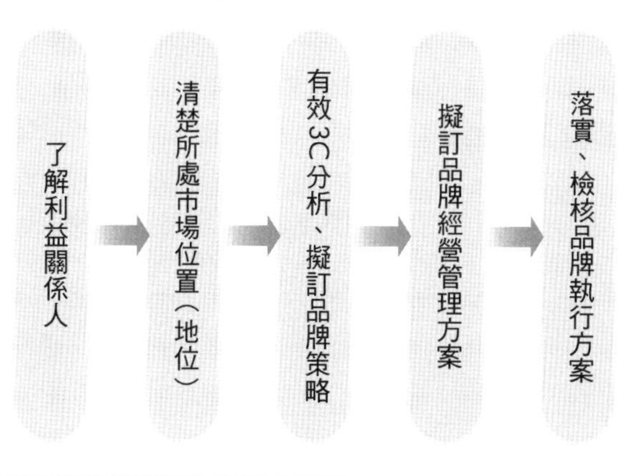

11-2 國際認證助品牌一臂之力——JCI認證

醫療院所長期經營走向品牌連鎖發展，要吸引國際醫療患者，就必須藉由「國際認證」來強化及提升品牌知名度、品牌能見度與品牌價值，進而促進國際醫療患者就醫回診。JCI認證是提升醫療院所品牌價值的最佳品牌策略之一。

國際醫療機構認證JCI

在國際醫療（觀光）發展的興起下，已有愈來愈多進行國際醫療的（觀光）客，開始重視提供國際醫療（觀光）服務之醫療院所的品質。爲了吸引潛在患者及前來從事國際醫療（觀光）客的青睞，有愈來愈多提供國際醫療（觀光）的醫療院所，開始導入國際評鑑制度並取得認證制度，如國際醫療機構認證制度JCI（Joint Commission International）。

所謂JCI聯合委員會國際部，是1998年由美國醫療機構評鑑聯合會（Joint Commission on Accreditation of Healthcare Organizations，簡稱JCAHO）所創建。於1999年開始，對美國以外的醫院提供評鑑，醫院認證制度JCI是目前被多數醫院認可的國際性評鑑制度，醫院認證JCI是醫界認爲可信度高的評鑑專業組織，也是WHO公認醫院認證的最高標準。可說是全球評估醫院品質的權威機構。

JCI標準是全世界公認的醫療品質和醫療服務標準，代表了醫療服務和醫院管理的最高水準。JCI認證的目的在於鼓勵醫院的領導層、管理層及專業技術人員通力合作，不斷提高醫院的醫療品質和服務水準。

國際醫療機構認證JCI使命

是針對健康照護機構進行醫療照顧品質的評鑑或提供諮詢服務，以確保該健康照護機構所提供的國際性醫療，在病人安全與服務品質方面能持續不斷改善。

國際醫療機構認證JCI架構

JCI評鑑的主要精神是以醫療品質與病人安全爲主軸，評鑑內容包括12章、136個基準、506個評量要素。JCI評鑑的重點不外乎：「病人、病人、還是病人」。凡事以病人的角度思考，包括病人衛教、病人權利、病人同意權、病人安全等，完全以病人爲中心，而不是以醫院或醫師爲中心。特別強調護理的專業性與重要性，重視專業間的團隊合作（team work）而非單打獨鬥。

國際醫療機構認證JCI發展

目前在全球已約有63國714多家醫療機構完成該機構評鑑，在我們鄰近的亞洲國家，包括：新加坡、菲律賓、印度、泰國及中國都有醫院通過JCI評鑑，甚至遠在東非的衣索比亞都有醫療機構通過認證，因此普獲國際肯定。

醫療院所若能取得國際醫院評鑑認證，這都將是提升醫院醫療品質走向國際化發展的一項利基，此外也有利於醫療院所品牌能見度、品牌知名度，更有助於醫療院所在國際醫療（觀光）發展。

國際醫療機構評鑑（JCI）評鑑簡述

使命願景	針對健康照護機構進行醫療照顧品質的評鑑或提供諮詢服務，以確保該健康照護機構所提供的國際性醫療在病人安全與服務品質方面能持續不斷改善。
核心價值	著重在醫療機構的醫療品質與病人安全為主，而非醫師人數及醫療設備。
評鑑的重點	以病人的角度思考，包括病人衛教、病人權利、病人同意權、病人安全等，完全以病人為中心，強調護理的專業性與重要性，重視專業間的團隊合作。
評鑑規範	JCI認證（第六版）有14章、331個基準、1274個評量要素。
取得評鑑認證家數	2014年12月8日止，全球五大洲超過63國714家醫療機構。
亞洲各國取得評鑑狀況	臺灣、新加坡、菲律賓、印度、泰國及中國大陸等都有醫療院所通過JCI評鑑。
臺灣已取得評鑑認證家數	2016年12月止，已有18家醫院評鑑、3家學術性醫療中心醫院、3家診所。
大陸已取得評鑑認證家數	2017年11月日止，醫院評鑑85家、學術性醫療中心醫院9家、4家非住院醫療機構（診所）。

醫策會疾病照護品質認證與JCI-CCPC

	醫策會-DSCCP	JCI-CCPC
認證名稱	疾病照護品質認證（Disease Specific Care Certification Program）	臨床照護計畫認證（Clinical Care Program Certification）
起始年份	2008年	2005年
認證條文	3章/9節/23個基準	6章/48條標準/188個評量細項
評鑑手法	Patient-Focused Method	Tracer Methodology
可認證計畫	3種，包含： • 冠狀動脈疾病 • 急性冠心症 • 急性心肌梗塞	15種，包含： • 急性心肌梗塞 • 哮喘 • 癌症（任何類型的癌症） • 慢性腎病（一至四期） • 慢性阻塞性肺病 • 糖尿病（1型/2型） • 晚期腎病 • 心力衰竭 • 愛滋病管理 • 關節置換（任何類型的關節置換） • 疼痛管理 • 緩和療護（任何類型的緩和療護） • 初級中風 • 移植（任何類型的移植） • 創傷性腦傷害

11-3 國際認證助品牌一臂之力——ISO/IWA1認證

不論是醫保（社保）或是自費醫療院所取得國際認證，除了可以達到國際認可標準外，更可提升品牌知名度及品牌價值，藉此吸引潛在患者及患者前來就醫回診。除了「JCI認證」，另外還有「ISO/IWA1國際醫療照護品質管理認證」，這也是用來提升品牌價值的最佳策略之一。

「ISO」品質管理系統

對於ISO（International Standards Organization，簡稱ISO）國際標準組織的品質管理系統建立，主要是以「標準化」為基礎，以「流程」為核心的管理模式。建立醫療標準化流程SOP（Standard Operation Procedure，簡稱SOP），有助於確保安全的醫療及服務品質。

此外，標準化的關鍵之一「文件化的要求」，乃是ISO的精髓，也是強化醫療院所內部體質的要件。文件的構成強調「說、寫、做」要一致的基本精神；「說」：說出需要做什麼事、如何做及如何確保品質；「寫」：寫下程序及標準作業，並隨時檢討更正。「做」：將所做的事翔實記錄，證明已做了所寫下的事。ISO標準化文件也不只是紙上談兵，而是經過一番持續改善所產生標準流程。藉由檢討與簡化功能，讓作業系統朝向對患者有利的方向精實與改善，才能提升醫療院所對患者的醫療及服務品質。

「ISO/IWA1」醫療照護品質管理系統

「ISO/IWA1國際醫療照護品質管理認證」，是由國際標準組織（ISO）以 ISO 9001為架構基礎，針對醫療產業的特性及需求，相關專業用語納入條文標準的說明中，作為醫療及健康服務業推動品質管理系統的指引綱要。

「ISO/IWA1」核心價值

醫療照護品質管理系統主要的對象是以「患者」為中心，在醫療照護的「設計、傳遞、管理」，都以滿足患者需求為導向。

「ISO/IWA1」的核心價值，在於「促進醫療照護機構品質管理系統的發展與改進，藉由持續改善活動來防止錯誤發生，減少變化及組織浪費」。ISO/IWA1認證標準納入了ISO 9004 : 2000——「品質管理系統－績效改進指南」，包括針對醫療院所的患者及利益關係人的滿意度及持續改善之流程。因此不論是醫療產品、醫療專業或提供的醫療服務，ISO/IWA1以病患及相關利益關係人為中心，並強調「流程績效」。

取得「ISO/IWA1」認證的品牌優勢

「ISO/IWA1」旨在促進醫療院所有效達到經營管理效益，更讓病患受到滿意的醫療及服務。醫療院所取得「ISO/IWA1」認證，對醫療院所的品牌優勢有：

1. 具有國際認可的醫療照護品質標準化流程，並進行以此為訴求的行銷。
2. 可藉此吸引更多潛在患者（國際、國內）對醫療院所品牌的認同及知名度提升。

品牌管理系統

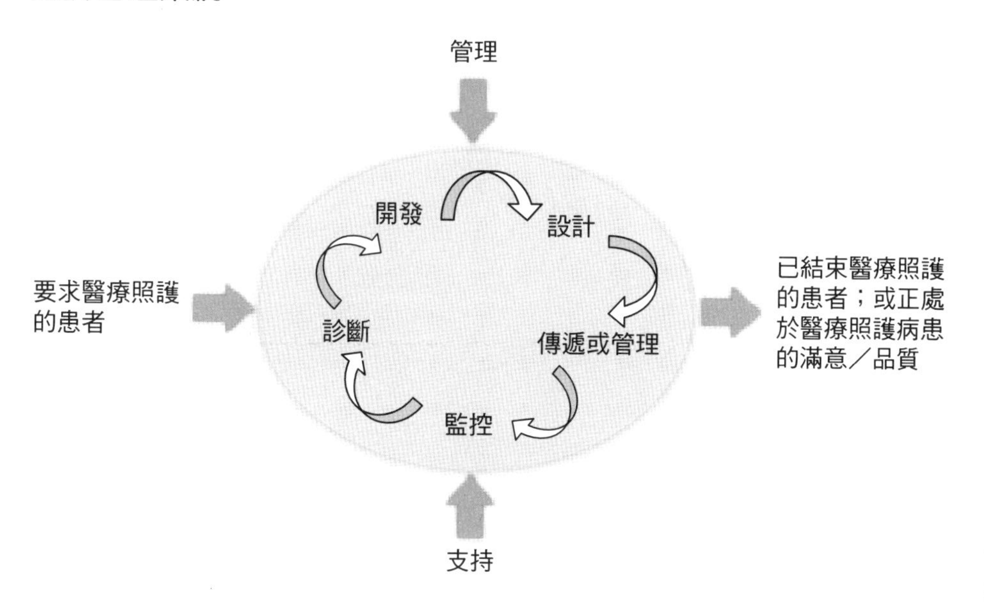

ISO/IWA1 主要內涵

	五大要求	對應條文	
1	醫院品質保證管理體系	1. 一般要求（4.1） 3. 品質管理原則的應用（4.3）	2. 交件要求（4.2）
2	管理責任	1. 管理者承諾（5.1） 3. 基礎設施（5.3） 5. 責任職權和溝通（5.5）	2. 顧客導向（5.2） 4. 規劃（5.4） 6. 管理審查（5.6）
3	資源管理	1. 資源的供應（6.1） 3. 基礎設施（6.3） 5. 資訊（6.5） 7. 自然資源（6.7）	2. 人力資源（6.2） 4. 工作環境（6.4） 6. 供應商及合作關係（6.6） 8. 財務管理（6.8）
4	產品（服務）實現	1. 產品實現的規劃（7.1） 3. 設計和開發（7.3） 5. 生產及服務運作（7.5）	2. 與顧客有關的過程（7.2） 4. 採購（7.4） 6. 測量和監控儀器的管制（7.6）
5	量測、分析和改善	1. 概述（8.1） 3. 不符合產品管制（8.3） 5. 改善（8.5）	2. 量測及監控（8.2） 4. 資料分析（8.4）

11-4 醫療(院所)品牌定位

醫保（社保）或是自費醫療醫療的品牌會給予利益關係人什麼樣的感覺，係來自於醫療院所的「品牌定位」。有鮮明的品牌定位，患者對醫療品牌會愈有感，也會有愈高的品牌價值。

醫療品牌定位（Medical Brand Positioning）

「品牌定位」是指醫療院所在目標市場的「市場定位」和「產品定位」基礎上，建立一個與患者有關的品牌形象之過程。品牌定位也是品牌經營管理的第一步，是在利益關係人腦海中，爲某個醫療（院所）品牌建立有別於競爭者的形象。是確定醫療品牌在目標市場中的位置，有別於競爭者的位置，使醫療品牌可爭取利益關係人的認同，在利益關係人的心中占有一席之地；醫療（院所）品牌是醫療院所與患者之間連繫的橋樑，因此醫療品牌定位也成了醫療院所在目標市場定位的核心。

品牌定位的目的

醫療品牌定位的目的，在於將醫療產品轉化成品牌，有利於閱聽眾（潛在患者）或患者明確的認識。將品牌的功能與閱聽眾（潛在患者）或患者的心理期望連接起來，並將醫療品牌定位信息準確地傳遞給閱聽眾、患者及利益關係人。

品牌定位確定了品牌整體形象，這會駐留在利益關係人心中的感受，也是品牌經營最直接的目的。沒有明確的品牌定位，不論醫療產品品質再高、性能再好，如何用盡推廣手法，也不會成功。

如何進行品牌定位

進行品牌定位首要在於經市場調查研究，了解利益關係人的「生活型態、心理期望及醫療需求」，從中找出切合利益關係人需要的品牌利益點。

品牌定位除要了解利益關係人的需求外，更要分析目標市場中主要競爭者的品牌定位，從中找出合於目標市場中利益關係人需求的品牌定位；由於市場是動態的變化，亦需隨時檢視品牌定位，適切調整爲有別於競爭者的「差異化」，且是利益關係人容易親近的品牌定位。

品牌定位應注意事項

在品牌定位時，也應注意：

1. **品牌定位與產品差異化**：先了解利益關係人的需求所在，並找出有別於競爭者的產品差異化，再經品牌定位呈現出醫療產品的特色。由於過度競爭，使用醫療產品差異化的區隔愈來愈小，因此，如何經由品牌定位凸顯醫療產品差異化的價值，這將是品牌定位的核心關鍵所在。
2. **品牌定位與虛實整合行銷**：以獲得利益關係人認同的品牌定位，才有助於擬訂虛實整合行銷的訴求及執行。因此，可以說，品牌定位是以醫療產品定位爲基礎，以虛實整合行銷訴求定位爲保障，經由虛實整合行銷的運用來塑造品牌形象。

品牌定位的重要性

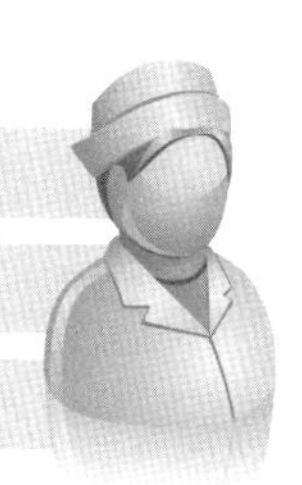

* ＊占據目標患者的腦海版圖
* ＊協助口碑流傳，擴大市場
* ＊作為行銷策略規劃的依據

品牌定位的基礎（AFBP）

* ＊屬性（Attributes）
* ＊功能（Functions）
* ＊利益（Benefits）
* ＊個性（Personalities）
* ＊利益關係人，如：患者（NP、OP）、員工、政府、閱聽眾、媒體、競爭者、供應者

品牌定位方法

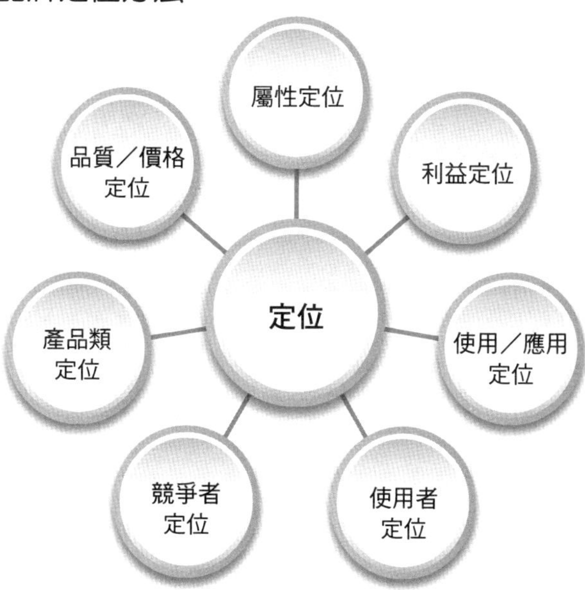

11-5 醫療(院所)品牌權益

品牌資產與品牌權益

從會計恆等式「資產」等於「負債」加「權益」中，亦可得知「品牌資產」等於「品牌負債」加「品牌權益」，或是「品牌權益」等於「品牌資產」減「品牌負債」。

什麼是品牌權益

不論是醫保（社保）或是自費醫療的「品牌權益」須從利益關係人觀點來定義，「品牌權益」是利益關係人連結「品牌、品名和符號」之「資產」和「負債」的集合，其中包含「品牌知名度、品牌忠誠度、知覺品質、品牌聯想，以及其他如專利、商標、智慧財產權」等專屬性的品牌權益。品牌權益可爲醫療院所帶來好的經營效益，並有助於吸引投資者投資及連鎖發展。

品牌權益決定因素

決定品牌權益的因素有：

1. **品牌知名度**：當潛在患者認識或回憶某一醫療（院所）品牌，將歸屬於一種特定產品類別的能力。
2. **品牌忠誠度**：患者透過先前的就醫經驗，對此品牌的信心高於競爭品牌，這種信心將轉化成患者的忠誠度，是品牌權益的核心。
3. **知覺的品質**：是提供品牌定位的最主要依據來源，因爲品牌定位就是要在利益關係人的心目中塑造一種特殊地位。
4. **品牌的聯想**：指在人的記憶中，以一個品牌爲中心時，可聯想延伸的所有事物，又可分爲「品牌屬性、品牌利益、品牌態度」之聯想。
5. **專屬的權益**：如「專利、商標、智慧財產」等。

獲得品牌權益方法

醫療院所獲得品牌權益的方式：

1.「**建立品牌權益**」：可經由以下三種方式：
   (1) 提高品質，建立利益關係人對品牌的正面評價。
   (2) 強化利益關係人對品牌屬性的聯想，進而影響並增加就醫回診。
   (3) 發展一致的品牌形象，使利益關係人與品牌形象有正向連結。

2.「**延伸品牌權益**」：將知名品牌運用在預期發展的產品類別上。

3.「**購買品牌權益**」：除「購併品牌」外，還有「品牌授權」的方式。這二種方式都可快速進入其他市場，強化原品牌知名度。這二種方式也須滿足「品牌知覺契合、具競爭優勢、原品牌利益可移轉」等要件。

提升品牌權益的好處

可爲醫療院所帶來以下 8 項好處，分別是：1. 提高患者的忠誠度；2. 具有較高的行銷優勢；3. 可減少危機時的傷害；4. 可擁有較高收益；5. 患者會在乎品質而非價格；6. 可獲得較多自費醫療（如國際醫療或醫療觀光）的通路合作與支援；7. 可提升行銷溝通效果；8. 可增加品牌連鎖發展機會。

品牌資產

品牌資產＝品牌負債＋品牌權益

以利益關係人為中心的品牌權益

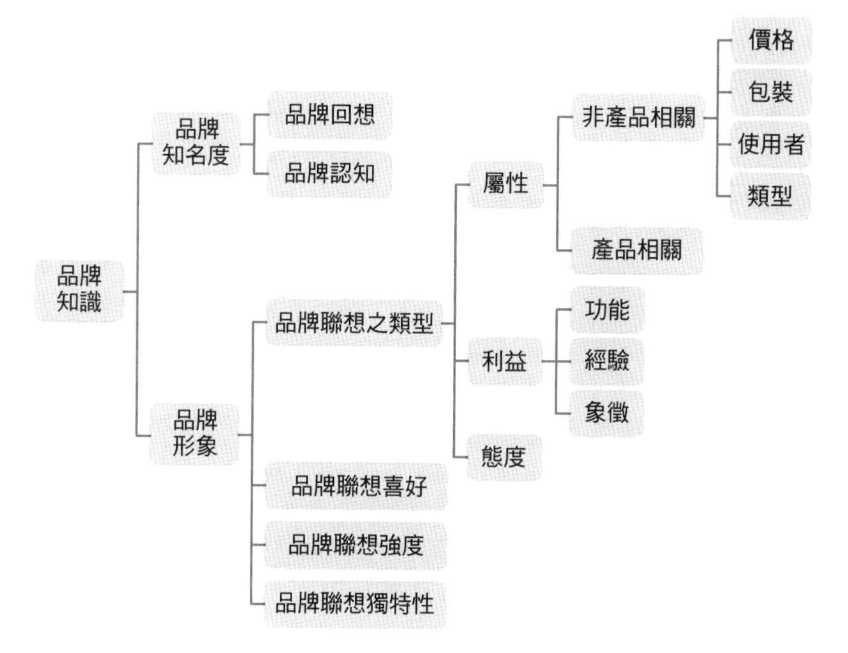

醫療（院所）品牌權益

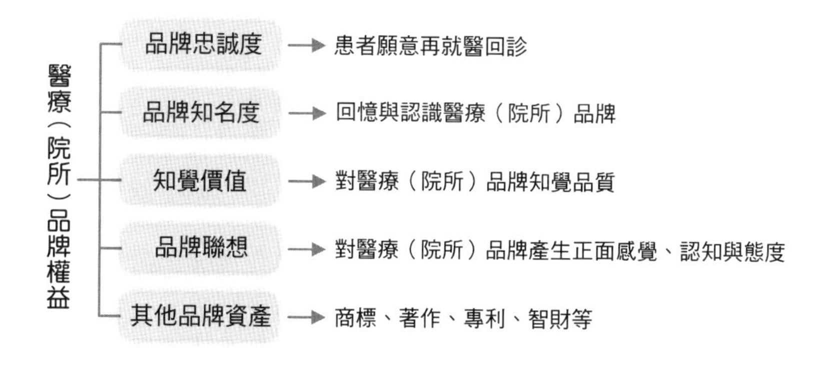

11-6 品牌權益衡量模式

醫保（社保）或是自費醫療品牌權益須從利益關係人的觀點來衡量，從利益關係人對品牌的「認知、知識、識別、形象、聯想、滿意度、個性、知名度」等做調查基礎，了解消費者的品牌偏好、品牌態度，以衡量品牌權益。

利益關係人觀點的品牌權益衡量模式

由利益關係人的觀點來衡量品牌權益的模式眾多，其中主要五種衡量模式如下：

Aaker 品牌權益衡量模式

Aaker 提出以利益關係人的觀點來衡量品牌權益。品牌權益是用來連結利益關係人對品牌名稱及符號的一種品牌資產與負債的集合。品牌權益衡量模式中，有五項決定因素，分別：是「品牌忠誠度、品牌知名度、知覺品質、品牌聯想及其他品牌權益」。

Keller 品牌權益衡量模式

Keller（1993）提出，以利益關係人爲基礎品牌權益衡量模式。認爲品牌權益是利益關係人對某一品牌的行銷效果刺激而反映在品牌知識上的差異。所謂「品牌知識」，包涵品牌知名度與品牌形象。品牌知名度包括在無提示下的品牌記憶及在有提示下的品牌認識；品牌形象則由不同的品牌聯想類型組成。品牌聯想有「品牌屬性（給產品相關屬性與不相關屬性）、品牌利益（如功能性、經驗性與象徵性利益）及品牌態度」。

Simon & Sullivan 品牌權益衡量法

Simon & Sullivan（1993）提出品牌權益衡量法，是一種財務的觀點，指在客觀的市場資訊基礎下，品牌結合產品與服務所產生的現金流量。由於醫療院所是基於有形資產與無形資產累積而獲益，因此將品牌權益從無形資產劃分出來，可充分反映在市場未來期望的現金流量，是衡量品牌權益的有效方法之一。

Kapferer 品牌權益衡量模式

Kapferer（1997）的品牌權益模式，指出品牌權益是基於品牌與利益關係人之間的一種心理契約，是主動重複就醫回診的行爲。品牌名稱的好處是可以降低患者就醫回診的風險及不確定性。患者依賴品牌的就醫回診經驗，產生習慣性就醫回診行爲及品牌偏好，進而產生品牌忠誠度。

品牌權益追蹤模式

品牌權益追蹤模式，是以利益關係人對品牌知名度與使用狀況了解品牌認知、態度與使用滿意度，去進行品牌權益的計算。經由量化患者滿意尺度的品牌效益與品牌知名度，來獲得品牌權益。品牌效益由產品服務滿意度、回診意願、價值認知、品牌偏好來衡量。而品牌知名度則以品牌記憶來衡量。

不論是從財務面或是行銷面衡量品牌權益，最終是協助醫療院所在經營品牌時，除累積品牌權益，創造品牌優勢，更應運用有效的品牌權益衡量模式，爲醫療院所帶來好的經營效益。

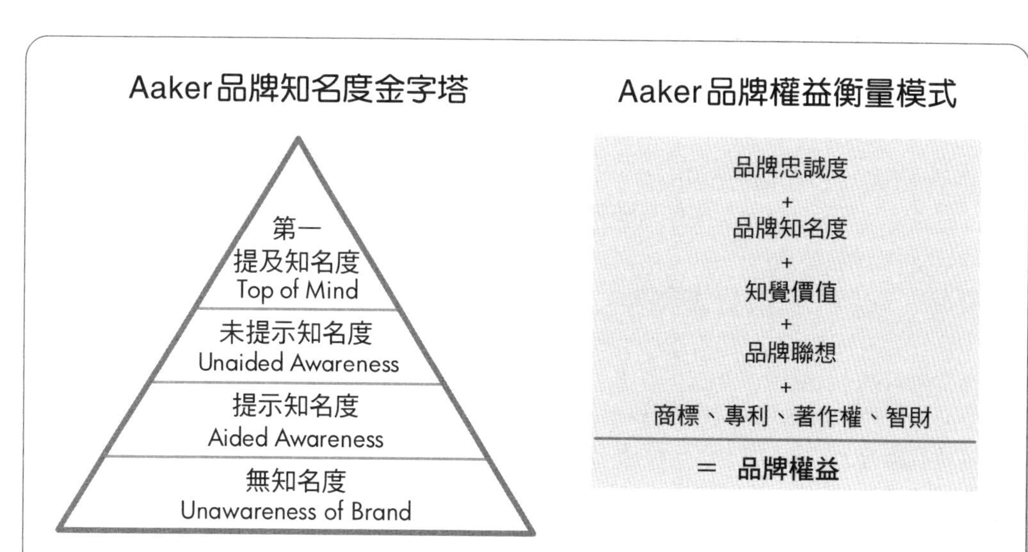
Aaker品牌知名度金字塔
第一
提及知名度
Top of Mind
未提示知名度
Unaided Awareness
提示知名度
Aided Awareness
無知名度
Unawareness of Brand
Aaker品牌權益衡量模式
品牌忠誠度
+
品牌知名度
+
知覺價值
+
品牌聯想
+
商標、專利、著作權、智財
= 品牌權益

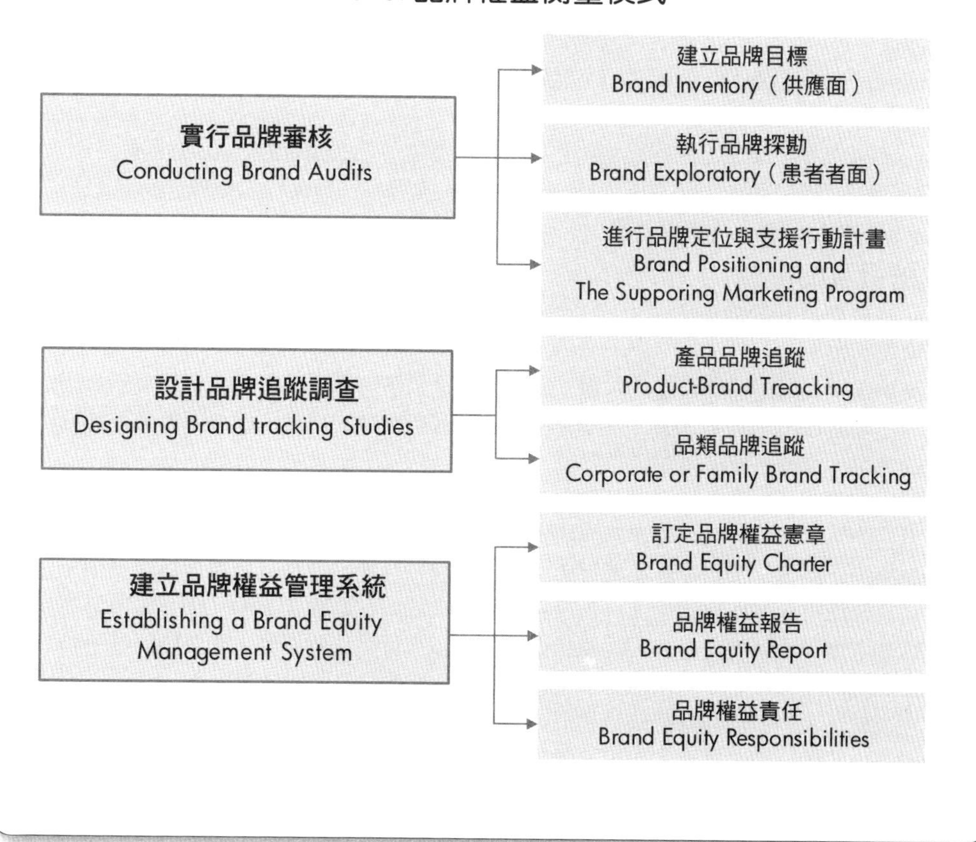
Keller品牌權益衡量模式
實行品牌審核
Conducting Brand Audits
建立品牌目標
Brand Inventory（供應面）
執行品牌探勘
Brand Exploratory（患者者面）
進行品牌定位與支援行動計畫
Brand Positioning and
The Supporing Marketing Program
設計品牌追蹤調查
Designing Brand tracking Studies
產品品牌追蹤
Product-Brand Treacking
品類品牌追蹤
Corporate or Family Brand Tracking
建立品牌權益管理系統
Establishing a Brand Equity
Management System
訂定品牌權益憲章
Brand Equity Charter
品牌權益報告
Brand Equity Report
品牌權益責任
Brand Equity Responsibilities

11-7 醫療（院所）品牌資產

品牌資產（Brand Equity）

品牌資產是利益關係人對於品牌的一連串知識，這是有關品牌的所有行銷活動帶給利益關係人的心理感受。

醫療（院所）品牌資產特性

具有七大特性：1.品牌資產是以利益關係人爲中心，而非以產品爲中心。2.品牌資產是無形的。3.品牌資產有正資產，也有負資產。4.品牌資產是以品牌名稱爲核心。5.品牌資產會因市場而變化，以及因利益關係人的品牌經驗而變化。6.品牌資產的維持或提升，需要靠醫療行銷的傳播推薦或醫療行銷活動的支持。7.品牌資產會影響利益關係人（患者）的就醫療回診行爲，以及對醫療行銷活動的反應回饋。

品牌資產構成要素

品牌資產是由「品牌名字、產品類別、關聯物」之聯想所構成的。

1.「品牌名字與產品類別」的聯想比較具體，是其他聯想的基礎。
2.「品牌名字與產品類別」的聯想是「雙向聯想關係」，常常是「不對稱」的雙向聯想關係。
3.「品牌名字與關聯物」的聯想中，關聯物可以分爲三類，即「有利的，不利的和中性的」。
4.「品牌名字與關聯物」的聯想中，也可以將關聯物分爲「獨特的」或「共同的」。
5.「品牌名字與各種概念」的聯想有強度之別。強勢品牌與某些重要概念的聯想強度一般會大於弱勢品牌與這些概念的聯想強度。

品牌資產的形成

品牌資產是利益關係人心中對品牌的意義。關於品牌資產的前提、保障與關鍵，分別說明如下：

1. **品牌名字是形成品牌資產的前提**：品牌資產是以品牌名字爲核心的聯想網路，因此一種產品在沒有名字之前，就沒有什麼品牌資產可言。另外，爲一個品牌取什麼樣的名字，還會影響品牌知識的發展。
2. **行銷和傳播活動是形成品牌資產的保障**：給醫保（社保）或是自費醫療產品取一個合適的名字，是形成品牌資產的前提，同時也需要相關醫療虛實整合行銷及傳播活動來強化品牌，進而提升品牌資產。在各項醫療行銷虛實整合行銷傳播活動中，廣告是最爲重要的傳播活動之一。可利用廣告來加強利益關係人的品牌意識，提高品牌知名度。除了廣告之外，其他的醫療虛實整合行銷傳播活動，如公關活動，也有助於提高品牌知名度。藉由品牌知名度的提升來強化並保障品牌資產。
3. **利益關係人的就醫回診經驗也是形成品牌資產的關鍵**：第一、就醫回診經驗會強化或修正基於行銷傳播建立起來的聯想。第二、就醫回診經驗可直接形成對品牌資產的各種聯想。

品牌資產特性

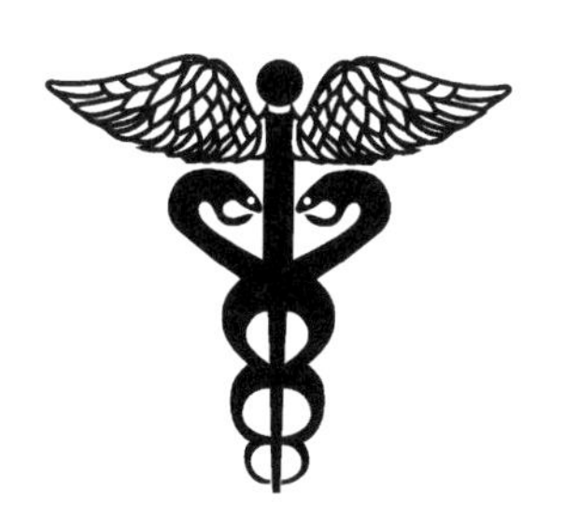

1. 無形性
2. 以品牌名稱為核心
3. 影響就醫回診行為
4. 以利益關係人為中心
5. 品牌資產有正資產，也可能會是負資產
6. 會因市場及經驗而改善
7. 靠醫療行銷提升資產

品牌資產的形成

1. 先有品牌名稱為前提
2. 用醫療行銷保障品牌資產
3. 就醫回診經驗是形成品牌資產關鍵

品牌資產提升模型

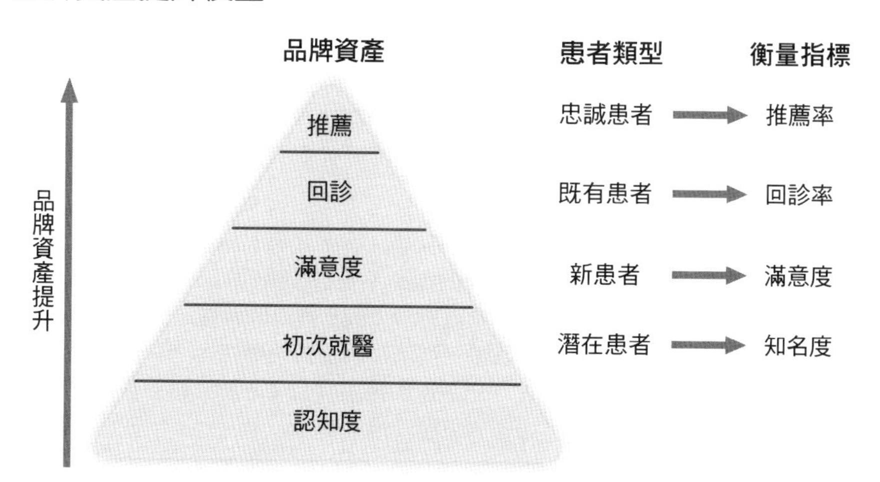

11-8 醫療（院所）品牌鑑價

不論是醫保（社保）或是自費醫療院所追求長期發展與品牌經營，最終是爲了創造價值，其中又以品牌的無形價值爲重，因此如何有效客觀進行品牌鑑價，便成了重要課題。世界最主要的品牌鑑價方式有：

英國Interbrand品牌鑑價

英國Interbrand是全球最知名的品牌鑑價公司，Interbrand之品牌鑑價基礎是結合財務與行銷觀點，鑑價方法是採納未來盈餘折現法及消費者評價法，利用未來3～5年的預測財報資料加以折現，藉以了解品牌對於消費者的影響力。在品牌鑑價時，會就市場區隔、財務分析、需求分析及競爭者的評價進行比較，最後再求出品牌總價值。Interbrand爲了確認品牌的競爭優勢與劣勢，乃針對競爭者品牌進行風險評估，反映出預期未來收益的風險，藉以導出品牌強度，以作爲品牌特定折現率的計算指標。

英國Brand Finance品牌鑑價

英國Brand Finance認爲，無形資產是提升公司價值的重要來源，並認爲全球股票市值中，有三分之一來自品牌的貢獻。Brand Finance之品牌鑑價計算是利用品牌 β 衡量尺標（scoring template），評估相對於競爭者，該鑑價品牌來自市場存在時間、配銷、市場占有率、市場地位、銷售成長率、價格溢酬、價格彈性、行銷費用支出、廣告認知與品牌認知等屬性的相對數值。通常該衡量尺度會配合折現後的現金流量分析，以決定其適切的折現率。

德國BBDO之品牌鑑價方法

德國BBDO公司是全球最大廣告代理商之一，BBDO認爲，品牌是企業的保證。德國BBDO公司認爲品牌的重要性及成功貢獻，通常表現在它的財務價值，因此品牌鑑價應從財務與行銷的綜合觀點加以評估，其計算基礎則採用現金流量法。BBDO之品牌鑑價同時考量過去、現在及未來三個期間，及著重5大構面：「市場品質、相關市場優勢、品牌國際導向、品牌地位、財務基礎」。

爲了鑑價品牌所創造的收入，BBDO以過去3年的平均稅前盈餘推估品牌的潛在價值，並以現金流量法做爲計算基礎。其計算步驟可分爲三個階段，第一階段先求出營業利潤，第二階段求取現金流量，最後則以折現值表示品牌價值高低。

日本HIROSE品牌鑑價

日本HIROSE認爲，品牌之競爭優勢來自於品牌所代表的地位，消費者會爲彰顯其地位，而付出較高的價格購買知名品牌的產品，或重複購買同一品牌的產品或服務，而且當該品牌推出副品牌或其他產品及服務時，較易獲得顧客喜好而再購買。

HIROSE品牌鑑價爲了探究品牌競爭優勢與品牌價值之關係，乃結合財務與行銷之綜合觀點，是直接利用價格優越性、忠誠度與擴張度三者之相乘積，再除以無風險利率而得出，可爲企業增加現在及未來的現金流量。

Interbrand品牌價值概念

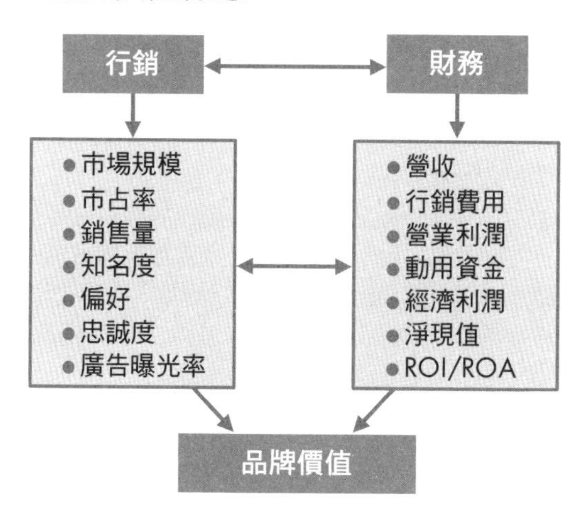

Interbrand品牌鑑價架構

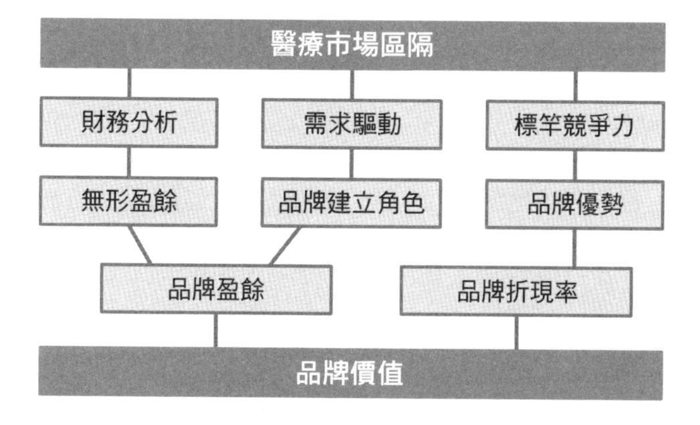

Brand Finance鑑價流程

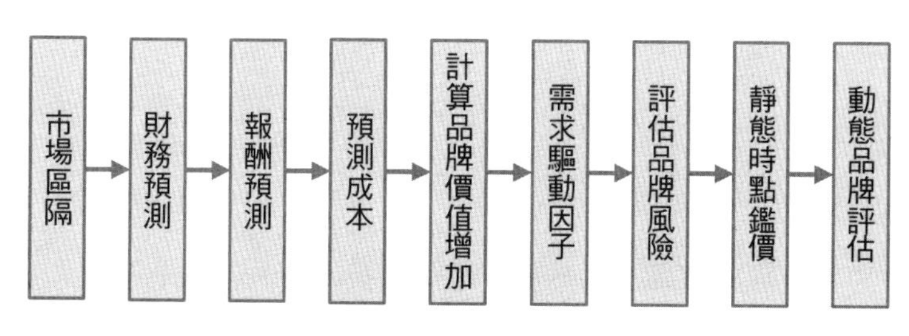

11-9 醫療(院所)品牌權益發展——商標

醫療院所品牌經營要提升品牌權益，除了「品牌知名度、品牌忠誠度、品牌聯想、知覺品質」等，還有可以藉由強化「商標、著作、專利、智慧財產」等來提升品牌權益與品牌價值。

何謂商標

「商標（Trade mark）」一般俗稱品牌或牌子。商標的目的在於區別辨識商品或提供服務的特定來源，可使得閱聽眾（潛在患者）或患者在就醫回診或接受服務時，可以由商標知道提供的醫療院所是誰。商標註冊後，具有以下四項功能：1. 指示來源或所有權；2. 保證產品或服務擁有同等水平的品質或特性；3. 同時用於廣告宣傳；4. 可達到保護品牌，阻止仿冒的功能。

註冊商標

商標可以是文字（中文或外文）、圖形或其結合式，此外還可以有立體商標以及聲音商標，其中文字建議是一定要的，以便消費者能唸得出來。

商標不一定要註冊。未註冊的商標在投入市場使用後，取決於當地法律，也可能獲得一定保護。但註冊過的商標能獲得更多保護。構成商標的可以是圖形、顏色、符號、立體標記（如產品的形狀和包裝）、有聲標誌（如音樂聲或聲音），也可以是香味或具區別特徵的顏色，也可包括網域註冊商標，以及上述要素的組合，均可做爲商標申請註冊。經國家核准註冊的商標爲「註冊商標」，受法律保護。

在有採用「商標註冊標示」的國家，如美國，圖形「®」表示某個商標經過註冊，並受法律保護，稱作「主要註冊」。圖形「TM」常用來指某個標誌未經註冊通過而做爲商標使用，僅具描述性質，可申請「輔助註冊」，避免日後其他類似商標註冊混淆，但標示使用上不限商標是否註冊通過。另外，尙有「SM」的服務商標。目前兩岸三地商標法規中，中國大陸有明確規範「®」及圈內中文化的「注」，香港和臺灣則無。

醫療院所商標策略

醫療院所的經營不應只著重在單一的醫療院所名稱及圖騰（LOGO），可重新檢視及定位，擬訂新的商標策略：

1. 商標策略是因應品牌策略而生，二者策略是相輔相成效應。
2. 發展具策略性的「醫療院所層級、科別層級、醫療層級、特殊醫療層級」等品牌及商標。
3. 發展國際化前，應先在欲發展的國家申請註冊商標，可避免萬一被先註冊而無法使用的困境。

醫療院所長期發展，除了要累積品牌價值外，更需要關注在商標的策略及經營上，進而提升品牌權益及品牌價值。

理想商標的設計條件

1. 識別性
2. 同一性
3. 造型性

商標（標章）種類

1. 商標
2. 證明標章
3. 團體標章
4. 團體商標

商標的型態

一般商標

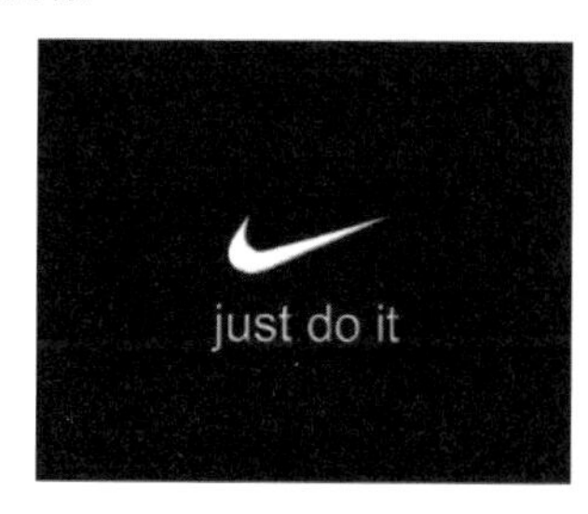

立體商標

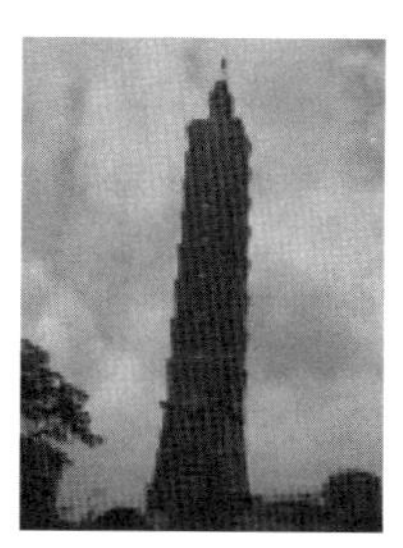

顏色商標

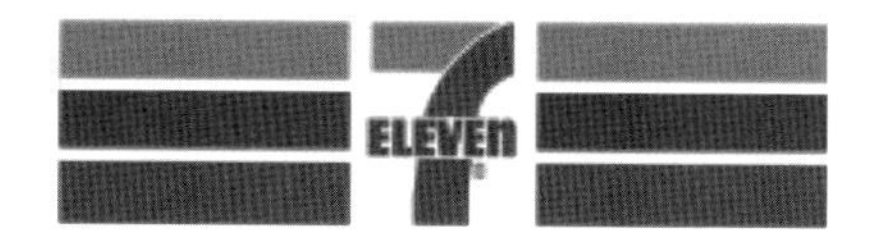

聲音商標

4/4　36 54 31 | 271— |
新 一點靈 | B12

11-10 醫療（院所）品牌權益發展——著作權

醫療院所可以藉由強化「著作」來提升品牌權益與品牌價值。

何謂著作權

著作權分為著作人格權與著作財產權。其中著作人格權的內涵包括公開發表權、姓名表示權及禁止他人以扭曲、變更方式，利用著作損害著作人名譽的權利。著作財產權是無形的財產權，是基於人類知識所產生的權利，故屬知識產權之一，包括重製權、公開口述權、公開播送權、公開上映權、公開演出權、公開傳輸權、公開展示權、改作權、散布權、出租權等。

著作權客體

著作權客體包含「語文著作、音樂著作、戲劇、舞蹈著作、美術著作、攝影著作、圖形著作、視聽著作、錄音著作、建築著作、電腦程式著作」等，都可受到著作權法的保護。

著作權保障

著作權要保障的是思想表達形式，而不是保護思想本身，因為在保障著作財產權此類專屬私人之財產權利益的同時，尚須兼顧人類文明之累積與知識及資訊之傳播，從而演算法、數學方法、技術或機器的設計，均不屬著作權所要保障的對象。

著作權是有期限的權利，在一定期限過後，著作財產權即歸於失效，而屬公共領域，任何人皆可自由利用。在著作權的保護期間內，即使未獲作者同意，只要符合「合理使用」，亦可利用。凡此規定意在平衡著作人與社會對作品進一步使用之利益。

著作權與版權

著作權曾被稱為版權，版權最初的涵義是copyright（版和權），也就是複製權。此乃因過去印刷術的不普及，當時社會認為附隨於著作物最重要之權利，莫過於將之印刷出版之權，故有此稱呼。不過隨著時代演進及科技的進步，著作的種類逐漸增加。

醫療院所的著作策略

醫療院所由於是醫療專業，因此常會在醫療相關研討會發表論文，除提升醫療院所的學術形象外，應該要有更宏觀的著作策略來經營，藉此提升醫療院所整體的品牌權益及品牌價值，醫療院所著作策略有：

1. **醫療院所層級**：出版發行醫療院所品牌經營的著作。
2. **科別層級**：可發行主力科別為訴求的著作。
3. **個人層級**：可為權威醫生出版發行著作。
4. **自費醫療層級**：出版發行醫療（如國際醫療、醫療觀光）著作。
5. **特殊醫療層級**：出版特殊醫療（重症醫療、器官移植）專業著作。

除可藉以吸引目標市場的閱聽眾，更可提升品牌形象、知名度及品牌價值。

©這個標誌意謂作品是有版權的

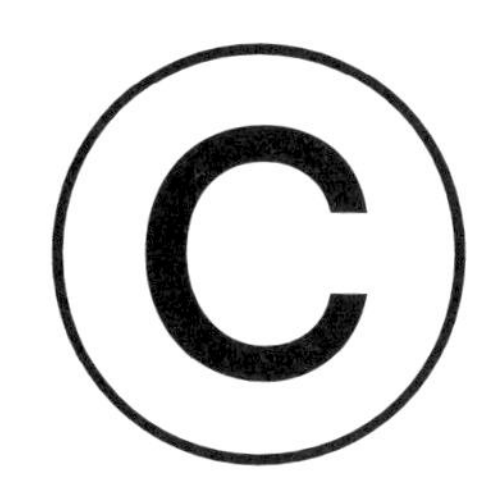

侵犯臺灣著作權之罪責

（修正日期：2014年01月22日）

法律名稱	條　文
著作權法	**第九十一條** 擅自以重製之方法侵害他人之著作財產權者，處三年以下有期徒刑、拘役，或科或併科新臺幣七十五萬元以下罰金。意圖銷售或出租而擅自以重製之方法侵害他人之著作財產權者，處六月以上五年以下有期徒刑，得併科新臺幣二十萬元以上二百萬元以下罰金。以重製於光碟之方法犯前項之罪者，處六月以上五年以下有期徒刑，得併科新臺幣五十萬元以上五百萬元以下罰金。
	第九十二條 擅自以公開口述、公開播送、公開上映、公開演出、公開展示、改作、編輯或出租之方法侵害他人之著作財產權者，處三年以下有期徒刑，得併科新臺幣十五萬元以下罰金。
	第九十三條 有下列情形之一者，處二年以下有期徒刑、拘役，或科或併科新臺幣五十萬元以下罰金： 一、侵害第十五條至第十七條規定之著作人格權者。 二、違反第七十條規定者。 三、以第八十七條第一項第一款、第三款、第五款或第六款方法之一侵害他人之著作權者。但第九十一條之一第二項及第三項規定情形，不在此限。 四、違反第八十七條第一項第七款規定者。
	第九十五條 違反第一百十二條規定者，處一年以下有期徒刑、拘役，或科或併科新臺幣二萬元以上二十五萬元以下罰金。
	第九十六條 違反第五十九條第二項或第六十四條規定者，科新臺幣五萬元以下罰金。

11-11 醫療（院所）品牌權益發展——專利

醫療院所可以藉由強化「專利」來提升品牌權益與品牌價值。

醫療與專利

不論是醫保（社保）或是自費醫療都是以維護人民的身心健康為主，因此對於救治人類疾病的醫療「診斷、治療、外科手術」等創新方法，是否可以申請專利？受到專利法的保護？都涉及專利政策、醫師倫理及民眾利益等主要價值之爭。

依專利法第24條第2款明文規定「人類或動物之診斷、治療或外科手術方法。」醫療方法屬於法定不予專利事項，而專利法上述立法理由則以「醫療方法不具產業利用性」，做為不予專利保護之基礎。

何謂專利

專利分為兩大類，一是「功能性專利」，二是「設計專利」。功能性專利有「發明專利」及「新型專利」兩種，用以保護發明的功能。「設計專利」用以保護產品外觀設計。「設計專利」可以針對產品的外觀形狀、花紋、色彩來進行保護。

專利申請

專利到底可以保護什麼樣的發明？精確來說，專利是用來保護發明人所想到的點子。想申請專利的產品並不需要高深的技術，重點在於要是一個「新點子」。即便是組合現有的元件做成一新產品，都算是新點子，其實大部分核准的專利都是利用現有技術的發明。除了需要具有新點子之外，若要核准專利，還需要被認定這個點子並不是「顯而易知」就可想到的，而此判斷的標準因人而異，也跟怎麼撰寫專利說明書的方式有關。

「設計專利」在申請程序上比較簡單，基本上只需繳交產品的六面圖及一立體圖即可，一旦取得設計專利證書，就可以對仿冒產品設計的仿冒者採取法律行動。而申請「功能性專利」就需要準備敘述發明重點的專利說明書及圖式。

國際專利布局

醫保（社保）或是自費醫療院所都希望醫療（產品）也可在國外受到保護，而申請國外專利是必須的，但有許多注意事項需要考慮。由於申請國外專利的費用較高，建議專利申請前應該思考是否具有發展商機。若決定申請許多國家的專利時，也須先進行各國的專利檢索，不但可以了解相同點子是否已經被他人申請，而且可以規劃撰寫的角度，以便增加專利的核准率。

醫療院所專利策略

醫療院所在專利策略上，需要在專利法第24條第2款明文規定「人類或動物之診斷、治療或外科手術方法。」屬於法定不予專利事項為前提下，發展專利策略：

1. 發展輔助醫療為題的專利策略。
2. 醫療方法以外，可延伸應用的專利申請。
3. 可多申請國際專利，以利後續國際化發展。

醫療院所不得申請專利之規定

法律名稱	條文
專利法	**第24條(不予發明專利之款項)(發明專利權舉發)** 下列各款，不予發明專利： 一、動、植物及生產動、植物之主要生物學方法。但微生物學之生產方法，不在此限。 二、人類或動物之診斷、治療或外科手術方法。 三、妨害公共秩序或善良風俗者。

專利之基本三要件

1. 產業利用性：可供產業上利用。
2. 新穎性：申請前無見於刊物、公開使用、或已為公眾所知悉。
3. 進步性(創作性)：非屬運用申請前既有之技術或知識，而為熟習該項技術者所能輕易完成。

專利申請權歸屬

1. 發明、新型、設計：
   ⟶ 發明人、創作人、受讓人或繼承人
2. 職務上發明、新型、設計：
   ⟶ 僱用人或依契約訂定者
3. 非職務上發明、新型、設計：
   ⟶ 受僱人
4. 出資完成之發明、新型、設計：
   ⟶ 依契約約定(例外情形：發明人/創作人)

11-12 醫療（院所）品牌權益發展——智慧財產

醫療院所可以藉由強化「智慧財產」來提升品牌權益跟品牌價值。

財產

可分爲有形的財產跟無形的財產。所謂「無形的財產」，係指人類基於思想進行創作活動而產生之精神上、智慧上的無形產物。爲了保護這些人類精神智慧產物賦予創作人得到專屬享有的權利，稱爲「智慧財產權（Intellectual Property Rights，IPR）」。侵害他人智慧財產權的違法行爲，與侵害他人有形財產之結果是相同的，在法律責任上，除須對權利人負民事的損害賠償責任外，刑事上也要受到處罰。

智慧財產權

智慧財產權係指人類精神活動之成果而能產生財產上之價值者，並由法律所創設之一種權利。因此，智慧財產權必須兼具「人類精神活動成果」，以及能「產生財產上價值」的特性。就「人類精神活動成果」而言，如果僅是體力勞累，而無精神智慧之投注，例如僅做資料之辛苦蒐集，而無創意之分類、檢索，並不足以構成「人類精神活動成果」。又此一「人類精神活動成果」如不能「產生財產上價值」，亦無以法律保護的必要，必須要具有「財產上的價值」，才有如一般財產加以保護之必要。

智慧財產權標的

智慧財產權，是一種無體財產權，指人類精神活動之成果，而能產生財產上之價值者，是由法律所創設的一種權利，智慧財產權的標的，包括：「1. 商標；2. 著作權及相關權利；3. 專利；4. 營業祕密；5. 積體電路之電路布局。」

智慧財產權目的

智慧財產權立法目的在於透過法律，提供創作或發明人專屬排他的權利，使得自行就其智慧成果加以利用，或授權他人利用，以獲得經濟上或名聲上之回報，鼓勵有能力創作的發明人願意完成更多更好的智慧成果，供社會大眾利用，提升人類經濟、文化及科技之發展。

醫療院所的智慧財產策略

不論是醫保（社保）或是自費醫療都想藉由經營醫療市場，提升品牌權益及品牌價值外，可以善加應用及經營相關智慧財產，增加品牌權益與品牌價值。智慧財產權策略有：

1. **商標策略**：可發展多元的商標，以利區隔不同市場需求。
2. **著作策略**：依利益關係人需求不同，出版發行相關著作。
3. **專利策略**：以發展輔助醫療爲訴求的專利。
4. **營業祕密策略**：藉由營業祕密管理，確保競爭優勢。

發展智慧財產權策略，也須注意預算控管。

智慧財產權類型

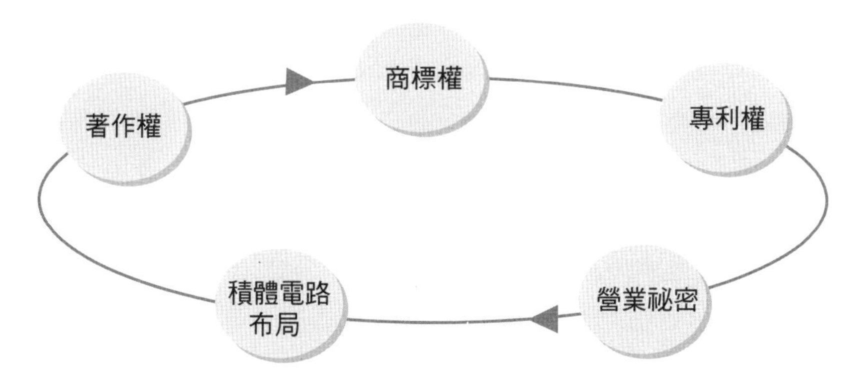

智慧財產權之特性

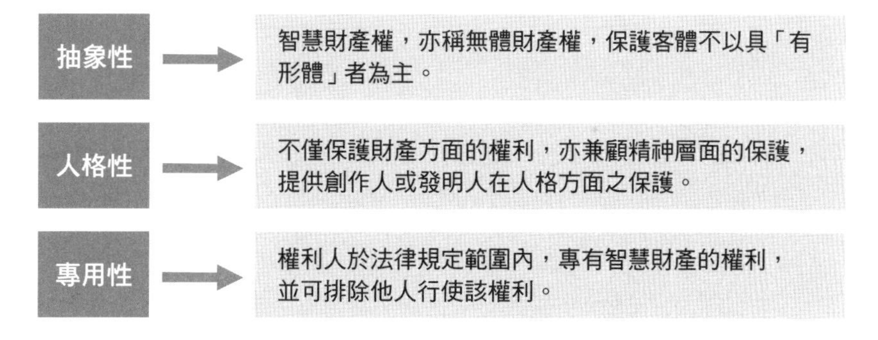

從醫療院所「研發、經營」成果看智財權表現型態

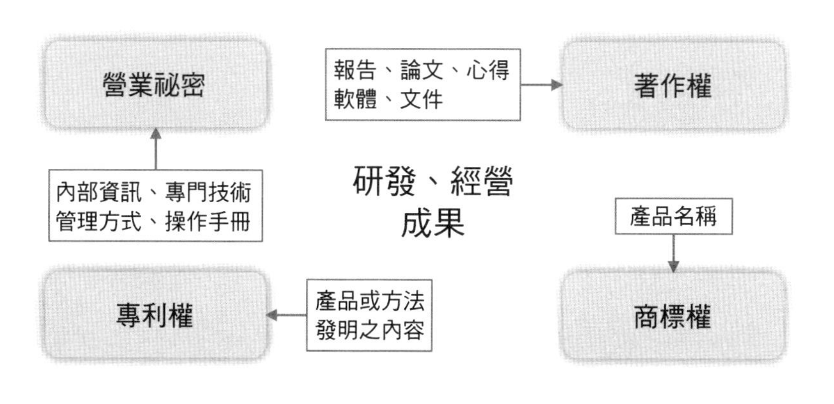

NOTE

第 12 章
醫療行銷企劃

12-1 醫療行銷企劃人的特質

品牌要有知名度、能見度；醫療行銷會成功，有賴行銷企劃，行銷企劃能寫的好，就要找對企劃人才；好的企劃人才，可爲醫療行銷找到行銷議題，爲醫療行銷創造話題性、增加新聞媒體採訪機會，並增進閱聽眾（潛在患者）及患者的關注。

醫療產業特性

醫療產業受限於政府政策、法律、法令規範，且具社會公益性及社會觀感的影響，醫療行銷若太過於商業化（太強調買一送一、療程價格、一次見效等）必然會觸法，又得不到好的社會觀感與共鳴，對醫療院所只有負面影響；所以在擬訂醫療院所行銷企劃時，應以不觸法爲前提，因此更要找到對的企劃人才，才可跳脫既有框架，擬訂出更具吸引力、更具競爭優勢的醫療行銷企劃案。

醫療院所型態

醫療院所是由一群高度專業人士所組成的醫療團隊，提供醫療及服務給予患者。因此在擬訂醫療行銷企劃案前，也須充分了解院所內的各部門及各專業人士等背景素材，才有助於後續行銷企劃案的撰寫及找出行銷訴求。

企劃人應具備的條件及能力

在招募時須檢核是否具有：「通識背景、產業經驗、自我管理、抽象思考、蒐集資料（情報）、主動發現及解決問題」等特質，這都是企劃人須具備的條件及能力。

企劃人應具備的特質

當具有基本的條件跟能力後，企劃人員更需要具有四大類特質：

1. **分析特質**：具有「邏輯思考、善於分析、判斷力、實事求是、喜歡數字」等特質。
2. **細節特質**：具有「高洞察力、敏感度、擅長規劃、組織能力佳」等特質。
3. **人際特質**：具有「喜歡與人互動分享、善於表達、善於傾聽」等特質。
4. **創意特質**：具有「愛打破成規、勇於冒險、推理力、喜歡驚奇、好奇心重」等特質。

此外，還要具有「抗壓性」的特質，並對外界變化保持靈活與彈性。

企劃人的角色

應扮演的角色有：

1. 企劃人是策劃者、提案者、簡報者、執行者。
2. 企劃人是整合者，整合院所內外部的行銷公關資源，擬訂可行企劃案，爭取跨部門支持與配合，才有利後續執行及落實。

企劃人的角色應隨著院所需求，隨時調整以應所需。

行銷企劃人員條件能力

1. 通識學科背景
2. 產業經驗
3. 自我管理
4. 抽象思考
5. 蒐集情報
6. 主動發現及解決問題

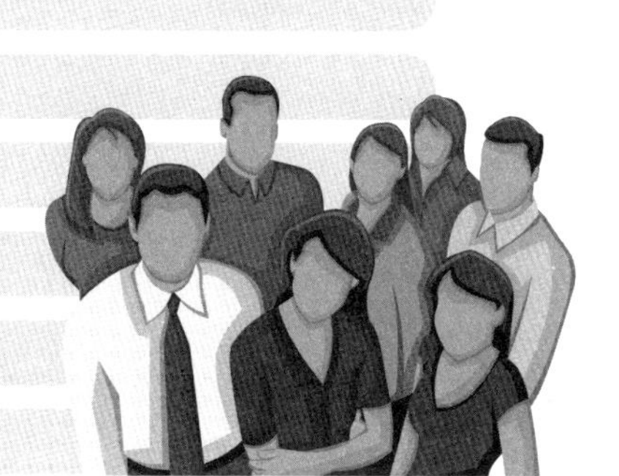

企劃人員的四大特質

1. 分析特質
2. 細節特質
3. 人際特質
4. 創意特質

企劃人角色

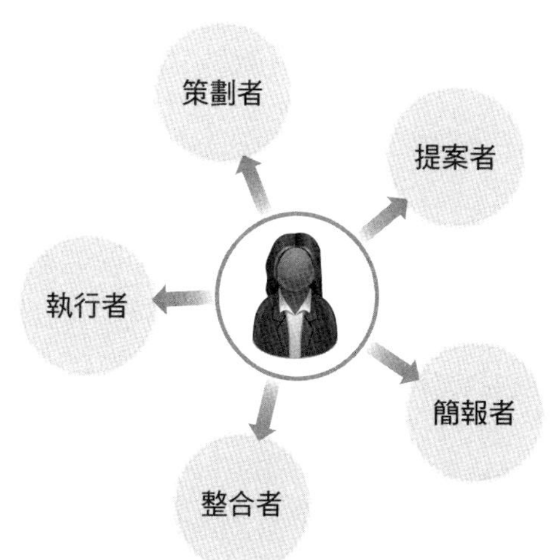

12-2 醫療行銷企劃流程

醫療院所企劃人的作息

醫療院所行銷企劃人員的作息，多數要配合年度計畫下的行銷年度計畫運作，此外就是會因應臨時突發狀況協助擬訂企劃案，可算是很規律且有週期性的工作型態。

何謂「企劃」

「企劃」又稱「策劃」，不論是個人、團隊、組織、公司到一家醫療院所，為了完成策略性目標所經歷的程序，程序包含「激發創意、構思、分析、歸納、擬訂策略及方案、編列預算、評估可行性、執行、追蹤、檢核、控管、達到預定目標」等過程。且企劃具有「嶄新的創意、有方向的創意、有實現的可能」三要素。

企劃步驟

1. **了解企劃目標**：第一步是要明確了解醫療院所設定的醫療行銷目標是什麼，這也是企劃的緣起。
2. **界定行銷問題**：應用簡單化、明確化、重要化了解目標與現況之間的問題點是什麼，並有系統地分解問題、重組問題，以找出核心問題所在。
3. **蒐集情報資料**：需要快速有效地針對問題，蒐集內外部情報相關資料，了解分析發生問題的成因。
4. **進行市場調查**：蒐集現成資料外，也需進行市場調查研究，藉由市調獲取所需的資源及數據。
5. **資料轉換成資訊**：將資料及市調所得的資料及數據，經由篩選、分析、研究轉換成可用的資訊。
6. **創意集思發想**：經由把資料變成資訊情報後，再從中進行集思廣益的創意發想，找出各種創意想法。
7. **擬訂與評選方案**：將眾多的創意想法，擬訂成可行的企劃方案，並編列合理的預算，再經仔細評估分析眾多可行性方案的優劣，從中選擇最具執行力的方案。在評選方案時，須具備「方案可行性高、高層支持、跨部門可配合」三要件。
8. **撰寫與檢討**：把可執行方案的概念文字化、具體化，撰寫成「企劃書」；實施與檢討主要在（1）布局實施：模擬布局及分工實施。（2）檢討與改善：就「情報研判、跨部門協調、創意之成敗、成果與預測、進度與預算」等檢討與改善。

因此，醫療行銷不光是有想法，而是需要有創意的想法，將有創意的想法轉換成可執行的方案，再將可執行方案的概念轉化成具體化、文字化，並撰寫成「企劃書」，這就是企劃人的「企劃流程」。

企劃案的種類

企劃案類型包羅萬象，不勝枚舉。單就醫療院所的醫療行銷相關的企劃案類別，即有：「行銷企劃案、新產品開發企劃案、廣告企劃案、公共關係（PR）企劃案、醫療行銷年度企劃案」等。

醫療行銷企劃步驟

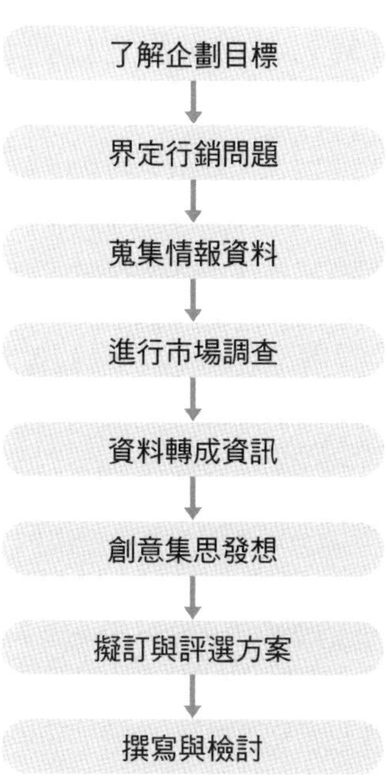

行銷企劃的程序

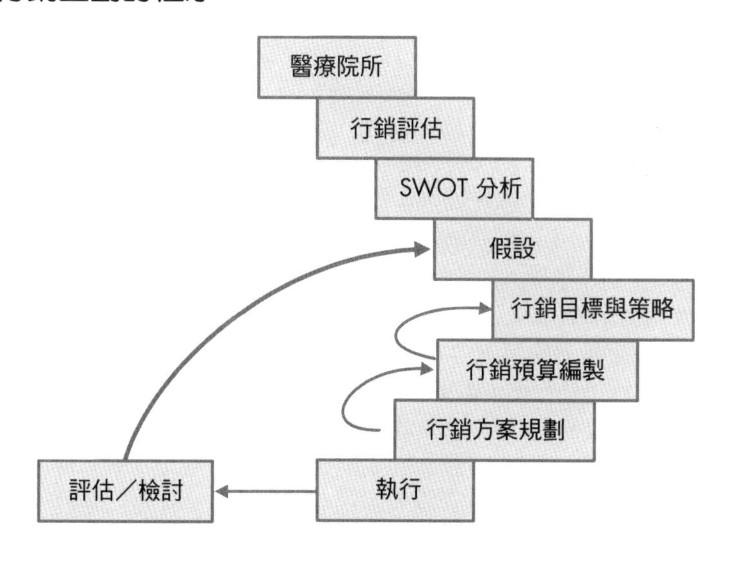

12-3 醫療行銷企劃關鍵十力

醫療行銷企劃人的企劃力，是決定企劃案是否成功的重要關鍵所在。如何提升企劃力，成爲「企劃第一把交椅」，就從累積「企劃關鍵十力」開始：

1. **企劃思考力**：可從「5W2H1E」思考。

   What：清楚界定企劃案的「目標」是什麼？如果目標含糊籠統，企劃將會迷失方向。

   Why：「目標」界定明確後，必須清楚了解這個企劃的緣起、意義何在？預設的前提條件？內外部客觀的數據？這些數據從何而來？「why」愈清楚，企劃案愈會有競爭優勢。

   When：確定可執行方案後，可用甘特圖擬訂所需時程的安排。

   Who：可執行方案所需的人力及跨部門人力支援配置，以及工作分配爲何？

   Where：什麼地方是執行企劃案的最佳地點？

   How：達到目標的方案有那些？可執行性如何？

   How much：如何就可執行方案編列各項合理的預算？

   Evaluation：就可執行方案進行成效評估，亦須就隱含風險進行評估。
2. **企劃觀察力**：需要具有360°的觀察力，從各種利益關係人的需求觀察，也須洞悉醫療產業環境（政治、政策、經濟、社會、科技、環保、法律）的變化。
3. **企劃想像力**：要有無限可能的創意想像力，一切以患者爲中心，以患者需要爲導向的想像力。
4. **企劃周延力**：魔鬼就在細節中，企劃需要周延而詳盡的細膩度，永遠關注在細節。
5. **企劃簡單力**：企劃需要有化繁爲簡且具體的能力，並要從中找到重點所在，可聚焦在簡單且具體又重要的議題上。
6. **企劃故事力**：企劃是一種說故事的能力，如何將行銷議題轉換成一個可以打動人的故事，又可以讓這個故事有延續性，爲下一個議題預留伏筆。
7. **企劃風格力**：在競爭的市場中，一個沒有特色的企劃案是很容易被淡忘的，因此，企劃案需要有生命力，更需要具有獨特的風格，如此才會成就好的故事，成爲有個性與魅力的企劃案。
8. **企劃口碑力**：企劃案除了要有創意、要有議題性、要有獨特風格、要有故事性，更重要的是要創造口碑，讓行銷議題成爲口耳相傳的話題，成爲口碑行銷。
9. **企劃團隊力**：企劃除了個人創意點子外，更需要有團體加持。不但是企劃團隊集思廣益的發想，找出好的創意，也需要跨部門團隊的配合與支持。
10. **企劃撰寫力**：企劃力的第十力就是撰寫力，企劃人要能將抽象的創意想法概念化，又要能具體可執行化，更重要的是要能文字化。如何用精準的文字撰寫成完整的企劃案，讓閱讀者一看就懂，成了企劃人最重要的能力。

在醫保（社保）或是自費醫療行銷企劃時，若能將抽象化爲具體又可執行，並使成效超乎預期，如此終成「企劃第一把交椅」。

企劃關鍵十力

- 企劃思考力
- 企劃觀察力
- 企劃想像力
- 企劃周延力
- 企劃簡單力
- 企劃故事力
- 企劃風格力
- 企劃口碑力
- 企劃團隊力
- 企劃撰寫力

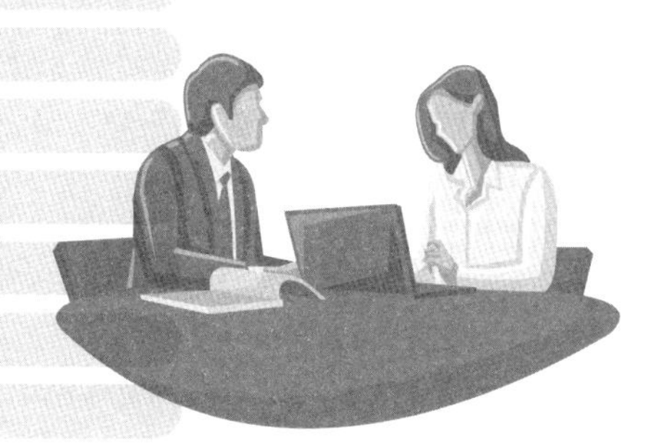

企劃思考力(5W2H + 1E)

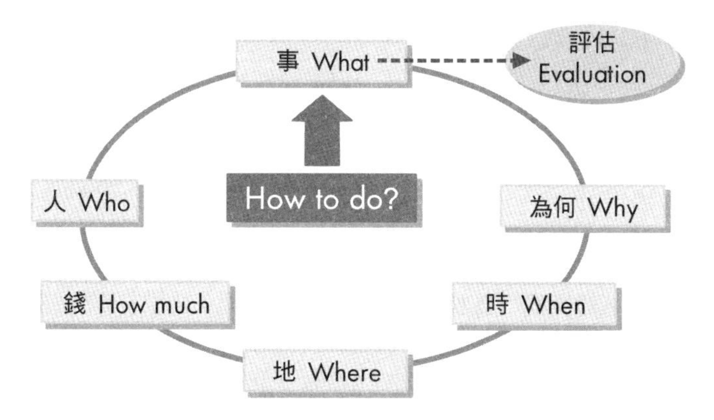

撰寫企劃案(書)的四大原則

- 資源有限：人力、財力與時間
- 創意無限：有嶄新、有方向的創意。
- 可行且具體之方案：創意無限，方案須可行
- 附加價值高

12-4 醫療行銷企劃開門六件事

隨著醫療產業結構、政策、法令改變，行銷企劃部門在醫療院所內部已成少數民族。

不論是醫保（社保）或是自費醫療的企劃人員要有創意、敢突破、具彈性、能抗壓的人格特質，更要有良好的「日常管理」。唯有「日常管理」，才能協助行銷企劃人員在繁瑣的工作範疇中，有系統地累積企劃能量，將工作簡化並做到最好。行銷企劃人員的醫療行銷企劃開門（日常管理）六件事，包括：

1. **市場調查研究**：進行市場調查研究不是一天二天的事，而是每天都要了解醫療產業現況、未來發展趨勢、同業動態，以及閱聽眾（潛在患者）及患者的就醫療回診狀況、滿意度、忠誠度。市場依循動態的市場機制運行，因此行銷企劃人員不可一天離開市場，須時時盯著市場，進行市場情報蒐集與調查分析研究。為醫療院所的行銷企劃找到正確定位，並擬訂市場行銷策略、方針、戰術。市場調查研究最終是要擬訂醫療院所在未來市場的成功關鍵因素，與相對於競爭者的行銷優勢。
2. **未來市場機會**：經營追求的不是「市場占有率」，而是未來「市場機會率」，因此「未來市場發展」也成了日常管理中重要的一環。未來發展須就「現有產品、新產品」，在「現有市場、新市場」中找出市場行銷機會點，研擬市場行銷企劃策略。
3. **競合夥伴關係**：現在是一個既競爭又合作的「競合時代」，只要可以創造市場行銷機會，都應打破彊界尋求合作。策略聯盟也能創造「患者、醫療院所本身、合作院所」三贏的局面，好的策略聯盟應以創造最大綜效為考量。
4. **人員管理**：並非當了主管才要學人員管理。行銷企劃日常管理便是一種團隊合作，因此人員管理的好壞，將影響日常管理的品質。

   人員管理中的「管理」，談的是管事、理人，如何將事情有系統的管控好，將人的情緒處理好，讓每位成員可以發揮所長表現自我，是管理的精髓。若能如此行事，也將成為管理高手。
5. **媒體關係管理與媒體公關**：很多醫療院所的行銷企劃人員是在事件發生時，才想到「媒體關係、公關」的重要性。臨時抱佛腳，無法彌補醫療院所品牌及形象的受損。媒體關係與醫療公關是可以從平時就建立媒體名單資料庫做起，並了解每一家媒體的編輯採訪屬性，以利後續提供新聞點（素材）。
6. **撰寫新聞稿**：須思考用什麼方式、議題撰寫，才會有新聞點、有機會被媒體披露。發新聞稿也須了解媒體作業及編輯方式，更要注意媒體截稿時間，最好可再以電話確認，強化此新聞稿的「亮點」，以利新聞稿當天曝光。有好的媒體關係，才會有好的媒體公關，也才有助於醫療院所的行銷企劃執行。

行銷企劃開門六件事

1. 市場調查研究
2. 未來市場機會
3. 競合夥伴關係
4. 人員管理
5. 媒體關係與媒體公關
6. 撰寫新聞稿

新聞稿——怎麼撰寫

＊達成醫療院所與媒體新聞期望的平衡點

——了解醫療需求與重要訊息
——掌握媒體新聞報導需求與興趣

＊令閱聽眾感興趣的議（話）題

——整合醫療時事潮流
——訴求新醫療產品、新醫療趨勢
——提供醫療重要資訊呈現相關醫療產業發展趨勢

新聞稿撰寫十要素

- 標題明確、字體大、字數不要太長
- 善盡社會責任和公眾利益
- 尊重事實
- 可註明期望登出時間
- 新聞稿以800～1500字內、1～2頁為限
- 倒金字塔撰寫：最重要內容放首段（導言），依重要性遞減原則處理
- 段落分明，每一段都有重點敘述
- 第一次提到某人物時，需用全名全銜
- 留新聞聯絡人全名及聯絡電話
- 其他說明可以附件呈現，如資料分析、牽涉法規、圖、表、參考網站

12-5 一頁企劃書

企劃書的價值

不論是醫保（社保）或是自費醫療行銷企劃（案）書的價值不是在厚度，而是在如何讓決策主管可以快速了解怎麼樣有效解決行銷問題，並予以支持及採行批示，這才是醫療行銷企劃（案）書的價值所在。多數醫療行銷企劃人有一個既定的習慣，就是要寫一份厚厚的企劃書，才凸顯醫療行銷企劃人的專業。其實不然，企劃人一定要知道是「誰」在看這份企劃書？是「誰」對企劃書負有決行權？當看企劃書及有決行權的人是高階決行主管時，他們要的企劃書應具有「精簡、明確、可快速抓到重點、一目了然、可批示」等特質。這樣才是有價值的企劃書。

一頁企劃書

一份完整的醫療行銷企劃書，內容記載了整個策劃的執行重點、細節、各項預算、圖、表等，因此一份完整企劃書的頁數，少說二、三十頁，多則可達上百頁。醫療院所的高階主管（決策主管）都很忙碌，必須讓高階主管在有限時間內，能夠快速了解企劃書的內容，因此將既有的企劃書濃縮成一頁A4紙，是最好的呈現方式。而這一張A4呈給決行主管的提案，稱之爲「一頁企劃書」。

一頁企劃書的目的

由於要提案的對象都是此行銷專案的相關「決策主管」。他們日理萬機，沒有多餘的時間去閱讀一份數十頁或數百頁的企劃書，因此需要提案人提供一份濃縮精簡的「一頁企劃書」。讓決策主管可以從「一頁企劃書」快速掌握了解「要解決什麼樣的行銷問題、要達到什麼樣的行銷目標、所需的各項人力、物力、跨部門聯繫、外部資源、所需的預算、預期成效、可達到什樣的效益」等，這也就是一頁企劃書的目的。

打造一頁企劃術

打造「一頁企劃術」的步驟：

1. 從原本一份數十頁或數百頁的企劃書，先行刪除不必的華麗詞句、贅詞、贅句、轉折語等，再來就是刪除概念相似的段落，最後再重新整理成爲更精實的「企劃書」。
2. 將精實版本企劃書中的每個標題及重點彙整起來，架構成「一頁企劃書」的精華要素。經熟練提綱挈領的思考模式後，就可直接寫出精闢的「一頁企劃書」。
3. 雖然是一頁企劃書，還是要善用「結構性、圖、表、流程、視覺化」的方式呈現，還可以用箭頭符號、流程圖等，讓整個醫療行銷企劃的來龍去脈更加清楚。如此可讓閱讀的決策主管快速掌握一頁企劃書的精髓，便於做出決策及批示。

可一目了然的一頁企劃書，才有助於醫療行銷企劃（案）書的精華呈現。

一頁企劃書範本

企劃名稱：＿＿＿＿＿＿＿＿＿＿＿＿　　時間：＿＿＿＿＿＿

1.目的與效益（Why）

目的	效益
(一)＿＿＿＿＿＿＿＿	(一)＿＿＿＿＿＿＿＿
(二)＿＿＿＿＿＿＿＿	(二)＿＿＿＿＿＿＿＿
(三)＿＿＿＿＿＿＿＿	(三)＿＿＿＿＿＿＿＿

2.內容要點（What）

＿＿＿＿＿＿＿＿＿＿＿＿

＿＿＿＿＿＿＿＿＿＿＿＿

＿＿＿＿＿＿＿＿＿＿＿＿

＿＿＿＿＿＿＿＿＿＿＿＿

＿＿＿＿＿＿＿＿＿＿＿＿

＿＿＿＿＿＿＿＿＿＿＿＿

3.對象範圍（Where）

- ＿＿＿＿＿＿＿＿＿＿
- ＿＿＿＿＿＿＿＿＿＿
- ＿＿＿＿＿＿＿＿＿＿
- ＿＿＿＿＿＿＿＿＿＿
- ＿＿＿＿＿＿＿＿＿＿

4.執行方案（How）

- ＿＿＿＿＿＿＿＿＿＿
- ＿＿＿＿＿＿＿＿＿＿
- ＿＿＿＿＿＿＿＿＿＿
- ＿＿＿＿＿＿＿＿＿＿
- ＿＿＿＿＿＿＿＿＿＿

5.執行時間（When）

＿＿年＿＿月＿＿日～＿＿日

6.執行團隊（Who）

7.所需預算（How much）

- ＿＿＿＿＿＿＿＿＿＿
- ＿＿＿＿＿＿＿＿＿＿
- ＿＿＿＿＿＿＿＿＿＿
- ＿＿＿＿＿＿＿＿＿＿

total : ＿＿＿＿＿＿

8.預期成效

- ＿＿＿＿＿＿＿＿＿＿
- ＿＿＿＿＿＿＿＿＿＿
- ＿＿＿＿＿＿＿＿＿＿
- ＿＿＿＿＿＿＿＿＿＿
- ＿＿＿＿＿＿＿＿＿＿

12-6 百分百吸睛企劃書提案── 上

什麼樣的企劃（案）書提案才夠吸睛？「具系統性思考、邏輯性強、可執行、符合預算、使用最少資源，達到最大效益」的企劃書提案，才夠吸睛。

百分百吸睛企劃提案法

不論是醫保（社保）或是自費醫療的企劃人常常要撰寫企劃書，且爲企劃書提案簡報，因此如何成功提案，取得決策主管支持並裁示，讓企劃案付諸實現，是最根本的考量點。隨著提案對象不同，可分爲內部及外部提案。在醫療院所的行銷企劃，多數以內部提案居多，而內部如何擬出百分百吸睛的企劃書提案，以須思考提案前中後的關鍵，分爲十大步驟執行。前四個步驟是：

1. **企劃書提案前準備**：最少要在提案前三天，確認要在提案時用的完整企劃書版本，就企劃書的「企劃緣起、需求、目標、資源、預算、預估成效、風險、備案」等進行摘要、熟悉企劃書架構及相關內容與數據。另外就是要沙盤推演（ROLE PLAY），經由預演來提升提案簡報技術及臨場感。
2. **提案必備五件事**：在提案開始前應注意的第一件事是，務必再次確認與會聽取提案簡報的人有哪些？其中誰是主要的決策主管（關鍵者）？誰是具影響決策的關鍵人士（決策核心）？誰是主要發問的人（找碴）？最重要的是，在聽取提案簡報的人中，是否已有支持提案簡報者（暗樁）；第二件事，要再確認就什麼行銷問題進行此企劃書提案；第三件事，在什麼時間開始、有多少時間進行提案簡報；第四件事，確認提案簡報地點（會議室）所有的設備是否都已準備好、就定位、檢查可用性；第五件事，是提案簡報時要發給與會人士的資料文件，及會使用到的解說用輔助道具是否已準備好。
3. **換位思考及同理心**：在提案簡報前還有一件最重要的準備，必須以與會聽取提案簡報人（換位）的思考邏輯及同理心，用情境思考模式，快速在腦海中再預演一遍，再從中假想可能會出現的狀況、可能會提什麼問題，以及回應的方式內容。如此有助於正式提案簡報時的臨場感及反應。
4. **以結論開場白**：開場的前五分鐘是可否創造百分百吸睛提案的關鍵，最佳提案簡報策略在於以結論當開場白。與會聽取提案簡報者最想知道的是這個提案可不可行，若可行，那要怎麼執行、需要什麼樣的資源跟預算、會有什麼樣的風險、預期成效是什麼、有沒有什麼樣的備案……等。因此，提案開場白最好的策略就是以果導因，以聽取提案者的思維邏輯做簡報，有效吸引聽取簡報者的關注傾聽。

百分百吸睛企劃提案法

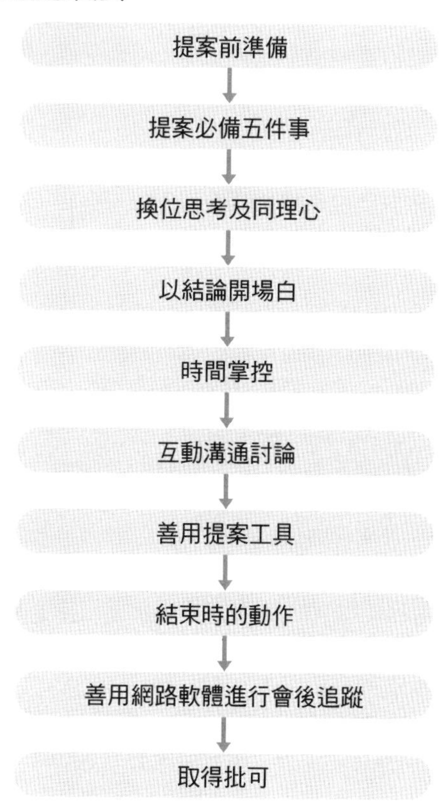

提案必備五件事

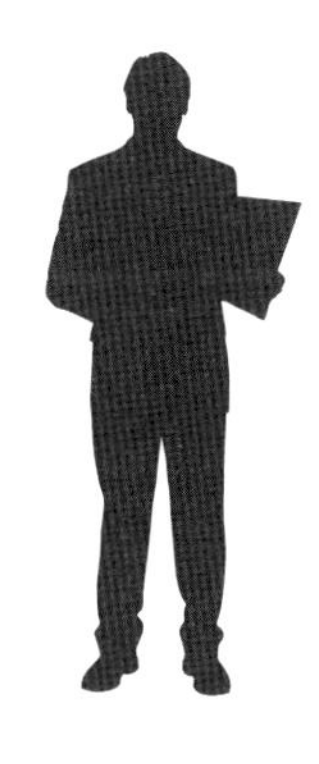

1. 哪些人來聽提案簡報？
2. Key man 是誰？
3. 影響決策人士？
4. 誰是異議人士？
5. 誰是暗樁人士？

12-7 百分百吸睛企劃書提案——下

不論是醫保（社保）或是自費醫療接續百分百吸睛企劃書提案法的後六個步驟：

5. **提案時間掌控**：百分百吸睛提案簡報，是「倒金字塔」的整體結構，從結論開場，由果導因。不論提案簡報時間是10分鐘60分鐘或是100分鐘，都可以應用「1432」的時間分配法則來掌控時間。所謂的1，指的是用10%的時間來簡報說明企劃書的「結論、成效、預算、風險、替代方案」；4指的是40%的時間來簡報陳述分析企劃書內各項「架構、市場狀況、競爭狀況、所須資源、人力、物力、數據分析等」；3指的是30%的時間用來進行企劃書提案的各種可能性討論及分析說明，從中找出最大交集，爭取團隊共識及獲得決行主管、高層的支持。要先有共識，才會得到支持，如此後續在企劃書執行時才會順利；所謂的2，指的是用20%的時間來作提案簡報的收尾，重申企劃書提案可行性的成功關鍵因素、各項重點數據及各項評量指標，並再次爭取與會人士的共識及支持。這是吸睛提案簡報法的時間分配法則。
6. **提案時的互動**：提案不是唱獨角戲，一定要時時刻刻跟與會者有互動，互動方式包含不定時提出問題請教與會人士、自問自答的言語互動等。在言語的互動過程中，也須用同理心傾聽與會者的意見。除此之外，更重要的是眼神互動，從眼神的互動可獲得得更多內心的共鳴（共識）與支持。
7. **善用提案工具**：要讓人留下好的提案簡報印象，可從視覺效果感受來吸引與會人士的注意，因此提案簡報（PPT）內容應採「三多三少」原則。三多指的是「多圖、多視覺、多影音」，三少指的是「少字、少字色（字的顏色不要超過三色）、少頁數」。一切以精簡明確為訴求。
8. **提案結束時的動作**：提案簡報結束時，除了禮貌性的感謝支持外，更應主動積極邀請與會者針對說明不足之處再提出討論。另外還要虛心請益學習，獲取與會者對企劃書及提案人的認同，如此才有助後續企劃書的推展。
9. **善用網路軟體進行會後追蹤**：在提案簡報後，可善用網路社群軟體（如：LINE、WeChat），就提案簡報時未提出或未被解決的問題逐一進行回覆及個別溝通，會後追蹤能有效降低企劃書提案阻力。
10. **取得裁示批准**：經由上述百分百吸睛企劃書提案簡報法的步驟努力後，提案成功近在咫尺。最後可了解決行主管對企劃書提案的看法，當沒什麼反對與疑問時，可善用假設同意法，假設決行主管已同意簽核批准，促使提案公文即時獲得裁決。

百分百吸睛企劃書提案簡報法，除了提案人努力外，更須行銷企劃團隊的整體合作與支持，方可使提案更耀眼。

百分百吸睛企劃書提案關鍵

項目	比例
內容	7%
態度／形象	58%
聲音	35%

百分百吸睛企劃書提案

1 系統性思考
2 邏輯性強
3 可執行
4 符合預算
5 使用最少資源
6 達到最大效益

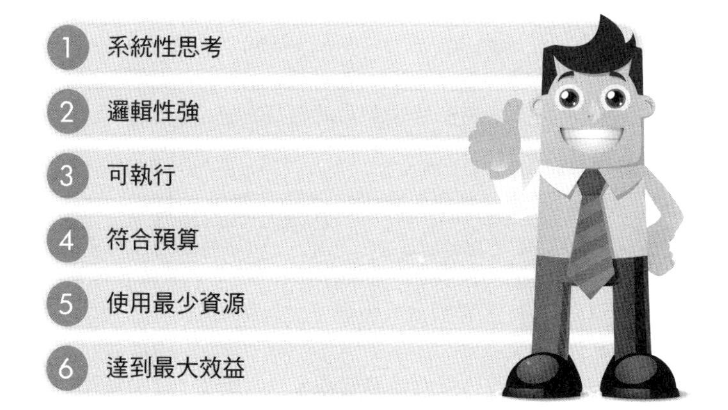

提案「三多三少」原則

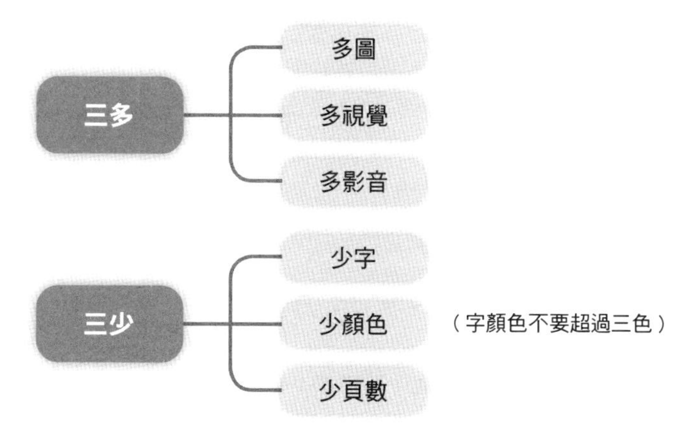

12-8 醫療行銷企劃執行

不論是醫保（社保）或是自費醫療，當企劃案（書）提案通過裁示批行後，就是要開始依企劃案所規劃的內容予以執行，企劃案的執行要能落實，可將「醫療行銷企劃案」視爲「專案」來執行，用專案管理思維與專案執行方式來予以落實。

什麼是企劃執行

主要是依據企劃書中所需執行的內容及任務，經由企劃團隊（專案團隊）成員與企劃案相關人員之間的溝通、協商、合作，並透過有效的管理方法與領導來達成，落實完成企劃案所定訂的目標。

企劃案執行要件

每一個企劃案執行都會有「範疇、時間、成本、績效」（Scrope, Time, Cost, Performance；STCP）」四大要件。要讓企劃案執行團隊成員，都可以清楚了解企劃案的範疇有多大、必須在什麼時間內完成及執行時間表、擁有多少預算及所需成本、以及就是預期成效及目標是什麼。這四大要件彼此相關，因此在這中間也必須有所取捨與折衷（trade-off），如此才有助於企劃案的執行與達成目標。

企劃案執行期管理焦點

企劃案在執行階段的管理，要比平時更爲嚴謹與重要，所以在執行期的管理焦點會關注在：

1. **執行進度與控管**：與預定的里程碑（衡量指標）對比，是否有按照原先核准的企劃案內容進度進行？是否有遭遇到重大困難？執行團隊是否能在預定時間與預算內達成階段性目標？
2. **企劃案資源應用**：是否已有分配適當的資源？或是需要額外的資源？
3. **企劃案預算執行**：企劃案執行的開支是否控制在預算內？有任何額外花費嗎？或是追加預算可加速企劃案執行的可行性？
4. **給予肯定並獎勵**：在執行過程中，應主動關心及給予專案團隊成員工作肯定與獎勵，如此可凝聚向心力，提振士氣，有助企劃案執行成效。
5. **經驗學習分享**：在執行過程中，有好的經驗跟壞的經驗都是值得學習、檢討與分享，將此習慣轉化成組織文化的一部分，有助後續執行時的改善及提升執行成效。

企劃案執行時的問題

常碰到的問題有：1. 企劃案中的各項工作無法順利銜接。2. 企劃案排定時程任意變動。3. 無法準時完成企劃案計畫。4. 超過原訂預算。5. 資源不足沒解決方案。6. 企劃案團隊和管理階層的衝突。

上述企劃案執行時，可能碰到問題的核心都在於「不確定性」，因而凸顯出企劃案管理的重要性，可利用「甘特圖（Gantt Chart）、要徑法（CPM）、計畫評核術（PERT）、關鍵鏈專案管理（Critical Chain Project Management，CCPM）」等，協助改善上述問題，提升企劃案執行的成效。

行銷企劃管理流程

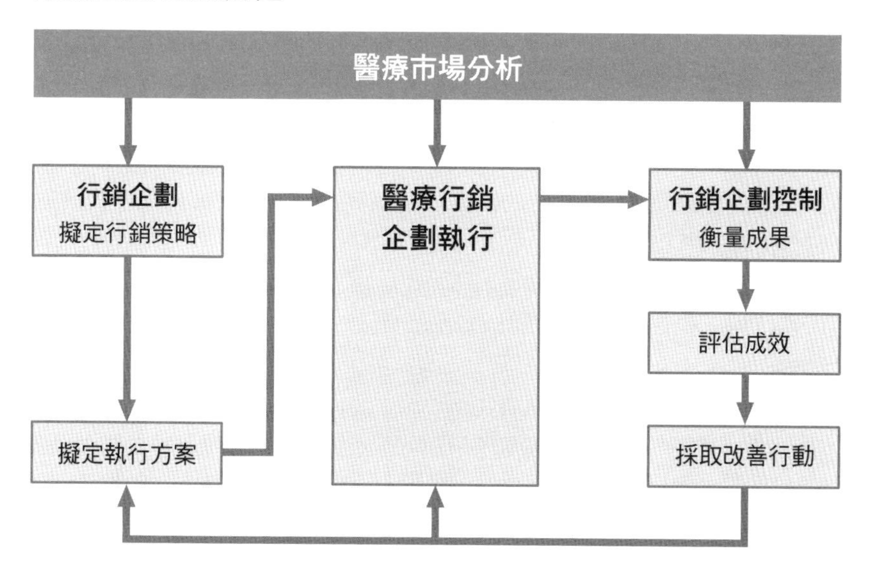

行銷企劃執行三項工作

- 建立執行團隊
- 選用人才
- 工作推動

推動行銷企劃執行工作

- 工作分配
- 協調與合作
- 溝通與激勵
- 跨部門合作
- 跨異業合作

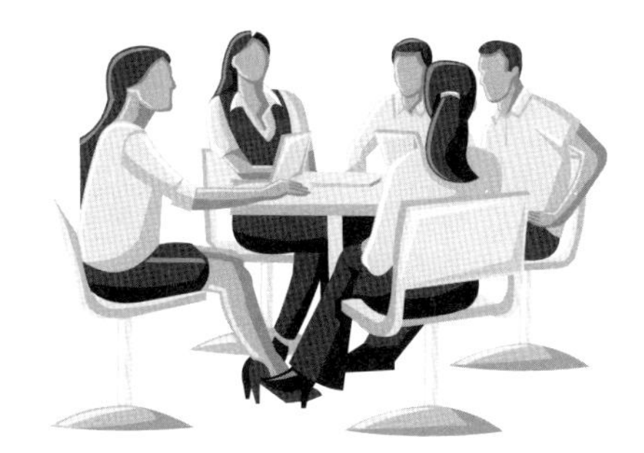

12-9 醫療行銷控制

醫療院所在行銷企劃案執行後，也需要就行銷企劃案執行過程進行行銷控制（Marketing Control），經由行銷控制可確保行銷企劃案的執行效果。

醫療行銷控制（Marketing Controlling）

所謂行銷控制，是指醫療院所針對已執行的行銷企劃案的成效進行檢核，核視行銷企劃案執行後的結果是否符合預定的目標，若未符合則採取必要的改善措施。

醫療行銷控制類型

行銷控制可分為管理階層由上而下的「正式控制（formal control）」、以及行銷企劃人員由下而上的「非正式控制（informal control）」。

正式控制

正式控制是醫療院所管理高層負責、由上到下的控制方法，如行銷預算、行銷企劃案等，都在正式控制的範疇內。醫療院所執行正式控制，可確保行銷企劃人員在符合醫療院所的行銷企劃目標下，執行行銷企劃案。正式控制又可分為：

1. **投入控制**：設定行銷企劃成效要如何衡量，不同的醫療產品適合不同的衡量指標；如剛上市的產品行銷會以增加曝光率為重，已具知名度的產品行銷，則以提高銷售量為主。不論是用哪一個指標，都必須在行銷企劃案執行前訂出衡量指標，如此才能確保行銷企劃案的執行可符合醫療院所的行銷企劃目標。
2. **流程控制**：就規範行銷企劃團隊達到目標的方法，通常會與行銷企劃案預算有關，不同的方法也需要不同的資源配合。
3. **產出控制**：訂出明確的衡量指標數值，如就醫回診量成長10%、或是醫療品牌知名度增加30%。

非正式控制

非正式控制是行銷企劃人員負責由下到上的控制方法，在較有規模的醫療院所，行銷企劃通常會由行銷團隊負責，對於行銷企劃案執行方式，都會有自己的想法與做法，因此非正式控制可容許行銷企劃團隊或個人目標不盡然與組織相同。非正式控制同樣也能分為三種類型：

1. **自我控制**：讓行銷企劃人員可自行設立目標並執行。
2. **專業控制**：行銷企劃人員間彼此分享專業知識或資訊，彼此合作以達成行銷企劃目標。
3. **文化控制**：建立正面的文化，也是管理階層施行控制力的方法，當員工認同文化，也會成為自我控制的一部分。

不同的行銷控制方式，反映醫療院所管理階層對員工的態度、以及對自我管理的認知。不同的行銷控制方法，適合不同的醫療院所與市場競爭環境，但無論採用哪一種方法，重點在於行銷企劃執行的過程是需要被控制。

醫療行銷控制種類與特點

正式控制	非正式控制
特性： ● 由上而下 ● 成文控制 ● 設定部門、個人目標	特性： ● 由下而上 ● 不成文控制 ● 個人目標未必符合部門目標
種類： ● 投入控制 ● 流程控制	種類： ● 自我控制 ● 專業控制

醫療行銷控制方法比較

控制方法	行銷控制類型	
	正式控制	非正式控制
高度控制法	高度	高度
組織控制法	高度	低度
派系控制法	低度	高度
低度控制法	低度	低度

12-10 醫療行銷企劃評估與檢討

不論是醫保（社保）或是自費醫療的行銷企劃案，從無到有，再從執行到結案，是一個完美的行銷企劃案循環。在行銷企劃案執行完成後的結案階段，也需要進行評估與檢討，期望從中獲取經驗及找出缺失所在，並擬訂改善方案，做爲下一個行銷企劃案參考之用。

醫療行銷企劃評估

醫療院所在高度競爭與醫療行銷預算縮減的環境中，行銷企劃的執行更需要嚴謹地控制，且行銷企劃執行的成效也需要被適當的進行評估。評估行銷企劃案時，需要考量三個層面：第一個層面是目前的行銷企劃是否妥當。第二層面是行銷企劃是否有效。第三個層面是行銷企劃是否有成效。

醫療行銷企劃評估運用

行銷企劃的評估，可依行銷企劃案從無到有的過程，分爲三階段進行評估。

1. **在行銷企劃規劃階段的「需求評估」**：行銷企劃規劃之前，必須先對行銷企劃需求進行評估，再針對行銷企劃需求規劃方案。需求評估方法，可用調查訪問法（就市場潛在患者以訪談方式，進行需求調查）、焦點團體（就市場具代表性的潛在患者以座談會方式進行需求調查）、使用者分析（就既有患者的需求使用狀況進行分析）等方式進行，確保可找出最眞實的行銷企劃需求。
2. **在行銷企劃執行階段的「過程評估」**：此階段最重要的評估著重在監督與控制。在行銷企劃執行階段的三大評估面，則是：企劃案執行狀況評估、經費使用評估、執行時間評估。
3. **在行銷企劃完成階段的「成效評估」**：評估的重點在於衡量目標達成效果。成效評估方式有成本效益分析（Cost Benefit Analysis ）、成本效果分析（ Cost Effective Analysis）。

醫療行銷企劃檢討

醫療行銷企劃案在結案階段的管理焦點在於：檢視行銷企劃案的整體成效，行銷企劃案團隊是否達到行銷企劃案原先設定的目標？

在行銷企劃案執行後的行銷企劃檢討會議中，行銷企劃團隊要檢討所有的行銷企劃成效以及建議要改善之處。在行銷企劃檢討會議中，主要檢討的議題有：1.執行力檢討；2.成本績效；3.時程績效；4.行銷（企劃）計畫與控制；5.患者關係（經由行銷企劃案執行，使得院所與患者的互動關係更爲緊縮。）；6.團隊關係；7.溝通（在行銷企劃案執行後，與患者的溝通變得更順暢且有效。）；8.問題的確認與解決：行銷企劃團隊成員有早期確認潛在性問題的機制嗎？問題能夠用合理的方式全面性地解決嗎？9.建議：基於上述評估與討論，有何建議可做爲未來的改進之道？

醫療行銷企劃案績效評估模式

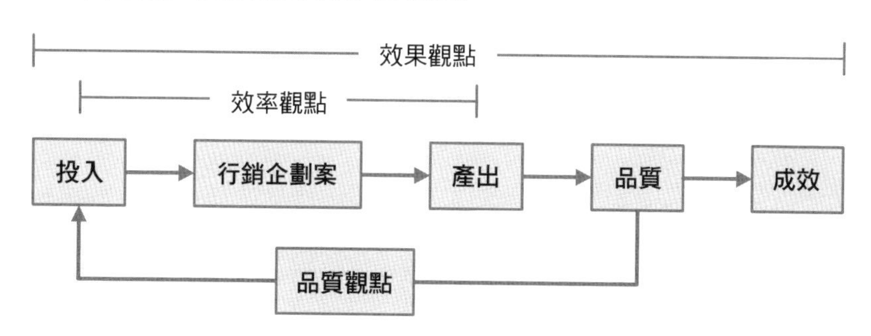

醫療行銷企劃評估的流程

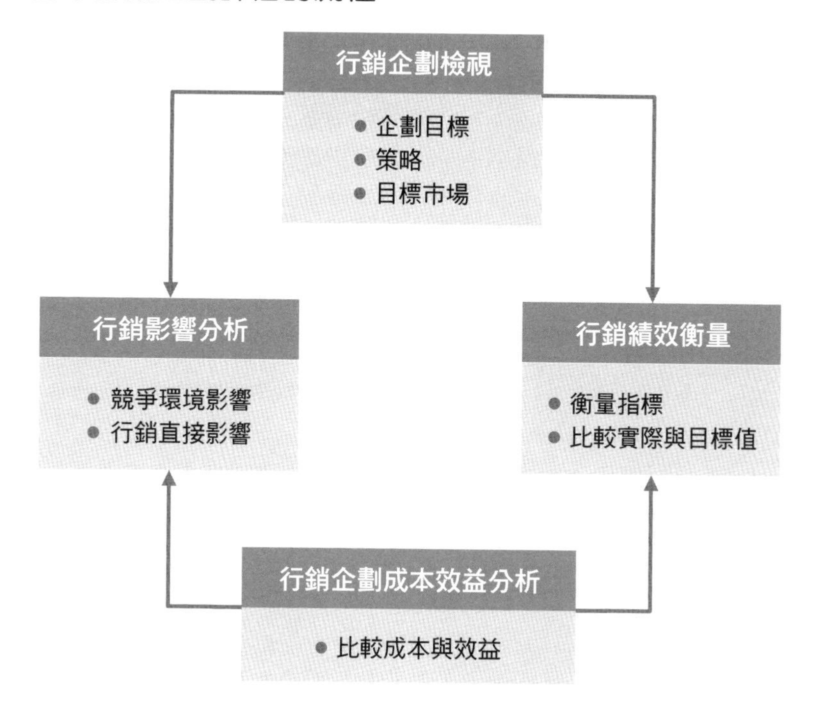

NOTE

第 13 章
醫療行銷團隊經營

13-1 建立行銷企劃團隊

不論是醫保（社保）或是自費醫療行銷企劃，絕不是一個人可以完成，而是需要一個團隊的集思廣益，才能企劃出具有競爭優勢的行銷策略。因此，醫療院所必須為了長期品牌發展而建立醫療行銷企劃團隊。

建立團隊

醫療院所應建立醫療行銷企劃團隊，是由一位具醫療行銷企劃、管理、規劃、組織、領導、控制等經驗的主管，集結一群各有不同專長特質的員工，並統籌行銷企劃，讓每個人都可以發揮所長、互相合作，以達到醫療院所醫療行銷的整體目標。

團隊發展歷程

醫療行銷企劃團隊的建立過程，會經歷不同的階段。在領導者適切的帶領下，才能將員工集結組織成團隊，醫療行銷企劃團隊的發展歷程可分為「草創期、激盪期、磨合期、共識期、發揮期、新任期」。

1. **草創期**：這階段是團隊建立初期，團隊成員來自四面八方，有資深、資淺的成員，團隊成員彼此之間未必有深切的了解，彼此之間的地位也尚未確立清楚。成員對於團隊短、中、長期的策略及目標也不一定清楚了解，團隊成員間也沒有工作默契、共識、以及互信關係。在此階段團隊績效差且沒效率。
2. **激盪期**：此階段的團隊成員彼此之間開始有了初步的認識，對團隊的運作也有所了解。成員之間產生相互競爭，團隊內也會出現小團體（小圈圈），成員間的競爭雖不是很明顯，也需要團隊領導人適時的關懷，將小團體予以化解。若團隊領導人不注意處理小團體，將會損及團隊和諧與團結。團隊成員間表面的和諧，只會隱藏事實眞相，如此一來，團隊雖有目標，但成員之間對此目標不會有共識更不會認同，且不太會遵守團隊的制度及規範，工作情緒低落，團隊成員間也容易發生衝突，各種狀況有待團隊領導人解決。在此階段，工作成果和效率都偏低。
3. **磨合期**：團隊成員彼此之間會從激盪期的衝突與競爭，轉而磨合到彼此之間會視為是同一團隊的一份子，並從中開始彼此賞識對方，進而認同團隊運作。
4. **共識期**：團隊成員在領導人的帶領下，建立團隊共識，擬訂並遵守工作規範及準則，成為高向心力及高凝聚力的團隊。團隊成員互動性高、溝通力強，具有團隊共識、會以團隊為榮，此時，會有顯著的工作成效。
5. **發揮期**：團隊成員認同團隊。這階段團隊員會相互支援與支持，能全力以赴追求並達成醫療行銷企劃整體目標。展現著重自我管理、高績效的團隊運作。
6. **新任期**：醫療行銷企劃團隊經發揮效能、達成醫療行銷企劃目標後，會再依「新任務」成為團隊的「新任期」，轉移到醫療行銷企劃新目標。

團隊正反面訴求

正面訴求	負面訴求
● 團結力量大 ● 三個臭皮匠勝過一個諸葛亮	● 內鬥內行、外鬥外行 ● 三個和尚沒水喝

團隊與團體比較

	團隊	團體
領導	角色分散	強勢集中領導
目的	團隊目的	較發散
會議	公開、主動、解決	強調效率一言堂
績效	強調團隊	個別＋團體

建立團隊核心關鍵

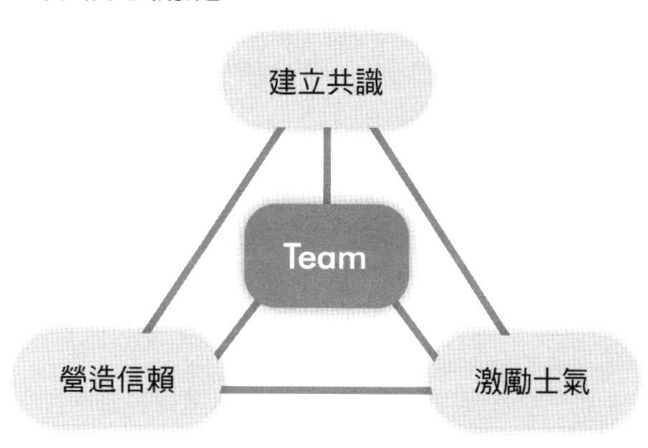

13-2 高績效醫療行銷企劃團隊特質

醫療行銷企劃團隊，不論是醫保（社保）或是自費醫療，須配合醫療院所的文化、環境，具備以下特質：

1. **共同目標**：團體領導人要協同成員塑造共同願景、使命，使成員對團隊工作的重要性有深切體認，並建立共同目標。
2. **角色分配**：善用成員個人特性及專長，明確地擬訂工作範圍和扮演角色，培養團隊運作的合作默契。
3. **有效領導**：要有宏觀的策略思維，具有高效能領導力，帶領成員合作、成長。
4. **授權賦能**：團隊領導人必須知人善用，對於成員應予以授權賦能，讓成員在工作職權範圍中，能更有效發揮工作表現。
5. **全員參與**：讓所有成員可以各司其職，在行銷企劃案中扮演應有的角色，參與工作，進而達到團隊整體目標。
6. **互信關係**：團隊績效要好，須彼此對團隊有共識且互信，才能促進合作效率。
7. **積極溝通**：對於不同意見與觀點，都應予以接受及肯定、並進行討論，營造開放且順暢的積極溝通氛圍。
8. **團隊歸屬**：讓成員了解團隊的緣起、使命、願景。經由團隊共識營體驗，可增進成員的團隊歸屬感。
9. **處理異見**：在集思廣益的過程中，難免會有意見相左的情況發生，因此團隊領導人或成員都要有智慧，先接納「異見」，再經由溝通討論尋求共識，找出最有利於團隊的解決方案。
10. **對外關係**：醫療行銷企劃執行需要跨部門的合作，所以團隊與其他部門之間必須保持良好關係。在推展工作過程中，團隊也會需要跟醫療院所外部的合作單位來往，因此有良好的互動及溝通關係，才有助於醫療行銷企劃的執行。
11. **解決問題**：當成員在工作上遇到瓶頸時，讓成員知道怎樣可找到支援。並且因應問題的性質、所牽涉的層面及嚴重性，隨時協助採取適當措施，進而解決問題。
12. **成員多元**：組成團隊需要具有良好企劃人的人格特質，以及來自不同專業背景領域的多元化成員，可讓團隊能達到綜效。
13. **靈活彈性**：團隊工作是處在動態，對於所有意見、感受、困難的工作或有趣的事物，都應持開放、靈活、彈性的態度，對於變化予以積極回應。
14. **激勵獎賞**：成員在團隊中需要被高度關注，且具有同工同酬的薪資結構。當成員工作情緒低落時，應予以激勵；當表現傑出、提前完成工作、達到高績效時，都應給予公開的獎勵，建立成員與團隊的成就感。
15. **考核評量**：須定期、不定期的對團隊或個別成員進行評量考核，如此才能讓團隊更精進。

以愛心、恆心、信心來營造上述團隊特質，才可建構高績效的團隊。

高績效團隊特質

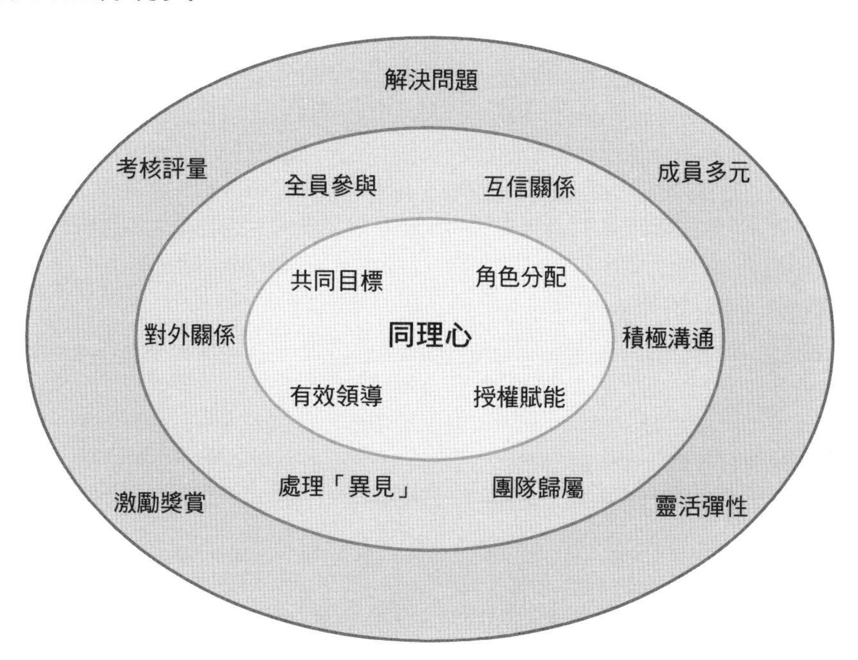

團隊解決問題要領

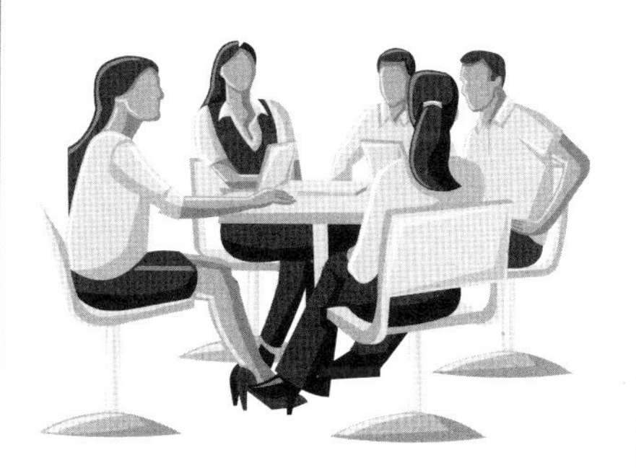

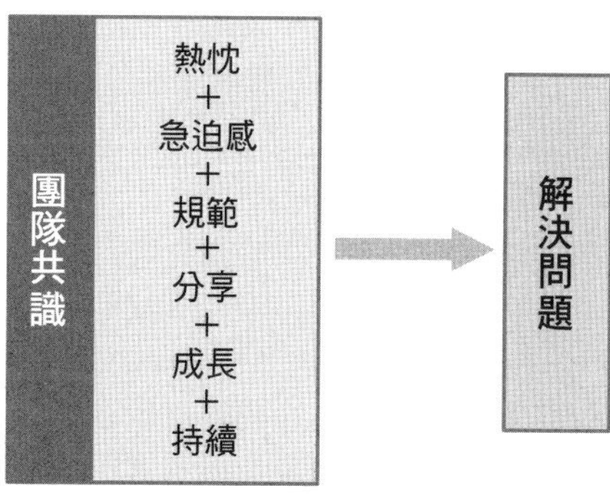

須有熱忱 → 營造急迫感 → 設定規範 → 分享經驗 → 一起成長 → 持續增強

13-3 醫療行銷企劃部門職掌

不論是醫保（社保）或是自費醫療，在競爭激烈的醫療市場中，原本不重視醫療行銷且沒設立醫療行銷企劃部門的醫療院所，也都紛紛設立了醫療行銷企劃部門，為的就是希望借重醫療行銷企劃部門的專業行銷企劃執行能力，可以成功打響醫療院所的能見度、品牌知名度，吸引更多的閱聽眾（潛在患者）對於醫療院所的認識及就醫。

然而醫療行銷企劃部門猶如是一個團隊。團隊管理得好壞，將影響醫療行銷企劃及執行的成效。由於企劃人員都具有獨特的創意及專長，因此需要藉由團隊管理來凝聚向心力及共識，才能企劃出更具創意、更符合醫療市場需求的行銷企劃案。

醫療行銷企劃部門職掌

醫療行銷企劃部門在院所內部可發揮的功能可大可小，其功能大小就視高層予以的部門定位及賦予的職掌。基本上醫療行銷企劃部門屬於是策略性幕僚單位，主要的工作在於跨部門溝通協調、建立共識、依醫療院所年度計畫需求擬訂各種醫療行銷企劃案，並予以執行落實，發揮醫療院所整體效益，達成各階段的醫療行銷目標。

醫療行銷企劃部門有長中期、短期的工作職掌，最主要可分別以「策略規劃、行銷企劃」來處理。

策略規劃

以中長期觀點，醫療行銷企劃部門著重在策略規劃的工作職掌，包括：「醫療院所長期品牌發展策略規劃、提升醫療院所品牌價值的策略規劃、醫療院所知名度形象策略性規劃、醫療院所連鎖發展策略規劃」等。

行銷企劃

隨著醫療市場競爭，如何協助醫療院所在醫療市場占有一席之地，便成了醫療行銷企劃部門的首要任務及目標，因此在短期工作職掌上，會著重在戰術性行銷企劃工作，包括：「年度醫療行銷企劃、個別性行銷企劃、新產品行銷企劃、醫療廣告企劃、對內外的公共關係企劃、推薦行銷企劃」等。

發揮創意到執行落實

醫療院所經營主要受限於「醫療政策、法令、社會公益性、社會觀感」等規範，醫療行銷企劃不同於其他產業的行銷企劃那麼好做，因此要基於上述規範進行醫療行銷企劃工作，行銷企劃人更需要有無比的創意和想像，善用換位思考及同理心，才能發揮創意擬訂出叫好又叫座的醫療行銷企劃案。當然醫療行企劃部門的工作職掌，更需要負責將醫療行銷企劃案執行落實，從過程中，蒐集各界（潛在患者、患者、競爭者）情報及反應，擷取執行成果，累積執行經營，擬訂改善計畫，以利後續行銷企劃案規劃、執行之參考。

醫療行銷企劃部門職掌規範要清楚、也要有彈性，以便視各種醫療市場環境變化調整及落實。

行銷企劃部門職掌

- 策略性規劃
- 行銷議題企劃
- 執行及落實

醫療行銷部門工作職掌四要素

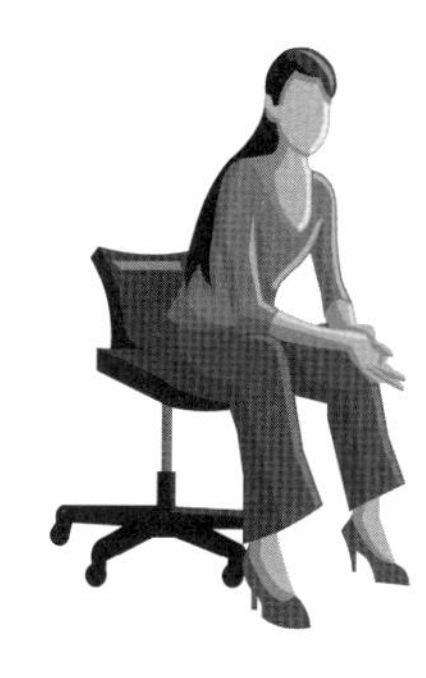

1. 事業部組織圖
2. 部門使命
3. 角色與任務
4. 工作內容概要

醫療行銷企劃部職掌——醫療院所品牌塑造與管理

部門使命	部門角色與任務	工作內容概要
• 滿足利益關係人需求，致力經營品牌 • 創造醫療院所品牌資產及權益 • 培育醫療院所專業行銷企劃人才	• 任務： 發展與經營品牌，透過行銷策略規劃及推動，達成醫療院所目標 • 角色： 醫療院所品牌決策單位，管理協調與推動之中心	• 蒐集市場情報 • 了解醫療需求趨勢發展 • 醫療行銷企劃 • 品牌管理、決策與發展 • 醫療行銷專案管理 • 醫療行銷控管 • 行銷企劃人員專業培訓 • 市場調查與研究 • 年度計畫與預算編列

13-4 醫療行銷團隊領導

不論是醫保（社保）或是自費醫療的行銷企劃部門，在醫療院所長期品牌發展中，扮演一個非常重要的角色，有如醫療院所的化妝師。因此醫療行銷企劃部門主管除了要是一位好的管理者，更要是一位好的領導者，有好的領導者，才能帶領團隊企劃出好的醫療行銷企劃案，爲醫療院所創造醫療行銷話題及品牌效益。

領導

領導是領導者跟被領導者之間的領導活動統稱，部門主管除了是因權責而授予的管理者職位外，更需要因帶領團隊而扮演領導者的角色。因此領導人需要時時刻刻注意言行是否合而爲一。善用領導者的言行，帶領團隊爲醫療院所創造醫療行銷價值，並讓所屬成員個人及醫療行銷企劃部門都可獲得成就感及榮耀感。

領導者自我覺察

當一位領導者需要先自我認識，要了解自己才能領導別人；要了解自己的優缺點，才知如何驅動他人完成任務；要了解自己，也要了解被領導者，才知領導模式是否合宜。

醫療行銷企劃部門的領導者，須具有以下領導職責

1. 善用文字或言語清晰明確地表達出醫療行銷企劃部門的理念、使命、願景、價值觀、任務、策略。與成員溝通達成共識，促使成員願意爲主動付出心力。
2. 可帶領團隊成員研擬出短、中、長期的醫療行銷策略及各項醫療行銷企劃案。
3. 以團隊爲核心而非個人主義，著重整體形象，及團隊表現。
4. 對於醫療行銷企劃部門運作瞭若指掌，運籌帷幄，帶領醫療行銷企劃部門團隊如期完成任務，並有高品質的團隊績效表現。
5. 掌握醫療產業時事變化，以及保持對於院所內外訊息的警覺性，可即時做出有利醫療院所的正確判斷、決策與規劃。

高效領導者的特質

1. 言行要合一，以身作則，身體力行。2. 對團隊運作，力求「公平、公正、公開」。3. 領導風格要親民、親和、主動關懷。4. 以團隊需要爲導向，理性、客觀思考、不偏私。5. 要對團隊成員提供開放且幽默的溝通平臺，接納任何聲音，給予正面回饋。

領導三力

要成爲成功的領導者，務求學習具備領導三力，分別是：

1. **判斷力**：領導於瞬息萬變中，因此要有明確精準的判斷力，爲醫療院所利益做出最佳判斷。
2. **影響力**：領導是人的關係，因此善用領導者的影響力，帶領成員完成任務。
3. **魅力**：領導最高境界是魅力領導，因此要學習自身魅力，成爲最佳的魅力領導人。

教練式領導

魅力領導人更要是一位好教練，才能帶領成員更上一層樓。

領導者的覺察

1. 了解自己
2. 自我對話
3. 找出優缺點
4. 培養領導特質
5. 了解需求

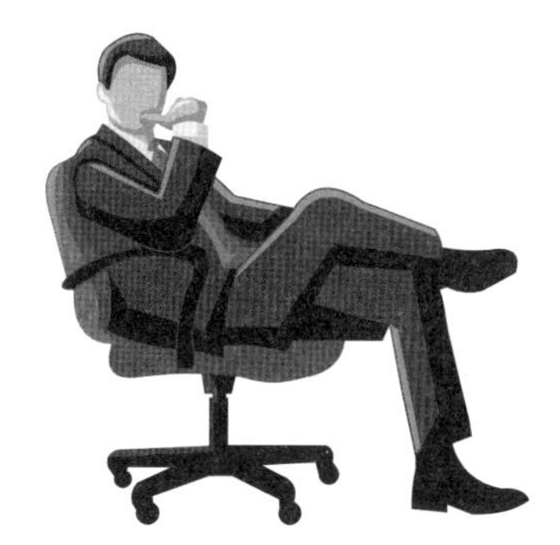

從領導三力到教練領導

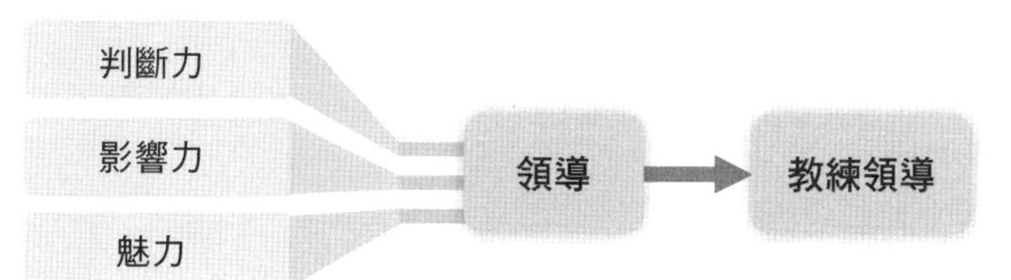

領導內涵

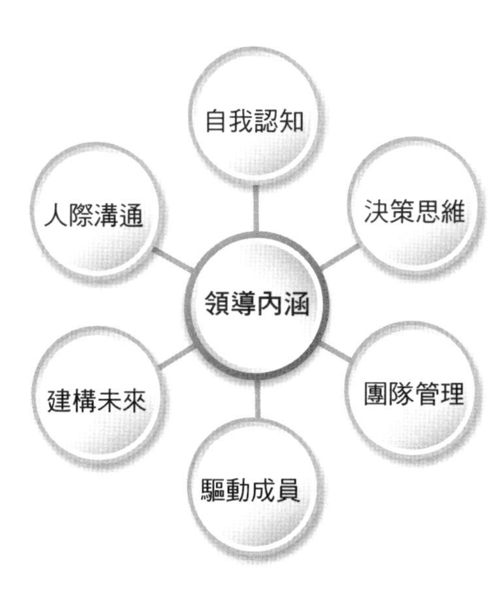

NOTE

第 14 章
醫療國際化發展

14-1　如何擴展到國際醫療市場

14-2　國際化發展——醫療觀光

14-3　國際醫療觀光發展成功關鍵

14-4　國際化發展——中國大陸醫療市場經營

14-1 如何擴展到國際醫療市場

醫療院所如何再創「MIT」價值？臺灣醫療技術在國際的評比已躍居前幾名，且臺灣的醫療產業除了醫療技術外，更具有醫療服務的優勢。因此不論是醫保（社保）或是自費醫療如何將經營管理經驗，發展到全球國際的華人市場，這是醫療院所值得思考的經營策略。

進入國際華人醫療市場

以臺灣醫療技術爲核心，發展到國際華人醫療市場的重要思維與策略，選擇以華人居多的國家，如亞洲有中國大陸、香港、澳門、新加坡、馬來西亞、菲律賓等國家地區。然而在發展國際醫療市場時，須因應各國對於醫療法的規範不同，以及對於外籍人士設立醫療院所的規範不同，先對相關法律規定進行了解，才能有助於未來發展。

用什麼方式進入國際醫療市場

除了醫療法規之外，也需要了解要用什麼方式進入當地的醫療市場？是用「獨資、合資、策略聯盟、品牌授權」哪一種方式進入？選擇對的進入方式，才能借力使力快速進入當地醫療市場。

醫療品牌是進入國際醫療市場關鍵

不論是醫保（社保）或是自費醫療將醫療院診所既有的醫療品牌價值，包裝成更具有優勢模式，進入國際華人醫療市場，以醫療品牌爲核心訴求的進入國際市場關鍵在於：

1. 醫療：以提供當地醫療市場所不足之醫療技術爲主要核心。
2. 服務：導入臺灣既有的高端醫療服務流程及品質，服務當地的患者。
3. 經營：運用獨特的醫療經營管理系統及機制，進入當地的醫療院所經營發展。
4. 品牌：以臺灣既有品牌爲基礎，創造醫療品牌故事，以故事行銷在當地進行市場行銷。
5. 培訓：不論是醫生或非醫生，都可藉由既有的完善人員培訓系統及培訓計畫，提升在當地醫療院所整體醫療人員水準及服務品質。

贏的策略思維

1. **慎選進入方式**：不同的醫療院所適合不同的進入方式，不論何種方式（獨資、合資、策略聯盟、品牌授權），都應謹慎評估，找出最佳策略。
2. **確立市場規模與環境**：想在當地設立醫療院診所，要了解當地的醫療法規，也要清楚知道市場規模及環境生態等，是否足以支撐未來的經營及獲利的可行性。
3. **醫療院所品牌導入**：藉由品牌故事行銷導入當地市場，同時也須著重與當地各利益關係人的公共關係。
4. **醫療技術與醫療服務培訓**：建構一套符合當地醫護人員所需的醫療技術及服務流程之培訓計畫，並逐步落實執行。
5. **在地化經營決心**：要充分了解當地文化與消費習性，建置一套符合當地的經營管理模式。

亞洲華人醫療市場

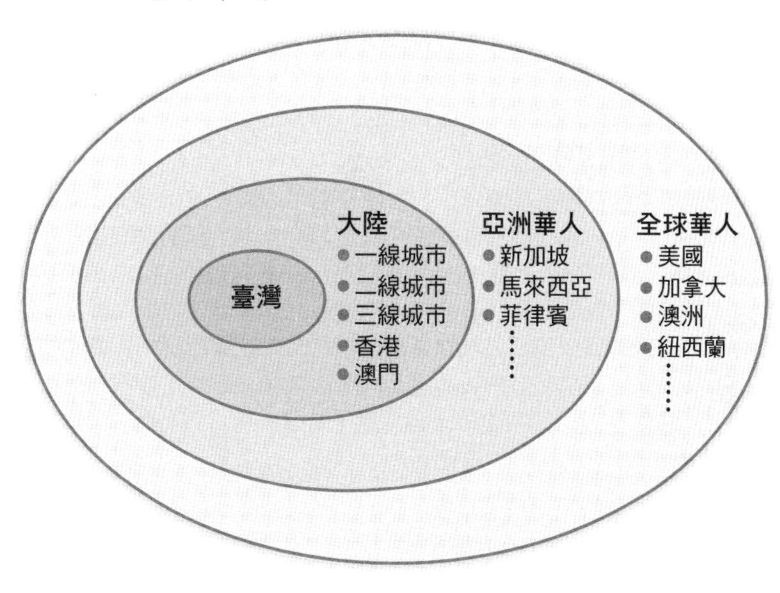

國際化發展策

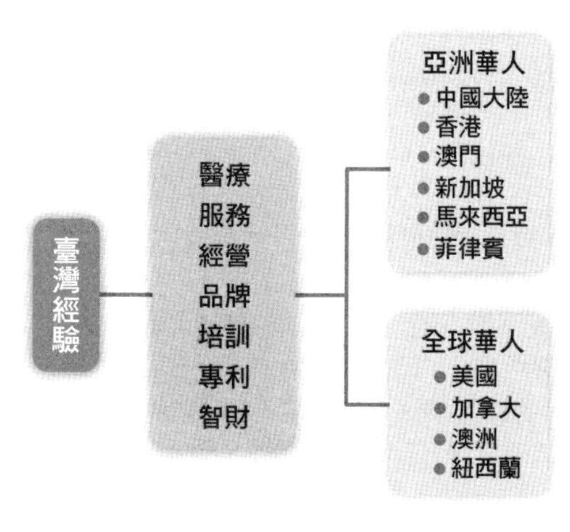

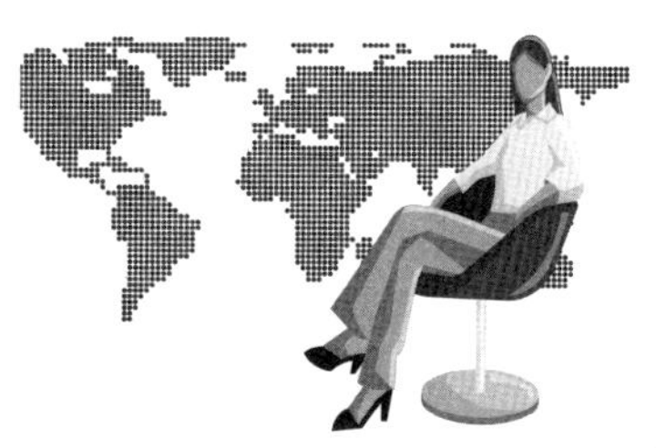

14-2 國際化發展——醫療觀光

不論是醫保（社保）或是自費在醫療技術與醫療服務的品質，在國際上的排名已是名列前茅，又具有醫療收費（自費）的競爭力，再結合臺灣的好山、好水及特殊的風景，形成臺灣「醫療觀光」的發展優勢。

國際化發展——醫療觀光

醫療院所在政策、社保給付限制下，已有愈來愈多的醫療院所爲未來找出路。醫療院所國際化發展成爲必然的趨勢，醫療觀光更成了最佳國際化發展的選項。

醫療觀光的經營，是將既有的醫療產品及服務，在新的市場（國際市場）進行推廣的經營策略，是一種「新市場開發的策略」。何謂「醫療觀光」？簡而言之，即是旅客一邊從事觀光一邊做醫療，目前亞洲地區頗負盛名的泰國醫療觀光。臺灣的診所要發展醫療觀光，其實是比醫院更有機會與優勢，原因在於診所最主要的經營型態比起醫院「更有彈性、更靈活」，而且是以「非侵入性」的醫療結合觀光爲主的模式。

醫療觀光類型

醫療觀光是以醫療及觀光的投入程度（時間）不同，而不同的醫療觀光經營模式。依「醫療投入」與「觀光投入」的程度差異，分爲五種醫療觀光經營模式類型。

1. **國際醫療觀光**：此類型以著重於「急重症」的醫療爲主，此類型適合醫院。
2. **商務醫療觀光**：服務對象著重在以「商務人士」爲主，在醫療及觀光旅遊的投入比率約1：1。
3. **自助醫療觀光**：以「自由行人士」爲主要對象，著重自由彈性的醫療及觀光類型。
4. **配套醫療觀光**：由旅行團規劃的醫療觀光行程配套措施，重觀光輕醫療。
5. **保健醫療觀光**：以休閒觀光爲主，非侵入性的醫療爲輔的經營模式。

在國際化發展上，各大醫療院所紛紛投入開拓國際醫療觀光市場，如「牙科」可發展醫療觀光的項目有「植牙、洗牙、美白、牙套」；「中醫」可發展醫療觀光的項目有「減肥、推拿、針灸」；「醫美」可以發展醫療觀光的項目有「美白、微整型、光療」。

不論是何種科別，必須著重的是醫療觀光客在臺所停留的時間，如何在期間限內提供完善的醫療服務。此外，發展醫療觀光的市場，可以下列四大市場爲主：1.大陸人士，2.全球華人，3.日本人，4.歐美人士。因此，在擬訂發展醫療觀光的同時，也必須清楚了解導入醫療觀光應注意的關鍵因素。發展醫療觀光的核心在於「語言、明確的目標市場、完善醫療、滿意的醫療服務、醫療服務團隊、術後照護及關懷」。

就醫類型

就醫行為	醫療侵入程度	醫療範例
必要性 ↑ 醫療行為 ↓ 非必要性	極度侵入性醫療	器官移植：心臟、肝臟、腎臟等移植
	高度侵入性醫療	重症醫療：末期癌症治療、心導管手術、肝病手術治療
	中度侵入性醫療	整形醫療：臉部整型、豐胸
	低度侵入性醫療	美容醫療：洗腎、拉皮、打肉毒桿菌、雷射美白、抽脂、針灸
	非侵入性醫療	保健醫療：SPA、溫泉、按摩、中式推拿、中醫問診

臺灣醫療觀光創新經營模式

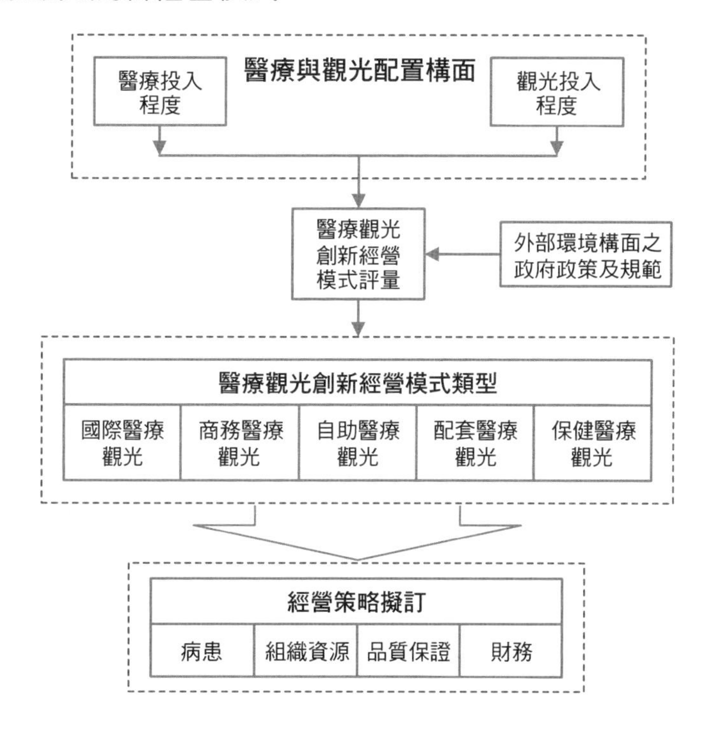

醫療觀光－自費醫療項目

科別	導入醫療觀光類型
牙科	植牙、洗牙、美白、牙套
中醫	減肥、推拿、針灸
醫美	美白、微整型、光療

14-3 國際醫療觀光發展成功關鍵

不論是醫保（社保）或是自費醫療如何建構獨特且完善的醫療觀光，有九大成功關鍵因素：

1. **以主題式選單規劃**：建構一個可供複選的主題套裝行程給潛在患者選擇，例如主題可包含：美白、拉皮、除斑、抗老化、抽脂、塑身、豐胸、植髮等。以可供複選的主題套裝行程給潛在患者選擇，做到客製化服務，也才會更有賣點。
2. **明確的醫療訴求**：在醫療訴求上，一定要明確告知以何種醫療爲主，以觀光休閒爲輔，重要的是，還可以提供什麼附加價值給患者。
3. **醫療定位及訂價**：以美容醫學爲例，在醫療的定位上，應以專業的「醫療服務、簡單、迅速、方便及重視隱私」爲最主要的醫療定位及差異化；在醫療的訂價上，可以比既有自費醫療貴一點，比歐、美、日等國家的醫學美容觀光休閒來得便宜一點，採行的訂價策略應是中上價位。
4. **誰會是潛在患者**：潛在患者可分爲三大族群，第一類爲「重視隱私、重視休閒且低調的商務人士」。第二類爲「全球觀光客」，因爲亞洲將會成爲未來觀光的主流市場，而亞洲醫療觀光的收費又比歐、美來得便宜，且具有語言（英語、國語、臺語）優勢，除了英語系觀光客之外，全球華人更是另一大的潛在市場。第三類是「中國大陸人士」，中國大陸人士的消費能力及語言的便利性更具優勢。
5. **以視訊諮詢做好行前服務**：在確認醫療觀光行程後，可應用網路視訊方式與潛在患者進行「行前諮詢」，了解需求及期望。進行雙向溝通，是做好患者關係服務的開始。
6. **建構策略聯盟網絡**：以建構策略聯盟網絡做爲異業溝通平臺，提供具特色及差異化核心價值的醫療觀光。
7. **標竿學習**：在建置發展醫療觀光過程中，可借鏡韓國、泰國、新加坡的醫療觀光經營模式。
8. **誰來主導**：就整體性而言，應該由醫療院所來主導，如此比較容易掌握。此外在利益分配時，也應取得所有策略聯盟夥伴的共識，以彼此最大利益爲考量，如此才能把餅做大。
9. **細節、專業與品質才是核心**：最重要關鍵是「細節、專業、品質、品牌」。患者在意的是流程中的每一個細節，而專業與品質則是涵蓋了整體過程，不論是有形的、無形的人、事、地、物，醫療院所都應更加詳盡規劃及重視產出的「專業水準與服務品質」。

在社保（健保）的總額與給付限制下，加上亞洲觀光市場的興起，醫療觀光的發展時機已然成形。醫療院所可藉由醫療觀光朝向國際化發展，針對歐美人士及全球華人開拓自費的醫療觀光市場。

醫療觀光創新經營模式類型

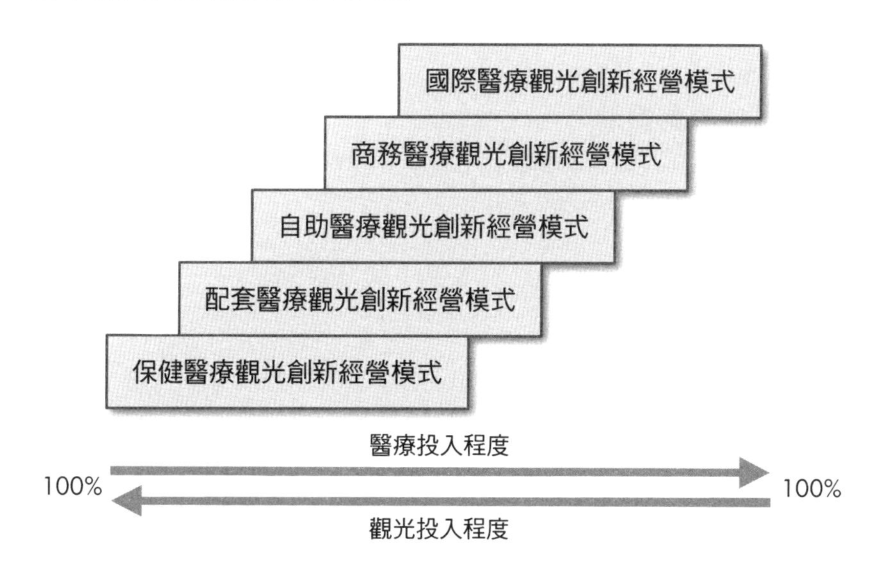

醫療院所發展醫療觀光成功關鍵因素

關鍵因素項目	關鍵說明
目標市場	了解診所醫療服務項目，擬訂出潛在目標市場
語言	因應目標市場不同，提供不同的語言服務
醫療項目	明確的醫療服務項目為訴求，有鮮明定位及訴求
醫療服務	完善全程的醫療、服務及SOP
服務團隊	從前台、諮詢、醫師到客服人員都應有完整訓練，以提供高專業（醫療／語言）服務
術後關懷	離境後的術後關懷，是醫療觀光客是否會再回診的最大因素之一

14-4 國際化發展——中國大陸醫療市場經營

中國大陸醫療市場非常大，值得臺灣醫療院所投入。在進入中國大陸醫療市場前，必須先行了解整個中國大陸醫療產業的現況。

中國大陸醫療產業概況

由中國大陸「醫改政策」相關規範，可以看出臺灣醫療院所到中國大陸經營的機會，然而中國大陸的醫療市場現況還是有以下限制：

1. 總量管制
2. 新醫療院所的設立不易
3. 僅少數地區開放臺資（獨資）醫院設立
4. 未開放臺資直接設立診所
5. 醫改推動下的兩極化醫療服務
6. M型化的消費崛起

醫療院所設立大不同

在現行的醫療法規下，在特定地區開放臺資可獨資設立醫院，也可採合資方式設立；但未開放獨資設立診所。此外也必須思考「金流」及「稅務」等問題。

醫療市場在那裡

不論是在一線城市或二線城市，都必須知道目標市場在哪裡？以及消費習性為何？在中國大陸經營，最主要的兩大目標市場為：1. 臺商，2. 當地具有消費能力的高端客戶。

經營關鍵

在中國大陸經營，必須要靠既有的品牌、醫療、服務、流程、品質及臺灣醫生，才能吸引更多的患者。

經營策略

不論是醫保（社保）或是自費醫療要在中國大陸經營，必須要有長期深耕的決心，把當地當成長期經營的市場為出發點，著重「選地、立地、商圈規劃、人員招募培訓、市場的運營與公關」，並藉由既有品牌、醫療服務品質及臺灣醫生等，才能夠在當地的醫療市場異軍突起，因此有六個「要」做到：

1. **要主導**：要確立扮演的角色，最好能夠主導醫療院所未來一切運營的決策。
2. **要品牌**：要能夠借力使力，藉由臺灣既有品牌在中國大陸發展，才會有加乘效果。
3. **要過半**：不論是投資金額或股權交換，都需要取得相對多數的比例，才具有優勢。
4. **要懂法**：必須充分了解中國大陸相關的醫療法規、當地醫療法、當地主管機關規範、稅務等，才能確保未來經營的永續性。
5. **要培訓**：在中國大陸經營醫療院所需要投注許多的心力，從當地的醫生到服務人員都須進行培訓，才能把臺灣好的醫療技術及服務精髓移植到當地。
6. **要爭氣**：在中國大陸經營醫療院所必須抱持長期經營發展的決心，且要爭氣，唯有深耕才能擁有一片天。

中國大陸經營診所的布局策略

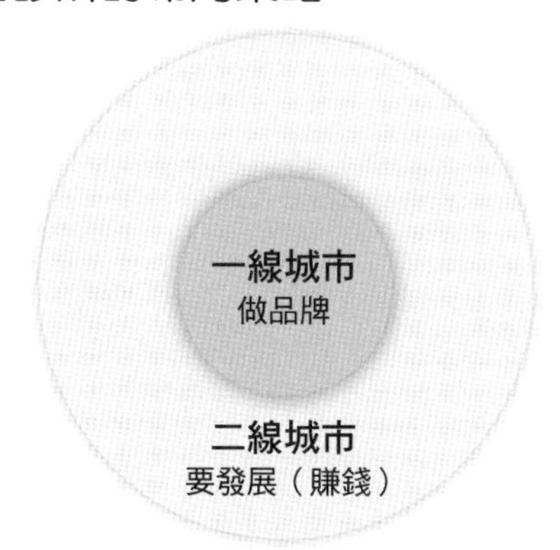

中國大陸醫療市場經營策略

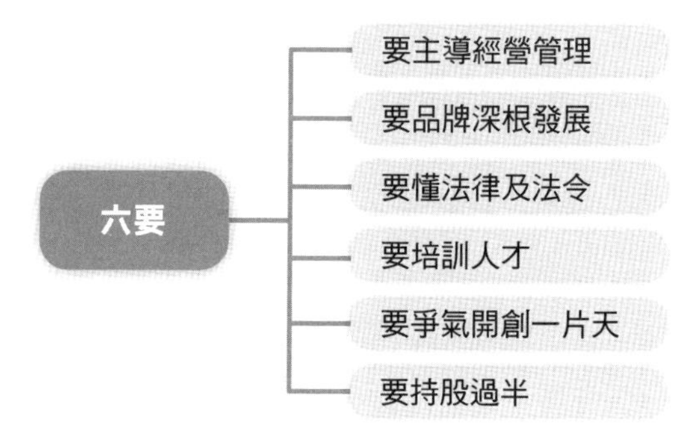

中國大陸衛生行政及醫療體系

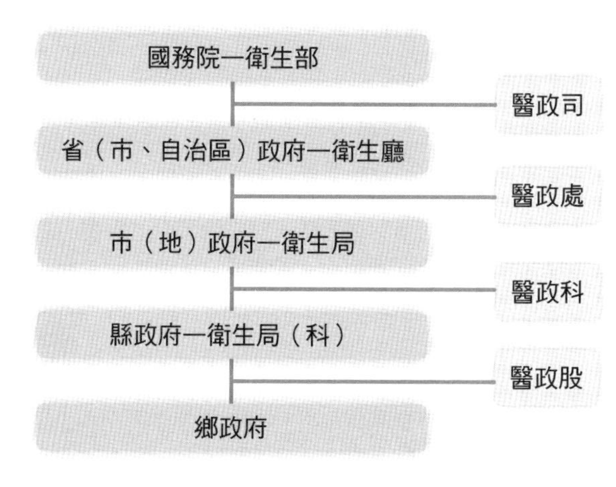

NOTE

NOTE

NOTE

國家圖書館出版品預行編目（CIP）資料

圖解醫療行銷3.0/藍新堯作. -- 二版. -- 臺北市 : 五南圖書出版股份有限公司, 2021.01
面 ; 公分
ISBN 978-986-522-332-8(平裝)

1.健康服務行銷 2.醫療服務 3.行銷管理

419.2　　109016567

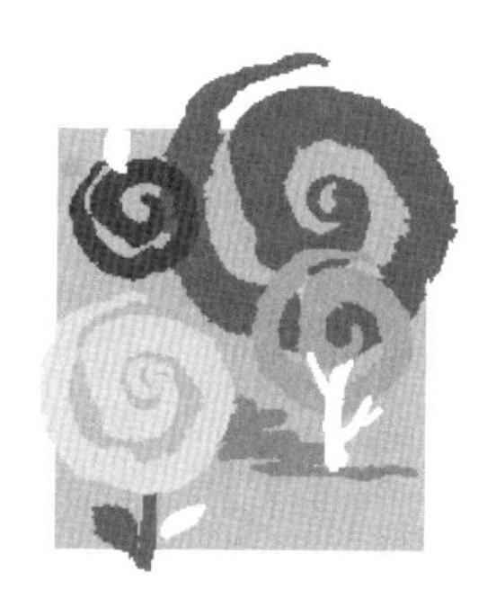

5J64

圖解醫療行銷3.0

作　　者 — 藍新堯（426.5）
發 行 人 — 楊榮川
總 經 理 — 楊士清
總 編 輯 — 楊秀麗
副總編輯 — 王俐文
責任編輯 — 金明芬
封面設計 — 姚孝慈
出 版 者 — 五南圖書出版股份有限公司
地　　址：106台北市大安區和平東路二段339號4樓
電　　話：(02)2705-5066　傳　　真：(02)2706-6100
網　　址：https://www.wunan.com.tw
電子郵件：wunan@wunan.com.tw
劃撥帳號：01068953
戶　　名：五南圖書出版股份有限公司

法律顧問　林勝安律師事務所　林勝安律師

出版日期：2015年 9 月初版一刷
　　　　　2021年 1 月二版一刷
　　　　　2022年 5 月二版二刷
定　　價　新臺幣400元整

經典永恆·名著常在

五十週年的獻禮——經典名著文庫

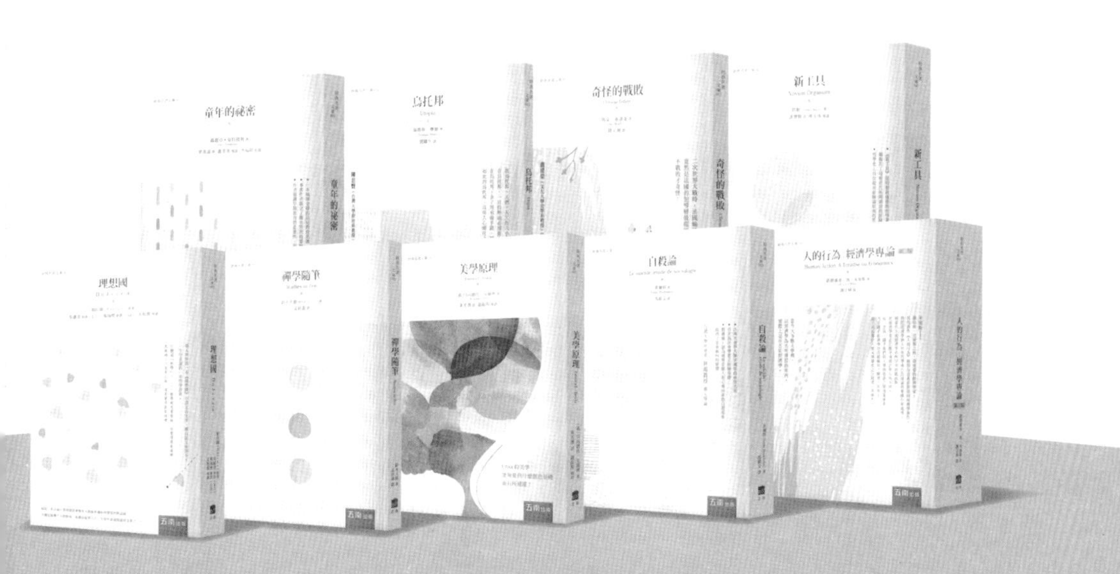

五南，五十年了，半個世紀，人生旅程的一大半，走過來了。
思索著，邁向百年的未來歷程，能為知識界、文化學術界作些什麼？
在速食文化的生態下，有什麼值得讓人雋永品味的？

歷代經典·當今名著，經過時間的洗禮，千錘百鍊，流傳至今，光芒耀人；
不僅使我們能領悟前人的智慧，同時也增深加廣我們思考的深度與視野。
我們決心投入巨資，有計畫的系統梳選，成立「經典名著文庫」，
希望收入古今中外思想性的、充滿睿智與獨見的經典、名著。
這是一項理想性的、永續性的巨大出版工程。
不在意讀者的眾寡，只考慮它的學術價值，力求完整展現先哲思想的軌跡；
為知識界開啟一片智慧之窗，營造一座百花綻放的世界文明公園，
任君遨遊、取菁吸蜜、嘉惠學子！